行古今名医临证金鉴

皮肤病卷

单书健 ◎ 编著

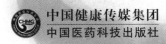

中国健康传媒集团
中国医药科技出版社

内 容 提 要

　　古今名医之临床实践经验，乃中医学术精华之最重要部分。本书主要选取了古今名医对皮肤病的临床经验、医案、医论之精华，旨在为临床中医诊治以上疾病提供借鉴。全书内容丰富，资料翔实，具有极高的临床应用价值和文献参考价值，以帮助读者开阔视野，增进学识。

图书在版编目（CIP）数据

　　重订古今名医临证金鉴.皮肤病卷 / 单书健编著. — 北京：中国医药科技出版社，2017.8

　　ISBN 978-7-5067-9171-7

　　Ⅰ. ①重⋯　Ⅱ. ①单⋯　Ⅲ. ①皮肤病—中医临床—经验—中国　Ⅳ. ① R249.1

　　中国版本图书馆 CIP 数据核字（2017）第 055622 号

美术编辑　陈君杞
版式设计　也　在

出版　**中国健康传媒集团** | 中国医药科技出版社
地址　北京市海淀区文慧园北路甲 22 号
邮编　100082
电话　发行：010—62227427　　邮购：010—62236938
网址　www.cmstp.com
规格　710 × 1000mm $\frac{1}{16}$
印张　23 $\frac{3}{4}$
字数　272 千字
版次　2017 年 8 月第 1 版
印次　2023 年 8 月第 3 次印刷
印刷　三河市航远印刷有限公司
经销　全国各地新华书店
书号　ISBN 978-7-5067-9171-7
定价　**48.00 元**

获取新书信息、投稿、为图书纠错，请扫码联系我们。

困惑与抉择

——代前言

单书健

从 1979 年当编辑起，我就开始并一直在思考中医学术该如何发展？总是处于被证明、被廓清、被拷问的中医学，在现代科学如此昌明的境遇下，还能不能独立发展？该以什么形态发展？

一、科学主义——中医西化百年之困

（一）浑沌之死

百年中医的历史，就是一部中医西化的历史……

百年来西医快速崛起，中医快速萎缩，临床范围窄化，临床阵地缩小，信仰人群迁移，有真才实学、经验丰富的中医寥若晨星……

科研指导思想的偏差。全部采用西医的思路、方法、评价标准。科研成果大部分脱离了中医药学的最基本特点，以药为主，医药背离，皮之不存，毛将焉附？

中医教育亦不尽人意。学生无法建立起中医的思维方式，不能掌握中医学的精髓，不能用中医的思维方式去认识疾病，这是中医教育亟待解决的问题。中医学术后继乏人，绝非危言耸听，而是严酷的现实。

傅景华先生认为，科学主义首先将科学等同于绝对真理，把近代以来形成的科学体系奉为不可动摇的真理，那么一切理论与实践都要符合"科学",并必须接受"科学"的验证。一个明显错误的观念,却变成不可抗衡的共识。事实上,这种认识一旦确立,中医已是死路一条。再用笼罩在现代科学光环之下的西医来检验中医则是顺理成章。"用现代科学方法研究中医,实现中医现代化"的方针应运而生,并通过行政手段,使之成为中医事业发展的惟一途径。中医走上了科学化、现代化、实证化、实验化、分析化、还原化、客观化、标准化、规范化、定量化的艰巨而漫长的征程,中医被验证、被曲解、被改造、被消化的命运已经注定。在"现代化"的迷途上,历尽艰辛而长途跋涉,费尽心机地寻找中医概念范畴和理论的"物质基础"与"科学内涵",最高奢望不过是为了求人承认自己也有符合西医的"科学"成分。努力去其与西医学不相容的"糟粕",取其西医学能够接受的"精华",直至完全化入西医,以彻底消亡而告终。

中国科学院自然科学史研究所研究员宋正海先生认为科学是人类社会结构中的一个基本要素。从古至今,任何民族和国家,均存在科学这个要素,所不同的只是体系有类型不同、水平有高低之分。并非如科学主义者所认为的,只有西方体系的近代科学才算是"科学"。[1]

近代科学为西方科学体系所独霸,它的科学观、方法论所形成的科学主义,无限度发展,逐渐在全球形成强势文化,取得了话语权,致使各国民族的科学和文化越来越被扼杀乃至被完全取代。近百年来以科学主义评价中医科学性、以西医规范中医,正促使中医走上一条消亡之路。要真正振兴中医,首先要彻底批判科学主义,让中医先从束缚中走出来。

《庄子·应帝王》中浑沌之死十分深刻,发人深省……

南海之帝为倏,北海之帝为忽,中央之帝为浑沌。倏与忽时相与遇于浑沌之地,浑沌待之甚善。倏与忽谋报浑沌之德,曰:"人皆有七

[1] 宋正海. 要振兴中医首先要彻底批判科学主义. 中国中医药报社. 哲眼看中医. 北京科学技术出版社,2005,71-78.

窍以视听食息，此独无有，尝试凿之。"日凿一窍，七日浑沌死。

《经典释文》："倏忽取神速之名，浑沌以合和为貌。"成玄英疏："夫运四肢以滞境，凿七窍以染尘，乖浑沌之至淳，顺有无之取舍，是以不终天年，中途夭折。""浑沌"象征本真的生命世界，他的一切原本如此，自然而然，无假安排，无须人为地给定它以任何秩序条理。道的根源性在于浑沌。在浩渺的时空中按人的模式去凿破天然，以分析去破毁混融，在自然主义的宇宙观看来，乃是对道的整体性和生命的整体性的斫丧。把自己的价值观强加给中医学，加给多样性的生命世界，中医西化无疑是重演"浑沌"的悲剧！

（二）中医是不为狭义科学见容的复杂性科学

2015年10月5日，中国科学家屠呦呦凭发现青蒿素的治疟作用而获得2015年诺贝尔生理学与医学奖，这是中国科学家获得的第一个科学类诺贝尔奖。2011年，屠呦呦获得拉斯克奖（Lasker Award）时曾表示，青蒿素的发现，是团队共同努力的成果，这也是中医走向世界的荣誉。

围绕屠呦呦的获奖，关于中医科学性的争论再次喧嚣一时。然而不管如何争议，中医跨越几千年历史为中华民族乃至全世界的生存做出了不可磨灭的贡献。

朱清时院士认为中医药是科学，是复杂性科学。只是当前流行的狭义的"科学"还不接受。

发源于西方的现代主流科学总是把复杂事物分解为基本组成单元来研究（即以还原论为基础）；以中医为代表的中国传统科学总是把复杂事物看作整体来研究，他们认为，若把事件简化成最基本的单元，就要把许多重要信息都去除掉，如单元之间的连接和组合方式等等，这样做就把复杂事物变样了。

朱清时院士指出，解剖学发现不了经络和气，气实际上是大量细胞和器官相互配合和集体组装形成的一种态势。这种态势正如战争中兵家的部署，士兵组织好了，战斗力就会大增，这种增量就是气。或者像放在山顶上蓄势待下的石头。总之，是一个复杂系统各个部分之间的关系、组装方式决定了它能产生巨大的作用。

英国《自然》杂志主编坎贝尔博士就世界科技发展趋势发表看法说：目前对生命科学的研究仍然局限在局部细节上，尚没有从整个生命系统角度去研究，未来对生命科学的研究应当上升到一个整体的、系统的高度，因为生命是一个整体。

著有《东方科学文化的复兴》的姜岩博士曾著文指出：混沌理论推动了复杂科学的诞生。而复杂科学的问世彻底动摇了还原论——能用还原论近似描述的仅仅是我们世界的很小的一部分。哥德尔不完备性定理断言，不仅仅是数学的全部，甚至任何一个系统，都不可能用类似哥德尔使用的能算术化的数学和逻辑公理系统加以概括。哥德尔的结果是对内涵公理化一个致命的打击。

著名生物学家、生命科学哲学家迈尔强调科学的多元性。他认为，由于近代物理学的进步，"仿佛世界上并没有活生生的有机世界。因此，必须建立一种新的哲学，这种哲学主要的任务是摆脱物理主义的影响"。他指出生物学中还原是徒劳的、没有意义的……生物学领域重要的不是本质而是个体。

诺贝尔奖获得者、杰出现代科学家普利高津说过："物理学正处于结束现实世界简单性信念的阶段，人们应当在各个单元的相互作用中了解整体，要了解在相当长的时间内，在宏观的尺度上组成整体的小单元怎样表现出一致的运动。"而这些观念与中医的学术思想更为接近。美国物理学家卡普拉把现代物理学与中国传统思想作了对比，认为两者在许多地方极其一致。哈肯提出"协同学和中国古代思想在整体性观念上有深刻的联系"，他创立协同学是受到中医等东方思维的启发。以中国古代整体论思想为基础的中医将大大促进医学和科学的发展。

（三）哲学家的洞见

曾深入研究过中医的哲学家刘长林先生指出，当前困扰中医学的不是中医药学术本身，而是哲学。一些流行的认识论观念必须突破、更新，这样才能树立正确的科学观，破除对西方和现代科学的迷信，正确理解中医学的科学价值，划清中医与西医的界限，此乃发展中医学的关键。

刘先生认为：科学多元的客观依据是宇宙的无限性，宇宙和任一具体事物都具有无限多的方面和层面……任何认识方法都是对世界的一种选择，都是主客体的一种特殊的耦合关系。你的方法选择认识这一方面，就不能同时认识那一方面；你建立的耦合关系进入这一层面，就不能同时进入那一层面，因为世界是由各种对立互补的方面、层面所组成的。这就形成了不同的认识方法，而认识方法的不同，导致了认识的结果也就不同，所获规律的形态也不一样，从而形成不同的科学模型，但却都是对这一事物的正确认识。于是形成形态各异的科学体系，这就是科学的多元性。[1]

恩格斯说：一切存在的基本形式是空间和时间。孟庆云先生认为，《内经》的思想主旨是从时间结构的不同内容阐发有机论人体观，提出了关于阴阳始终、藏象经络、四时气化、诊法治则等学说中时间要素的生命特征，具有独特的科学价值。

刘先生指出：西方科学体系以空间为主。空间性实，其特性在于广延和并列。空间可以分割，可以占有。空间关系的特点是相互排斥，突显差别。对空间的深入认识以分解为条件。在空间中，人与物

---

[1] 刘长林. 关于中国象科学的思考——兼谈中医学的认识论实质. 杭州师范大学学报（社会科学版），2009，31（2）：4-11.

是不平等的，人居主位，对物持征服和主宰的态度。因此，主体与客体采取对立的形式……以空间为本位，就会着重研究事物的有形实体和物质构成，这与主客对立的认识方式是统一的。认识空间性质主要靠分析、抽象和有控制条件的实验。抽象的前提是在思维中将对象定格、与周围环境分割开，然后找出具有本质意义的共性。在控制的条件下做实验研究，是在有限的空间范围内（如实验室），在实际中将对象与周围环境分割开，然后寻找被分离出来的不同要素之间的规律性联系。

刘先生还认为：东方科学体系以时间为主。时间性虚，其特性在于持续和变异。时间不能分割，不能占有，只能共享。在时间里，人与人、人与万物是平等、共进的关系。主体与客体采取相融的方式……从时间的角度认识事物，着眼在自然的原本的整体，表现为现象和自然的流行。向宇宙彻底开放的状态，在"因""顺"对象的自然存在和流行中，寻找其本质和规律。用老子的话说，就是"道法自然"，这是总的原则。

"现象联系的本质是'气'，气是万物自然生化的根源。现象层面的规律体现为气的运动，通过气来实现。中医学研究的是现象层面的规律，在认识过程中，严格保持人和万物的自然整体状态，坚持整体决定和产生部分，部分受整体统摄，因而要从整体看部分，而不是从部分看整体。西医学研究的是现象背后的实体层面，把对象看作是合成的整体，因而认为部分决定整体，整体可以用部分来说明，故主要采取还原论的方法。"

"现象表达的是事物的波动性，是各种功能、信息的联系。现象论强调的是事物的运动变易，即时间方面。庄子说：'与物委蛇，而同其波。'（《庄子·庚桑楚》）'同其波'，就是因顺现象的自然流变，去发现并遵循其时间规律。所以中医学研究的是整体。而西医学以实体为支撑事物存在的本质，将生命活动归结为静态的物质形体元素，故西医学研究的是'粒子'的整体。"

"中医学认为：'器者，生化之宇。'（《素问·六微旨大论篇》）而生化之道，以气为本。'气始而生化，气散而有形，气布而蕃育，气终而象变，其致一也。'（《素问·五常政大论篇》）可见，中医学以无形的人体为主要对象，着意关注的是气化，把人看作是气的整体。而西医学则以有形的人体为对象，研究器官、细胞和分子对生命的意义，把人看作是实体的整体。"

刘先生进而指出：时间与空间是共存关系，不是因果关系。人无论依靠何种手段都不可能将时空两个方面同时准确测定，也不可能从其中的一个方面过渡到另一方面。量子力学的不确定性原理告诉我们，微观粒子的波动特性的关系也是这样。它们既相互补充，又相互排斥。

部分决定整体和整体决定部分，这两个反向的关系和过程同时存在。但是，观测前者时就看不清后者，观测后者时又看不清前者，所以我们只能肯定二者必定相互衔接，畅然联通，但却永远不能弄清其如何衔接，如何联通。这是认识的盲区，是认识不可逾越的局限。要承认这类盲区的存在，因为世界上有些不可分割的事物只是共存关系，而没有因果联系。

刘先生从哲学的高度对中西医把握客观事物认识论原理，燃犀烛微，深刻剖析，充满了哲学家的洞见，觉闻清钟，发人深省。

李约瑟曾经指出：中西医结合在技术层面是可以探讨的，理论层面是不可能的。刘长林先生也认为：人的自然整体（中医）与合成的整体（西医），这两个层面之间尽管没有因果联系，但却有某种程度的概率性的对应关系。寻求这种对应关系，有利于临床。我们永远做不到将两者真正沟通，就是说，无论用中医研究西医，还是用西医研究中医，永远不可能从一方走到另一方。

早在20世纪80年代，傅景华先生就形成了中医过程论思想。傅先生认为：中医不仅包括对有形世界的认识，而且具有对自然和生命本源以及发生演化过程的认识。中医的认识领域主要在生命过程与枢机，而不仅是人体结构与功能，中医是"天地人和通、神气形和通"的大道。傅先生认为中医五脏属于五行序列，分别代表五类最基本的生命活动方式。《素问·灵兰秘典论篇》喻以君主、相傅、将军、仓廪、作强之官，形象地反映出五类生命运动方式的特征。在生命信息的运行机制中，心、肺、肝、脾、肾恰似驱动、传递、反馈、演化、发生机制一样，立足于生命的动态过程，而非实体器官。针对实体层面探求中医脏腑经络实质已走入死胡同，傅景华先生以"中医过程论"诠释中医实质，空谷足音，振聋发聩，惜了无唱和。笔者曾多次和傅景华讨论，好像那时他并不知道怀特海的过程哲学，只是基于对《周易》等典籍中过程思想的理解，能提出如此深刻的见解，笔者十分敬佩他深邃的洞见。十几年后，怀特海的过程哲学已在中国传播，渐至大行其道了。

怀特海明确地说过，他的过程哲学与东方思想更加接近！而不是更接近于西方哲学。杨富斌教授指出，怀特海过程哲学的"生成"和"过程"思想，与中国哲学关于生成和变易的思想相接近。

怀特海的有机体概念，通常是指无限"绵延"（持续）的宇宙运动过程的某一点上包含了与其他点上的事物的相互关系，因而获得自身的具体现实规定性的事物。意在取代以牛顿物理学绝对时空观为基础的机械唯物论宇宙观中的"物质"或"实在"观，即宇宙观问题。在他看来，传统的机械论宇宙观中所说的"物质"或"实在"实际上都是处于过程之中的存在物或实有（entity），都是与其他存在物相互作用、相互影响、相互依赖的，并在此过程中获得自身的规定性，不是单纯的、永恒的、具有绝对意义的东西，而是具有过程性、可变性和相对性的复杂有机体；认识过程中的主体和客体也是同一运动（认识）过程中彼此相关、相互渗透和相互依赖的两个有机体，因而并没有完全自主、自足的"主体"，也没有绝对不受主体影响的、具有绝对意义的客体，因此对于主体与客体的关系，也应当从二者的相互作用、相互影响和相互渗透及其与周围的关系等方面来考察。而中国古代哲学追求超现象的本质、超感觉的概念、超个体性的普遍性（同一性）为哲学的最高任务。在中国哲学家看来，天地人相通，自然与社会相通，阴阳相通相合。《黄帝内经》通过揭示自然变化对人体生理的影响，自然变化与疾病、自然环境与治疗的关系，认为"人与天地相参也，与日月相应也。"（《灵枢·岁露论》）怀特海的有机体思想与中国哲学的天人合一确有相通之处。

（四）医学不是纯粹的科学

除了极少数的哲学家、科学家认为中医是科学，而中医不是科学几乎成为世人之共识。但医学哲学家同样拷问：西医学是科学吗？

西医学之父威廉姆·奥斯勒说，"医疗行为是植根于科学的一种艺术"，进而他解释道，"如果人和人都一样，那医学或许能成为一门科学，而不是艺术。"

1981 年 6 月密苏里大学哲学系的罗纳尔德·穆森在《医学与哲学》（The Journal of Medicine and Philosophy）发表了 25 页的长文"为什么医学不可能是一门科学"，医学圈里为之哗然，因为文章发表在暑月，因此常常被称为"暑月暴动"。依照穆森的观点，"医学是科学"缺乏有说服力的论证；从历史和哲学上可以论证医学"不是""不应该是"也"不可能是"（单一的、纯粹的）科学。在愿景、职业价值、终极关怀、职业目的与职业精神上，医学与科学之间是有冲突的；医学一旦成为科学，就会必然遮蔽偏离医学的职业愿景、价值、终极关怀、目的与精神。科学的基本目的是获得新知，以便理解这个世界和这个世界中的事物，医学的目的是通过预防或治疗疾病来增进人们的健康；科学的标准是获得真理，医学的标准是获得健康和疗效；科学的价值旨向为有知、有理（客观、实验、实证、还原）、有用、有利（效益最大化）；医学的价值旨向为有用、有理、有德、有情、有根、有灵，寻求科学性、人文性、社会性的统一。针对人的医学诉求和服务，科学存在严重的"缺损配置"。

穆森的结论是：尽管医学（知识）大部分是科学的，但它并不是、也不可能成为一门科学。

范瑞平先生指出，不能完全按照当代科学性与科学化的指标、方法与价值来衡量医学，裁判中西医之争，在当代科学万能和科学至上的意识形态中，技术乌托邦的期盼遮蔽了医学的独立价值，穆森的文章力矫时弊。

医学的原本是人学，这是众所周知的事实，其性质必须遵循人的属性而定。穆森和拥护者所做的，其实是站在我们所处的时代——医学有离科技更近、离人性更远，离具体更近、离整体更远的趋势——发出的"重拾医学人性"的呼吁。

我们还用为中医是不是科学而捶胸顿足地大声疾呼吗？

二、理论－实践脱节与"文字之医"

理论－实践脱节，即书本上的知识（包括教科书知识），并不能完全指导临床实践，这是中医学术发展未能解决的首要问题。形成理论－实践脱节的因素比较复杂，笔者认为欲分析解决这一问题，必须研究中医学术发展的历史，尤其是正确剖析文人治医对中医学术的影响。

迨医巫分野后，随着文人治医的不断增多，中医人员的素质不断提高，因为大量儒医的出现，极大地提高了医生的基础文化水平。文人治医，繁荣了中医学，增进了学术争鸣，促进了学术发展。通医文人增加，对医学发展的直接作用是形成了以整理编次医学文献为主的学派。由于儒家济世利天下的人生观，促使各阶层高度重视医籍的校勘整理、编撰刊行，使之广为流传。

文人治医对中医学术的消极影响约有以下诸端：

（一）尊经崇古阻碍了中医学的创新发展

两汉后，在儒生墨客中逐渐形成以研究经学、弘扬经书和从经探讨古代圣贤思想规范的风气，后人称之为"经学风气"。

儒家"信而好古""述而不作"一直成为医学写作的指导思想，这种牢固的趋同心理，削磨、遏制了医家的进取和创新。尊经泥古带给医坛的是万马齐喑，见解深邃的医家亦不敢自标新见，极大地禁锢了人们的思想，导致了医学新思想的难以产生及产生后易受抑压，也导致了人们沿用陈旧的形式来容纳与之并不相称的新内容，从而限制了新内容的进一步发展，极大地延缓了中医学的发展。

（二）侈谈玄理，无谓争辩

一些医学家受理学方法影响，以思辨为主要方法，过分强调理性作用，心外无物，盲目夸大了尽心明性在医学研究中的地位，对医学事实进行随意的演绎推理，以至于在各家学说中掺杂了大量的主观臆测、似是而非的内容（宋代以前文献尚重实效，宋代以后则多矜夸偏颇、侈谈玄理、思辨攻讦之作）。

无谓争辩中的医家，所运用的思辨玄学的方法，使某些医学概念外延无限拓宽，无限循环，反而使内涵减少和贫乏，事实上思辨只是把人引入凝固的空洞理论之中。这种理论似乎能解释一切，实际上却一切都解释不清。它以自然哲学的普遍性和涵容性左右逢源，一切临床经验都可以成为它的诠注和衍化，阻碍和束缚了人们对问题继续深入的研究。理论僵化，学术惰于创新，通过思辨玄学方法构建的某些理论，不但没有激起后来医家的创新心理，反而把人们拉离临床实践的土壤。命门之争，玄而又玄，六味、八味何以包治百病？

（三）无病呻吟，附庸风雅的因袭之作

"立言"的观念在文人中根深蒂固，一些稍涉医籍的文人，也常附庸风雅，编撰方书，有的仅是零星经验，有的只是道听途说，因袭之作，俯拾皆是。

（四）重文献，轻实践

受经学的影响，中医学的研究方法大抵停留在医书的重新修订、编次、整理、汇纂，呈现出"滚雪球"的势态。文献虽多，而少科学含量。从传统意义上看，尚有可取之处，但在时间上付出的代价是沉重的，因为这样的思想延缓了中医学的发展。

伤寒系统，有人统计注释《伤寒》不下千余家，主要是编次、注释，但大都停留在理论上的发挥和争鸣，甚或在如何恢复仲景全书原貌等问题上大做文章，进而争论诋毁不休，站在临床角度上深入研究者太少了。马继兴先生对《伤寒论》版本的研究，证明"重订错简"几百年形成的流派竟属子虚乌有。

整个中医研究体系中重经典文献，轻临床实践是十分明显的。

一些医家先儒而后医，或弃仕途而业医，他们系统研究中医时多已年逾不惑，还要从事著述，真正从事临床的时间并不多，其著作之实践价值仍需推敲。

苏东坡曾荐圣散子方。某年大疫，苏轼用圣散子方而获效，逾时永嘉又逢大疫，又告知民众用圣散子方，而贻误病情者甚伙。陈无择《三因方》云：此药实治寒疫，因东坡作序，天下通行。辛未年，永嘉瘟疫，被害者不可胜数。盖当东坡时寒疫流行，其药偶中而便谓与三建散同类。一切不问，似太不近人情。夫寒疫亦自能发狂，盖阴能发燥，阳能发厥，物极则反，理之常然，不可不知。今录以备寒疫治疗用者，宜审究寒温二疫，无使偏奏也。

《冷庐医话》记载了苏东坡孟浪服药自误：士大夫不知医，遇疾每为庸工所误。又有喜谈医事，孟浪服药以自误。如苏文忠公事可慨叹焉……

文人治医，其写作素养，在其学问成就上起到举足轻重的作用。而不是其在临床上有多少真知灼见。在中医学发展史上占有重要地位的医学著作并非都是经验丰富的临床大家所为。

《温病条辨》全面总结了叶天士的卫气营血理论，成为温病学术发展的里程碑，至今仍有人奉为必读之经典著作。其实吴鞠通著《温病条辨》时，从事临床只有六年，还不能说是经验宏富的临床家。《温病条辨》确系演绎《临证指南》之作，对其纰谬，前哲今贤之驳辨批评，多为灼见。研究吴鞠通学术思想，必须研究其晚年之作《医医病书》及其晚年医案。因《温病条辨》成书于1798年，吴氏40岁，而《医医病书》成于道光辛卯（1831）年，吴氏时已73岁。仔细研究即可发现风格为之大变，如倡三元气候不同医要随时变化，斥用药轻描淡写，倡治温重用石膏，从主张扶正祛邪，到主张祛除邪气，从重养阴到重扶阳……

《证治准绳》全书总结了明代以前中医临床成就，临床医生多奉为圭臬，至今仍有十分重要的学术价值。但是王肯堂并不是职业医生、临床家。肯堂少因母病而读岐黄家言，曾起其妹于垂死，并为邻里治病。后为其父严戒，乃不复究。万历十七年进士，选翰林院庶吉士，三年后受翰林院检讨，后引疾归。家居十四年，僻居读书。丙午补南行人司副，迁南膳部郎，壬子转福建参政……独好著书，于经传多所发明，凡阴阳五行、历象……术数，无不造其精微。著《尚书要旨》《论语义府》《律例笺释》《郁冈斋笔尘》，雅工书法，又为藏书大家。曾辑《郁冈斋帖》数十卷，手自钩拓，为一时刻石冠。

林珮琴之《类证治裁》于叶天士内科心法多有总结，实为内科之集大成者，为不可不读之书，但林氏在自序中讲得清清楚楚：本不业医。

目尽数千年，学识渊博，两次应诏入京的徐灵胎，亦非以医为业，如《洄溪医案》多次提及：非行道之人。

王三尊曾提出"文字之医"的概念（《医权初编》上卷论石室秘录第二十八）：

夫《石室秘录》一书，乃从《医贯》中化出。观其专于补肾、补脾、疏肝，即《医贯》之好用地黄汤、补中益气汤、枳术丸、逍遥散之意也。彼则补脾肾而不杂，此又好脾肾兼补者也……此乃读书多而临证少，所谓文字之医是也。惟恐世人不信，枉以神道设教。吾惧其十中必杀人之二三也。何则？病之虚者，虽十中七八，而实者岂无二三，彼只有补无泻，虚者自可取效，实者即可立毙……医贵切中病情，最忌迂远牵扯。凡病毕竟直取者多，隔治者少，彼皆用隔治而弃直取，是以伐卫致楚为奇策，而仗义执言为无谋也……何舍近而求远，尚奇而弃正哉。予业医之初，亦执补正则邪去之理，与隔治玄妙之法，每多不应。后改为直治病本，但使无虚虚实实之误，标本缓急之差，则效如桴鼓矣……是书论理甚微，辨症辨脉则甚疏，是又不及《医贯》矣……终为纸上谈兵。

"文字之医"实际的临床实践比较少，偶而幸中，不足为凭。某些疾病属于自限性疾病，即使不治疗也会向愈康复。偶然取效，即以偏概全，实不足为法。

"文字之医"为数不少，他们的著作影响并左右着中医学术。

笔者认为理论与实践脱节，正是文人治医对中医学术负性影响的集中体现。

必须指出，古代医学文献临床实用价值的研究是十分艰巨的工作。笔者虽引用王三尊之论，却认为《石室秘录》《辨证录》诸书，独到之处颇多，同样对非以医为业的医家，如王肯堂、徐灵胎、林珮琴等之著作，亦推崇备至，以为不可不读。

三、辨病下的辨证论治

笔者师从洪哲明先生临诊时，先生已近八旬。尝见其恒用某方治某一病，而非分型辨治。小儿腹泻概以"治中散"（理中丸方以苍术易白术）治之，其效甚捷；产后缺乳概用双解散送服马钱子；疝气每用《金匮》蜘蛛散。辨病还是辨证？

中医是先辨病再辨证，即辨证居于第二层次。《伤寒论》"辨太阳病脉证并治""辨阳明病脉症论治"……已甚明了。后世注家妄以己意，曲加发挥，才演绎出林林总总的"六经辨证"，已背离仲师原旨。

1985年，有一次拜谒张琪先生，以中医是辨病下的辨证论治为题就教，张老十分高兴地给我讲了一个多小时：同为中焦湿热，淋病、黄疸、湿温有何不同，先生毫分缕析，剀切详明。张老十分肯定中医是辨病下的辨证论治。

徐灵胎《兰台轨范》序：欲治病者，必先识病之名，能识病名，而后求其病之由生，知其所由生，又当辨其生之因各不同，而病状所由异，然后考其治之之法。一病必有主方，一方必有主药。或病名同而病因异，或病因同而病症异，则又各有主方，各有主药，千变万化之中，实有一定不移之法。

中医临床流派以经典杂病派为主流，张石顽、徐灵胎、尤在泾为其代表人物,《张氏医通》为其代表作。张石顽倡"一病有一病之祖方"，显系以辨病为纲领。细读《金匮要略》，自可发现仲景是努力建立辨病体系的，一如《伤寒论》。

外感热病中温病学派，临证每抓住疫疠之气外犯，热毒鸱盛这一基本病因病机，以祛邪为不易大法，一治到底，同样是以辨病为主导的。

《伤寒论》是由"三阴三阳"辨"病"与"八纲"辨"证"的两级构成诊断的。如"太阳病，桂枝证"（34 条）、"太阳病……表证仍在"（128 条）。首先是通过辨病，从整体上获得对该病的病性、病势、病位、发展变化规律以及转归预后等方面的全面了解，从而把握贯穿该病过程的始终，并明确其发生、发展的基本矛盾，然后才有可能对各个发展阶段和不同条件（如治疗、宿疾等）影响下所表现出来的症候现象做出正确的分析和估价，得出符合该阶段病理变化性质（即该阶段的主要矛盾）的"证"诊断，从而防止和克服单纯辨证的盲目性。只有首先明确"少阴病"的诊断，了解贯穿于少阴病整个发展过程中的主要矛盾是"心肾功能低下，水火阴阳俱不足"，才有可能在其"得之两三日"仅仅出现口燥咽干的情况下判断为"邪热亢盛，真阴被灼"，果断地用大承气汤急下存阴。正确的辨证分析，必须以明确的"病"诊断为前提，没有这个前提就难以对证候的表现意义做出应有的估价，势必影响辨证的准确性。

辨"病"诊断的意义在于揭示不同疾病的本质，掌握各病总体矛盾的特殊性；辨"证"诊断的意义在于认识每一疾病在不同阶段、不同条件下矛盾的个性和各病在一定时期内的共性矛盾，做到因时、因地、因人制宜。首先，辨病是准确诊断的基础和前提；结合辨证，则是对疾病认识的深入和补充。二者相辅相成，缺一不可。

"六经辨证"的说法之所以是错误的，就在于把仲景当时已经区分出的六个不同外感病种，看成了一种病的六个阶段，即所谓的太阳病是表证阶段，阳明病是里证阶段，少阳病是半表半里阶段等。这种认识混淆和抹杀了"病"与"证"概念区别，既与原文事实相违背，又与临床实际不相符合。按照这种说法去解释原文，就难免捉襟见肘，矛盾百出。"六经辨证"说认为太阳病即是表证，全不顾太阳病还有蓄血、蓄水的里证；认为阳明病是里证，却无视阳明病还有麻黄汤证和桂枝汤证。既为阳明病下了"里证"定义，却又有"阳明病兼表证"之说。试问阳明病既为里证，何以又能兼表证，则阳明病为里证之说又何以成立？

张正昭先生指出："六经辨证"说无端地给三阴三阳的名称加上一个"经"字，无形中把"三阴三阳"这六个抽象概念所包括的诸多含义变成了单一的经络含义，使人误认为"三阴三阳"病就是六条经络之病，违背了《伤寒论》以"三阴三阳"病名的原义。可见，把"三阴三阳"病说成"六经病"固属不妥，而称其为"六经证"就更是错误的了。

李心机先生鉴于《伤寒论》研究史上"注不破经，疏不破注"的顽固"误读传统"，就鲜明地指出"让伤寒论自己诠释自己"。

四、亚健康不是"未病"是"已病"

近年来，较多的中医学者把亚健康与中医治未病、欲病等同起来，亚健康不是中医的未病，机械的对应、简单的比附，不仅仅犯了逻辑上的错误，于全面继承中医学术精华并发扬光大十分不利。

（一）中医"未病"不能等同于亚健康

《素问·四气调神大论篇》："圣人不治已病，治未病，不治已乱，治未乱，此之谓也。夫病已成而后药之，乱已成而后治之，譬犹渴而穿井，斗而铸锥，不亦晚乎。"体现了治未病是中医对摄生保健的指导思想，强壮身体，防于未病之先。

"未病"是个体尚未患病，应注意未病先防。中医的"未病"和"已病"，是相对概念，健康属于未病，疾病属于已病。

《难经·七十七难》："上工治未病，中工治已病者，何谓也？然所谓治未病者，见肝之病，则知肝当传之与脾，故先实其脾气，无令得受肝之邪，故曰治未病焉。"此时，未病是以已病之脏腑为前提，以已病脏腑之转变趋向为依据，务先安未受邪之地。

《灵枢·官能》中有"正邪之中人也微，先见于色，不知于其身。"指出病邪初袭机体，首先见体表某部位颜色的变化，而身体并未感到任何不适，然机体的气血阴阳已出现失衡，仅表现一些细微病前征象的状态便为未病状态。由健康到出现机体症状，发生疾病，并非是卒然出现的，而是逐渐形成，由量变到质变的过程。

《灵枢·顺逆》也指出，"上工刺其未生者也；其次，刺其未盛者也……上工治未病，不治已病，此之谓也"。

《素问·八正神明论篇》："上工救其萌芽，必先见三部九候之气，尽调不败而救之，故曰上工。下工救其已成，救其已败。"显示早期诊断，把握时机，早期治疗，既病防变之意。

唐孙思邈的《千金方》中有"古之医者，上医治未病之病，中医治欲病之病，下医治已病之病"的论述，明确地将疾病分为"未病""欲病""已病"三个层次。未病指机体已有或无病理信息，未有任何临床表现的状态或不能明确诊断的一种状态，是病象未充分显露的隐潜阶段。

中医的治未病是一种原则和指导思想，既包涵未病先防的养生防病、预防保健思想，也包涵既病防变、早期治疗、控制病情的临床治疗原则。

亚健康无论如何都是有明显身体不适而又不能符合（西医的）某种疾病诊断标准的状态，把未病和亚健康等同起来，是毫无道理的。

（二）亚健康是中医的已病

作为"中间状态"的亚健康，应包括三条：首先，没有生物学意义上的疾病（尚未发现躯体构造方面的异常）及明确的精神心理障碍（属"疾病"）；其次，它涉及躯体上的不适（如虚弱、疲劳等非特异性的，尚无可明确躯体异常、却偏离健康的症状或体验，但还够不上西医的"疾病"）；再次，还可涉及精神心理上的不适（够不上精神医学诊断上的"障碍"），以及社会生存上的适应不良。以亚健康状态常见的头痛、头晕、失眠等为例，均已构成中医"病"的诊断。多数亚健康个体，其体内的病机已启动，已经出现了阴阳偏盛偏衰，或气血亏损，或气血瘀滞，或有某些病理性产物积聚等病机变化。

"亚健康状态"指机体正气不足或邪气侵犯时机体已具备疾病的一些病理条件或过程，已有一些或部分病症（证）存在，但是未具备西医学疾病的诊断标准。我们不能采取把中医的"病"的概念与西医"疾病"的概念等同起来的思考和研究方式。

笔者认为全部中医的"病"只要还不具备西医学疾病诊断的证据，均属亚健康范畴。

中医生存和发展有一最关键的因素，就是临床范围日益窄化，中医文化基础日渐式微，信仰人群的迁移，观念的转变，后继乏人。很多研究都表明，人群中健康状态占10%，疾病状态占15%，75%属于亚健康状态。西医还没有明确的方法和药物治疗亚健康。中医学在亚健康状态方面的潜在优势，不仅可拓展中医学术新的生存空间，而且必将促进整个世界医学的进化与发展，从而为全人类的健康做出新的贡献。

闫希军先生所著《大健康观》中提出了大健康医学模式。在大健康医学模式中，中医被赋予十分重要的地位，而拥有了更加广阔的空间。中医理论与系统生物学及大数据方法契合，并将与系统生物学和生态医学等领域取得的成果相互交通，水乳交融，这是未来西方医学和中医学发展必然的走向。

五、正本清源，重建中医范式

范式是某一科学共同体在某一专业或学科中所具有的共同信念，这种信念规定了它们的共同的基本观点、基本理论和基本方法，为它们提供了共同的理论模式和解决问题的框架，从而成为该学科的一种共同的传统，并为该学科的发展规定了共同的方向。

库恩认为"范式"是成熟科学的标志，由于"范式"的存在，科学家们一方面可以在特定领域里进行更有效率的研究，从而使他们的研究更加深入；而另一方面，"范式"也意味着该领域里"更严格的规定"，"如果有谁不肯或不能同它协调起来，就会陷于孤立，或者依附到别的集团那里去"。因此，同一范式内部，研究者拥有相同的世界观、研究方法、理论、仪器和交流方法，但在不同"范式"之间却是不可通约的。不同"范式"下的研究者对同一领域的看法就像是两个世界那样完全不同。这也是造成"一条定律对一组科学家甚至不能说明，而对另一组科学家有时好像直观那样显而易见"的原因。

李致重等学者从具体研究对象、研究方法及基础理论等方面论述了中西医范式的不可通约性。而且，中、西医关系的特殊之处还在于，它们不只是同一领域的两个不同"学派"，更是基于两种完全不同的文化而发展起来的，这也使得二者之间的不可通约性表现得尤其明显和强烈。正是由于这种不可通约性导致了中西医之争。屈于特定历史条件下"科学主义"的强势地位，中医最终被迫部分接受了西医"范式"。"范式丢失"是近现代中医举步维艰、发展停滞、甚至后退的根本原因。

任何一门科学的重大发展，都表现在基本概念的更新和范式的变革上……变革范式，是现时代中医理论发展的必经之路。

如何正本清源，重建范式？

正本清源是中医范式或重建的基础，这是一项十分艰巨浩大的工程。正本首先是建立传统范式。必须从经典著作入手，梳理还原，删汰芜杂，尽呈精华。

（一）解释学·语言能力与重建

东汉许慎在《说文解字·叙》中说："盖文字者，经艺之本，王政之始，前人所以垂后，后人所以识古。故曰：本立而道生。"给予中国古典解释学以崇高的地位。

解释学把生命哲学、现象学、存在主义分析哲学、语言哲学、心理学、符号学等理论融合在一起，强调语言的本体论地位，认为我们所能认识的世界只能是语言的世界，人与世界的关系的本质是语言的关系，不仅把解释当作人文科学的方法论基础，而且是哲学的普遍方法。

狭义解释学特指现代西方哲学领域中的解释学理论，它经过狄尔泰、海德格尔、伽达默尔、利科、哈贝马斯等思想巨匠在理论上的构建和推动，形成了哲学释义学；广义解释学则不限于西方哲学领域，一切关于文本的说明、注解、解读、校勘、训诂、修订、引申及阐释的工作都属于解释活动，都要依靠相应的解释方法和解释理论来完成，因而都可以称作解释学。中医书籍中只有少部分是经典原著，而其余大部分都属于关于经典原著的解释性著作。

从当代解释学观点看，任何现代理论或现代文化都发轫于传统，传统文化的生命力则在于不断的解释和再解释之中。传统文化和现代文化并不是对立的，而是统一的，确切地说，是对立统一。人类文化是一条河流，它从传统走来，向未来走去，亦如黑格尔所说，离开其源头愈远，它就膨胀得愈大。

拉法格相信：《老子》在其产生之初，在它的著者与当时的读者之间存在着一种共识，这种共识便是《老子》的初始意义，《老子》著者传达的是它，当时的读者从中读懂的也是它。那么，这种共识又是从何而来的呢？拉法格认为：处于同一时代同一环境中的人可能会在词义的联想、语言结构的使用、社会问题的关注上具有共同之处，所以他们之间能够彼此理解。拉法格采用语言学家乔姆斯基的"语言能力"一词来指代这种基于共有的语言与社会背景的理解能力。在他看来，这种"语言能力"是历史解释学的关键，是发现历史文本原始意义的途径。他建议读者利用多种传统方法增强自己理解《老子》的语言能力，如古汉语字词含义的研究、历史事件与古代社会结构的分析，其他古代思想家思想的讨论等。也就是说，旨在发现《老子》原始意义的现代读者应尽可能地将自己置于《老子》所处的时代，将当时的社会背景、语言现象等历史的事物内化为自己的"语言能力"。

历史的解释者的任务是利用历史的证据重新将《道德经》与它产生的背景联结起来，在该背景下对其进行分析研究。解释者首先必须去掉成见，不可以将我们现代的思想强加于古人，或用现代思想批判古人。

历史解释学方法是中医经典著作、传统理论研究的基本方法。其要旨在于忠实细密地根据经典话语资料和现代方法对原典重新解读。旧有的词语和概念通过词语组合方式和语境组件方式的特殊安排，突显出原典文本固有的基本意义结构。通过意义结构分析，探询其原始涵义、历史作用和现代意义。

（二）解构与重建

理解分析就是"解构"，而"解构"旨在重建，使新的理论概念或理论结构因此建立。自然科学家就是依循这一程序不断地改弦更张，发展其理论系统……解构和重建与科恩所说的"范式变革"有所类同。何裕民先生认为：对原有理论概念或规则的重新理解和分析，对传统中医理论体系进行解构和重建，是现阶段中医理论发展的切实可行的最佳选择。

事实的确认和概念的重建是重建的途径与环节。

严肃的科学研究应以经验事实为基础，而不仅仅是古书古人的描述，古人的认识充其量只是帮助人们寻找经验事实，并在研究中给予一定的启示。

概念的重建与事实的确认可以说是互为因果的两大环节。梳理每个名词术语的历史演变和沿革情况、分析它们眼下使用情况及混乱原因，这两者有助于旧术语的解构；组织专家集体研讨以期相对清晰、合理地约定每一概念（名词术语）的特征和实质。

阴阳五行学说对传统中医理论之建构，具有决定性的作用。它们作为主导性观念和认识方法渗入中医学，有的又与具体的学术内容融合成一体，衍生出众多层次低得多的理论概念。藏象、经络、气血津液等可视作中医理论体系的第二层次，第三层次的是众多较为具体的概念或术语，其大多与病因病机、治法及"证"相关联。最低层次的是一些带有经验陈述性质的论述。形成这些概念，司外揣内、援物比类等起着主要作用，不少是从表象信息直接跳跃到理论概念的，许多概念与实体并不存在明确的对应关系，其内涵和外延有时也颇难作出清晰的界定。

一些学者主张：与学术内容融合在一起的阴阳五行术语，应通过概念的清晰化、实体化和可经验化而清理出去。亦即使哲学的阴阳五行与具体（中医）的科学理论分离……愚意以为不可，以其广泛渗透而不可剥离，阴阳五行已成为不可或缺的纲领框架，当以中医学理视之，而不仅仅视为居于指导地位的古典哲学思想。

（三）方法

正本清源，重建范式，必须有良好的方法。我们反对科学主义，但我们崇尚科学精神，我们必须学习运用科学方法，尤其是科学思维方法，科学观察方法，科学实证方法（不仅仅是实验室方法）。

"医林改错，越改越错"，《医林改错》中提出的"心无血，脉藏气"之说，显然是错误的。为什么导致错误的结论？主要是他不知道，观察是有其一定条件，一定范围的。离开原来的条件、时间、地点，观察结果会有很大差异。运用观察结论做超出原条件、原范围的外推时，必须十分审慎。他所观察的都是尸体，由于动脉弹力大，把血驱入静脉系统。这是尸体的条件，不可外推到活着的人体。对观察结果进行理解和处理时，必须注意其条件性、相对性和可变性。

在广泛占有资料的基础上，还必须要有正确的思维方法。对于马王堆汉墓出土的缣帛及竹木简医书成书年代的推定和对该批资料的运用，我国的有关专家认为："如果从《黄帝内经》成书于战国时期来推定，那么两部灸经的成书年代至少可以上溯到春秋战国之际甚至更早。"而日本山田庆儿先生认为，这种"推论的方法是错误的。不管我们最后会达到什么样的结论，我都不应该根据所谓《黄帝内经》是战国时期的著作这个还没有确证的假定，去推断帛书医书的成书年代，而必须相反地从关于后者已经确证了的事实出发，来推断前者成书的过程和年代"。山田庆儿先生基于"借助马王堆医书之光，可以逐渐看清中国医学的起源及其形成过程"。

吴坤安认为：喻嘉言、吴又可、张景岳辈，治疫可谓论切治详，发前人所未发。但景岳宜于汗，又可宜于下，嘉言又宜于芳香逐秽，三子皆名家，其治法之所以悬绝若此，以其所治之疫各有不同。景岳所论之疫，即六淫之邪，非时之气，其感同于伤寒，故每以伤寒并提，而以汗为主，欲尽汗法之妙，景岳书精切无遗。又可所论之疫，是热淫之气，从口鼻吸入，伏于募原，募原为半表半里之界，其邪非汗所能达，故有不可强汗、峻汗之戒；附胃最近，入里尤速，故有急下、屡下之法。欲究疫邪传变之情，惟又可之论最为详尽，然又可所论之疫，即四时之常疫，即俗名时气症也。若嘉言所论之疫，乃由于兵荒之后，因病致病，病气、尸气混合天地不正之气，更兼春夏温热暑湿之邪交结互蒸，人在气交中，无隙可避，由是沿门阖境，传染无休，而为两间之大疫，其秽恶之气，都从口鼻吸入，直行中道，流布三焦，非表非里，汗之不解，下之仍留，故以芳香逐秽为主，而以解毒兼之。是三子之治，各合其宜，不得执此而议彼。

学术研究中，所设置的讨论的问题必须同一，必须是一个总体，这是比较研究的基本原则。执此而议彼，古代医家多有此弊，六经辨证与卫气营血辨证、三焦辨证之争论，概源于方法之偏颇。

六、提高疗效是中医学术发展的关键

中医药学历数千年而不衰，并不断发展，主要依靠历代医学家临床经验的积累、整理提高。历代名医辈出，多得自家传师授。《周礼》有"医不三世，不服其药"，可见在很早人们即已重视了老中医经验。

以文献形式保留在中医典籍之中的中医学术精华仅仅是中医学术精华的一部分。为什么这样说？这是因为中医学术精华更为宝贵的部分是以经验的形式保留在老中医手中的。这是必须予以充分肯定、高度重视的问题。临床家，尤其是临床经验丰富、疗效卓著者，每每忙于诊务，无暇著述，其临床宝贵经验，留下来甚少。叶天士是临床大家，《外感温热篇》乃于舟中口述，弟子记录整理而成。《临证指南医案》，亦弟子侍诊笔录而成，真正是叶天士自己写的东西又有什么？

老中医经验，或禀家学，或承师传，通过几代人，或十几代或数百年的长期临床实践，反复验证，不断发展补充，这种经验比一般书本中所记述的知识要宝贵得多。老中医经验是中医学术精华的重要组成部分，舍全面继承，无法提高疗效。

书中的知识要通过自己的实践，不断摸索不断体会，有了一些感受，才能真正为自己所利用。真正达到积累一些经验，不消说对某些疾病能形成一些真知灼见，就是能准确地把握一些疾病的转归，亦属相当困难，没有十年二十年的长期摸索，是不可能的。很显然，通过看书把老中医经验学到手，等于间接地积累了经验，很快增加了几十年的临床功力，这是中青年医生提高临床能力的必由之路。全面提高中医队伍的临床水平，必将对中医学术发展产生极大的推动作用。

老中医经验中不乏个人的真知灼见，尤其是独具特色的理论见解、自成体系的治疗规律都将为中医理论体系的发展提供重要的素材。尤其是传统的临床理论并不能完全满足临床需要时，理论与临床脱节时，老中医的自成规律的独特经验理论价值更大。

在强大的西医学冲击下，中医仍然能在某些领域卓然自立，是因为其临床实效，西医学尚不能取而代之。这是中医学赖以存在的基础，中医学的发展亦系之于此。无论如何，提高临床疗效都是中医学术发展的战略起点和关键所在。

中医以其疗效，被全世界越来越多的人认可，仅在英国就有3000多家中医诊所（这已是多年前的数字）。在美国有超过30%的人群，崇尚包括中医在内的替代医学自然疗法。在医学界也认为有一些疾病，西医学是束手无策的，应从中医学中寻求解决的办法。美国医学会在1997年出版的通用医疗程序编码中特别增加两个针灸专用编码，对没有解剖结构，没有物质基础的中医针灸学予以承认；在2015年实施的"国际疾病分类"ICD-11，辟专章将中医纳入其中。我们应客观地对待百年中医西化历史，襟怀大度地包容对中医的批评，矜平躁释，心态平和，目标清晰，化压力为动力，寓继承于创新，与时俱进。展望未来，我们对中医事业发展充满了信心。

单书健

2016年12月

序

　　十年前出版之《当代名医临证精华》丛书，由于素材搜罗之宏富，编辑剪裁之精当，一经问世，即纸贵洛阳，一版再版，被医林同仁赞为当代中医临床学最切实用、最为新颖之百科全书。一卷在手，得益匪浅，如名师之亲炙，若醍醐之灌顶，沁人心脾，开慧迪智，予人以钥，深入堂奥，提高辨治之水平，顿获解难之捷径，乃近世不可多得之巨著，振兴中医之辉煌乐章也，厥功伟矣，令人颂赞！

　　名老中医之实践经验，乃中医学术精华之最重要部分，系砺炼卓识，心传秘诀，可谓珍贵至极。今杏林耆宿贤达，破除"传子不传女，传内不传外"之旧规，以仁者之心，和盘托出；又经书健同志广为征集，精心编选，画龙点睛，引人入胜。熟谙某一专辑，即可成为某病专家，此绝非虚夸。愚在各地讲学，曾多次向同道推荐，读者咸谓得益极大。

　　由于本丛书问世迄已十载，近年来各地之新经验、新创获，如雨后春笋，需加补充；而各省市名老中医珍贵之实践经验，未能整理入编者，亦复不少，更应广搜博采，而有重订《当代名医临证精华》之议，以期进一步充实提高，为振兴中医学术，继承当代临床大家之实践经验，提高中青年中医辨治之水平，促进新一代名医更多涌现，发展中医学术，作出卓越贡献。

　　与书健同志神交多年，常有鱼雁往还，愚对其长期埋首发掘整理老中医学术经验，采撷精华，指点迷津，详析底蕴，精心编辑，一心为振兴中医事业而勤奋笔耕，其淡泊之心志，崇高之精神，实令人钦佩。所写《继承老中医经验是中医学术发展的关键》一文，可谓切中时弊，力挽狂澜，为抢救老中医经验而呼吁，为振兴中医事业而献策，愚完全赞同，愿有识之士，共襄盛举。

顷接书健来函，出版社嘱加古代医家经验，颜曰：古今名医临证金鉴。愚以为熔冶古今，荟为一帙，览一编于某病即无遗蕴，学术发展之脉络了然于胸，如此巨构，实令人兴奋不已。

书健为人谦诚，善读书，且有悟性，编辑工作之余，能选择系之于中医学术如何发展之研究方向，足证其识见与功力，治学已臻成熟，远非浅尝浮躁者可比。欣慰之余，聊弁数语以为序。

八二叟朱良春谨识
时在一九九八年夏月

凡　例

1. 明清之季中医临床体系方臻于成熟，故古代文献之选辑，以明清文献为主。

2. 文献来源及整理者，均列入文后。未列整理者，多为老先生自撰。或所寄资料未列，或转抄遗漏，间亦有之，于兹恳请见谅。

3. 古代文献，间有体例欠明晰者，则略作条理，少数文献乃原著之删节摘录，皆着眼实用，意在避免重复，简而有要。

4. 古代文献中计量单位，悉遵古制，当代医家文献则改为法定计量单位。一书两制，实有所因。药名多遵原貌，不予划一。

5. 曾请一些老先生对文章进行修改或重新整理素材，使主旨鲜明，识邃意新；或理纷治乱，重新组构，俾叶剪花明，云净月出。

6. 各文章之题目多为编纂者所拟，或对仗不工，或平仄欠谐，或失雅训，或难概全貌，实为避免文题重复，勉强而为之，敬请读者鉴谅。

7. 凡入药成分涉及国家禁猎和保护动物的（如犀角、虎骨等），为保持方剂原貌，原则上不改。但在临床运用时，应使用相关的替代品。

8. 因涉及中医辨证论治，故对于普通读者而言，请务必在医生的指导下使用，切不可盲目选方，自行使用。

目　录

统论疮疡癣疹

银 屑 病

荨　麻　疹

湿　　疹

硬 皮 病

神经性皮炎

其 他

述　要

皮肤病属中医外科范畴。公元前 1000 多年的甲骨文中已有外科疾病之记载,《周礼》中已有疡医之分科。马王堆汉墓出土的《五十二病方》中记载了较多的外科疾病。

迨至宋代,外科著作已渐增多。

明清以降,中医外科学术日臻成熟,汪机之《外科理例》倡治外必本诸内,王肯堂之《疡科准绳》内容十分丰富。中医外科渐成三大流派。

其一,正宗派。正宗派强调脏腑气血辨证,内外一理,内治长于消、托、补,重视外治刀针手法,是中医外科之主流学派,虽以明代陈实功《外科正宗》为名,实际上包括了宋元明清较有影响的一些医家。如陈自明乃正宗派承先启后之人物,其代表作《外科精要》对中医外科发展影响颇巨。

正宗派之集大成者乃明代陈实功所著《外科正宗》,后人评价“列证最详,论治最精”,乃中医外科之经典著作。

其二,全生派,以王维德《外科证治全生集》命名之流派。全生派以阴阳为辨证之纲。外证阴阳属性之辨,正宗派医著虽亦见之,但语焉未详。全生派临证以阴阳辨痈疽之别,以赤白明阴阳之著。王维德曾云:“痈疽凭经并治,久遍天下,分别阴阳两治,唯余一家。”与正宗派补托不同，全生派重温通，强调以消为贵，以托为畏，反对滥用刀刨追蚀。是为不足。

全生派虽非主流学派，但影响亦巨。《外科证治全生集》所创名方甚伙，至今仍沿用不衰，如阳和、醒消、犀黄诸方。马培之评曰：缙绅之家几于家置一编，每遇外症，照方抄服。《外科证治全生集》尚载有数首内科家传秘方，疗效亦佳。

其三，是以清代高秉钧《疡科心得集》命名的心得派。心得派强调外疡发病与温热病并无二致。心得派另一位代表人物沙石安则更明确指出"热蕴六经为温病，毒聚一处为外疡"。心得派临证善用卫气营血三焦辨证，反对温散温托，主张辛凉宣解，注重养阴，于疗毒走黄，明确提出应从热入心包论治。立论甚精，颇多发明，将温病学说运用于外科，乃发前人之未发。

《刘涓子鬼遗方》中已有用雄黄、矾石、水银、黄柏等治疗癣的记载。隋代《诸病源候论·疮病诸候》已有"癣候""干癣候""湿癣候""风癣候""白癣候"……"牛癣候""圆癣候""狗癣候""雀眼癣候""刀癣候""久癣候"等分类。明代《外科正宗》对鹅掌疯的描述类似现代医学的手癣。清代《医宗金鉴·外科心法要诀》中记载的"臭田螺""田螺疮"相当于现代医学的足癣，"紫白癜风"相当于现代医学的花斑癣。

浸淫疮类似于急性湿疹。早在《素问·玉机真藏论篇》中就有"浸淫"二字，如"帝曰：复脉太过与不及，其病皆何如？岐伯曰：太过则令人生热而肤痛，为浸淫。"

汉代张仲景《金匮要略·疮痈肠痈浸淫病脉证并治》中有了症状和治法的记载，如"浸淫疮，黄连粉主之"。

隋代《诸病源候论·疮病诸候·浸淫疮候》中说"浸淫疮，是心家有风热，发于肌肤。初生甚小，先痒后痛而成疮。汁出浸溃肌肉，浸淫渐阔，乃遍体。"相当于全身性泛发性湿疹。其"燥癣疮候"中说："肤腠虚，风湿搏于血气则生癣疮。若湿气少，风气多者，其癣则干燥，但痒，搔之白屑出，干枯拆痛。"其"湿癣疮候"中说："若风气少，湿气多，其疮痛痒，搔之汁出，常濡湿者。"相当于手足部的急、慢性湿疹。

瘾疹，即西医学之荨麻疹。中医文献早有记载，如《素问·四时刺逆从论篇》"少阴有余，病皮痹瘾疹。"《诸病源候论·风病诸候下·风瘙身体瘾疹候》"邪气客于皮肤，复逢风寒相抑，则起风瘙瘾疹。"

唐代孙思邈《备急千金要方》说："痒症不一，血虚皮肤燥痒者，宜四物汤加防风……妇人血虚，或通身痒，或头面痒，如虫行皮中。缘月水来时为风所吹，不然则是产褥中食动风物致之……有脾虚身痒，本无疥癣，素非产褥，洁然一身，痒不可任，此乃脾虚所困。"清代《外科大成·诸痒》中说："诸疮痛痒，皆属于火。"又云："风盛则痒。盖为风者，火之标也。凡风热客于皮肤，作痒起粟者，治宜疏风……若风热内淫，血虚作痒者，又当凉血润燥。"

银屑病，中医名为白疕。石春荣先生宗陈士铎"皆因毛窍受风湿之邪，而皮肤全无血色之润，毒乃伏之而生癣矣"之说，从毒立论，拟清热凉血解毒、祛风止痒解毒、祛湿活络解毒、养血润燥解毒诸法，皆着眼于"毒"，每用乌蛇、蛇蜕、蝉蜕、僵蚕、露蜂房等虫蛇类药，搜剔毒瘀，疗效确切。

朱仁康先生认为血热毒瘀乃白疕之主要病机，临证分血热风燥、血虚风燥两证而治，解毒凉血乃不易之法。

周鸣歧先生治疗银屑病，分血热血燥，法用祛瘀祛毒。

金起凤、胡建华于银屑病之治均重毒瘀。

朱进忠先生体会银屑病每属外寒郁闭，内有实热，每取寒热并用之法，用葛根汤加石膏或防风通圣散、桂枝大黄汤等，自有见地。

于顽固性瘾疹，顾丕荣先生认为初病风从外袭，久病风自内生，病机不同，治法自异。初病风湿客腠，祛风活血，表里分消；延月风邪袭络，消风和血，疏养结合；积年营虚风动，息风养血，潜养相兼；历久遇寒易发，御风实卫，养营固表，足资师法。

林鹤和先生认为：因病程长短，体质差异，所累脏腑各异，兼症亦殊，临证难以一方通治，惟求辨证应机。

于湿疹，赵炳南先生认为要在湿热互结，当审度热与湿之孰轻孰重，标本兼顾，内外兼治。张志礼先生分三证辨治：湿热互结，热重于湿；脾虚湿盛，湿蕴肌肤；气虚血燥，气血瘀滞。

于顽固性湿疹，高体三教授认为每属寒郁为病，每用温补脾肾透邪之方。朱进忠先生主张扶正以调升降，养血而慎辛温。

于神经性皮炎，赵炳南先生主张，虽无明征亦须祛湿。神经性皮炎不但没有渗出，反而皮肤肥厚粗糙。赵老认为湿乃重浊有质之邪，其性黏腻，湿邪蕴久可化热生虫，湿热凝固聚结肌肤腠理之间，则皮肤粗糙肥厚。神经性皮炎乃顽固之内湿为病。

郭仲柯先生临证每用萆薢渗湿汤化裁，曲尽病机变化。

徐宜厚先生治皮肤病，每擅用花类药，认为火热内郁，宜轻宣而泄，六淫邪客，诸花可解。自出机抒，理明而效著，绝非矜奇示巧，矫揉造作。

统论疮疡癣疹

李杲

明疮疡之本末

李杲（1180~1251），字东垣，金代医家

《生气通天论》云：营气不从，逆于肉理，乃生痈肿。又云：膏粱之变，足生大疔，受如持虚。《阴阳应象论》云：地之湿气，感则害人皮肉筋脉，是言湿气外伤，则营气不行。荣卫者，皆营气之所经营也；营气者，胃气也；运气也，营气为本；本逆不行，为湿气所坏，而为疮疡也。膏粱之变，亦是言厚滋味过度，而使营气逆行，凝于经络为疮疡也。此邪不在表，亦不在里，惟在其经，中道病也。以上《内经》所说，俱言因营气逆而作也。遍看诸疮疡论中，多言湿热相搏，热化为脓者；有只言热化为脓者；又言湿气生疮，寒化为热而为脓者，此皆疮疡之源也。宜于所见部分，用引经药，并兼见证药，中分阴证阳证也。泻营气，是治其本，本逆助火，湿热相合，败坏肌肉，而为脓血也，此治之次也。宜远取诸物以比之。一岁之中，大热无过四五月之间，当是时诸物皆不坏烂；坏烂者，六七月之间，湿令大行之际也。近取诸身热病，在身只显热而不败坏肌肉，此理明矣。标本不得，邪气不服，言一而知百者，可以为上工矣。

营气不从，逆于肉理，乃生疮痈。且营气者，胃气也。饮食入于胃，先输于脾，而朝于肺，肺朝百脉；次及皮毛，先行阳道，下归五脏六腑，而气口成寸矣。今富贵之人，不知其节，以饮食肥醲之类，

杂以厚味，日久太过。其气味俱厚之物，乃阳中之阳，不能走空窍先行阳道，反行阴道，逆于肉理，则湿气大胜；则子能令母实，火乃大旺，热湿既盛，必来克肾；若杂以不顺，又损其真水，肾既受邪，积久水乏，水乏则从湿热之化而上行，其疮多出背、出脑，此为大疗之最重者也。若毒气行于肺，或脾胃之部分，毒之次也。若出于他经，又其次也。湿热之毒所止处，无不溃烂，故《经》言：膏粱之变，足生大疗，受如持虚。如持虚器以受物，物无不受。治大疗之法，必当泻其营气。以标本言之，先受病为本，非苦寒之剂为主、为君不能除其苦楚疼痛也。诸疮疡有痛，往往多以乳香、没药，杂以芳香之药止之，必无少减之理。若使经络流通脏腑中，去其壅滞，必无痛矣。苦寒之剂除其疼痛，药下于咽，则痛立已，此神品药也。

疮疡食肉，乃自弃也。疮疡者，乃营气而作也，今反补之，与自弃何异？虽用药施治而不能愈。地之湿气，自外而入内者，疮疖当先服药，而后用针。如疮疖小，不欲饮药，或婴儿之疮，当先温衣覆盖，令其凝泣壅滞血脉温和，则出血立已者。不如此，血脉凝滞便针，则邪毒不泻，反伤良肉，又益其疮势也。疮疡及诸病，面赤虽伏大热，禁不得攻里，为阳气怫郁，邪气在经，宜发表以去之，故曰：火郁则发之。虽大便数日不见，宜多攻其表，以发散阳气，少加润燥之药以润之。如见风脉、风证，只可用发表风药，便可以通利，得大便行也。若只干燥秘涩，尤宜润之，慎不可下也。诸九窍不利者，慎不可下也。疮疡郁冒，俗呼昏迷是也，宜汗之而愈。验疮名色治之，当从《素问》《针经》《圣济总录》、易老疮论及诸家治疮用药法度，此为紧要，临病之际，宜详察焉。

（《东垣试效方》）

张景岳

疮 疡 论 证

张景岳（1563~1640），名介宾，明代医家

凡疮疡之患，所因虽多，其要惟内、外二字；证候虽多，其要惟阴、阳二字。知此四者，则尽之矣。然内有由脏者，有由腑者；外有在皮肤者，有在筋骨者，此又其深浅之辨也。

至其为病，则无非血气壅滞，营卫稽留之所致。盖凡以郁怒忧思，或淫欲丹毒之逆者，其逆在肝、脾、肺、肾，此出于脏而为内病之最甚者也；凡以饮食厚味，醇酒炙煿之壅者，其壅在胃，此出于腑，而为内病之稍次者也。又如以六气之外袭，寒暑之不调，侵入经络，伤人营卫，则凡寒滞之毒，其来徐，来徐者，其入深，多犯于筋骨之间，此表病之深者也。风热之毒，其来暴，来暴者，其入浅，多犯于皮肉之间，此表病之浅者也。何也？盖在脏在骨者，多阴毒，阴毒其甚也；在腑在肤者，多阳毒，阳毒其浅也。所以凡察疮疡者，当识痈疽之辨。痈者，热壅于外，阳毒之气也，其肿高，其色赤，其痛甚，其皮薄而泽，其脓易化，其口易敛，其来速者，其愈亦速，此与脏腑无涉，故易治而易愈也。疽者，结陷于内，阴毒之气也，其肿不高，其痛不甚，其色沉黑或如牛领之皮，其来不骤，其愈最难，或全不知痛痒，甚有疮毒未形而精神先困，七恶叠见者，此其毒将发而内先败，大危之候也。

知此阴阳内外，则痈疡之概可类见矣。然此以外见者言之，但痈疡之发，原无定所，或在经络，或在脏腑，无不有阴阳之辨。若元气强则正胜邪，正胜邪则毒在腑，在腑者便是阳毒，故易发易收而易治；元气弱则邪胜正，邪胜正则毒在脏，在脏者便是阴毒，故难起难收而难治。此之难易，全在虚实，实者易而虚者难也，速者易而迟者难也。所以凡察痈疽者，当先察元气以辨吉凶，故无论肿疡溃疡，但觉元气不足，必当先虑其何以收局，而不得不预为之地。万勿见病治病，且顾目前，则鲜不致害也。其有元气本亏而邪盛不能容补者，是必败逆之证。其有邪毒炽盛而脉证俱实者，但当直攻其毒，则不得误补助邪，所当详辨也。

（《景岳全书》）

王维德

阴 疽 论

王维德（1669~1749），字洪绪，号林屋散人，清代医家

阴毒之证，皆皮色不异，然有肿与不肿者，有痛与不痛者，有坚硬难移者，有柔软如绵者，不可不为之辨。夫肿而不坚，痛而难忍者，流注也；肿而坚硬微痛者，贴骨、鹤膝、横痃、骨槽等类也；不肿而痛，骨骱麻木，手足不仁者，风湿也；坚硬如核，初起不痛者，乳岩、瘰疬也；不痛而坚，形大如拳者，恶核、失荣、马刀也；不痛不坚，软而渐大者，瘿瘤也；不痛而坚，坚如金石，形大如升斗者，石疽也。此等证候，尽属阴虚，无论平塌大小，毒发五脏，皆曰阴疽。如其初起，疼痛者易消；重按不痛而坚者，毒根深固，消之不易，治之尤不容缓也。

初起之形，阔大平塌，根盘散漫，不肿不痛，色不明亮，此阴疽中最险之症。倘误服寒凉，其色变如隔宿猪肝，毒攻内腑，神昏即死。夫色之不明而散漫者，乃气血两虚也。患之不痛而平塌者，毒痰凝结也。治之之法，非麻黄不能开其腠理，非肉桂、炮姜不能解其寒凝，此三味虽酷暑，不能缺一也。腠理一开，寒凝一解，气血乃行，行则凝结之毒随消矣。治疽之方，悉列于后，照方治之，万无一失。如若增减，定无功效。

阳和汤

熟地黄一两　麻黄五分　鹿角胶三钱　白芥子炒研，二钱　肉桂一钱
生甘草一钱　姜炭炮，五分

不用引。此方主治骨槽风、流注、阴疽、脱骨疽、鹤膝风、乳岩、结核、石疽、贴骨疽，及漫肿无头，平塌白陷，一切阴凝等证。麻黄得熟地不发表，熟地得麻黄不凝滞，神用在此。

（《外科证治全生集》）

高秉钧

申明外疡实从内出论

高秉钧（1755~1827），字锦庭，清代医家

夫外疡之发也，不外乎阴阳、寒热、表里、虚实、气血、标本，与内证异流而同源者也。其始或外由六淫之气所感，或内被七情所伤。经云：邪之所凑，其气必虚。阴虚者，邪必凑之。又云：营气不从，逆于肉理，乃生痈肿。明乎此义，则治证了然矣。

如夏令暑蒸炎热，肌体易疏，遇凉饮冷，逼热最易内入。客于脏者，则为痧、为胀；客于腑者，则为吐、为泻；客于肌表者，则为痦、为瘰、为暑热疮、为串毒、为丹毒游火；客于肉理者，则为痈、为疡；客于络脉者，为流注、为腿痈。斯时正气壮强，逼邪外出，依法治之，在内证尤为易愈，或三日，或五日，或一候，即霍然矣；若外疡则稍多日期。亦有暑邪内伏，遇秋而发者，在经则为疟，在腑则为痢，其在肌络则为流注、腿痈等证，是名阳挟阴，用药则以解散和营通络，即不散而成脓，亦不至有大患。又有正亏邪伏深入，交寒露霜降而发者，在内则为伏邪瘅疟，朝凉暮热，或昼夜热而不退，缠延不已，致阴虚化燥，痉厥神迷，内闭外脱，不可为治；在外发痈疡，则为正虚邪实，阴中挟阳，成脓溃后，虽与性命无妨，然收功延日，不能速愈。此阴阳、寒热、表里、虚实、气血、标本之大凡也，为疡科中之第一义，故首揭之。

（《疡科心得集》）

12

张山雷

论阴证阳证及疡科大法

张山雷（1873~1934），名寿颐，民国医家

论阴证阳证

疡科辨证，首重阴阳。然阴阳二字，所包者广。不仅以热证为阳，寒证为阴；红肿焮起为阳，平塌坚硬为阴也。

王洪绪《外科证治全生集》俨俨然以痈疽二字判分阴阳，谓高突红肿者为痈、为阳证，坚块不红者为疽、为阴证。世之治外科者多宗之。虽曰借此字面以示区别尚无不可，然顾其名必思其义。一字自有一字之确诂，必须切合训诂本旨，而后名正言顺，可为后学法守。其亦知痈疽二字之本义乎？痈者壅也，疽者沮也，阻也，皆为气血壅闭，遏止不行之意。本是外疡笼统之名词，无所轩轻于其间，何尝有一阴一阳之辨别？岂可自我作古，强为分析，而谓古人制字，当如吾意，独具见解，此土豪劣绅武断乡曲之故智，大不可也。《医宗金鉴·外科心法》不问阴阳，统称痈疽，最是通论。凡古书之外疡名词，或称某痈，或称某疽，皆当认为笼统之辞，断不可误信王氏之说，而执痈疽二字妄为分别。惟阴阳二证，虽无代表之字面，而未尝无界限之可言，但取义亦非一端，必须融会贯通，悟彻至理，而后见微知

着，直决无疑。

有可以经络之部位分阴阳者，如头面为阳、背后为阴，股外为阳、股内为阴之类是也。有可以人体之向背分阴阳者，如面前及胸腹之部多阳证，脑后及腰背之部多阴证是也。古者圣人南面而立，向阳而治，故面前属于阳，背后属于阴，确有至理。有可以病因之寒热虚实分阴阳者，如热病皆阳证、寒病皆阴证，实病者多阳证、虚病者多阴证是也。有可以病势之迟速分阴阳者，其来也疾，三日五日而其形已巨者，皆阳证，其来也缓，旬日匝月而无甚变迁者，多阴证是也。有可以病形之浅深分阴阳者，发于肤表之间，不着筋骨，而肢体之运动自如者，皆阳证；发于肌肉之理，推筋着骨，而身躯之动作不便者，皆阴证是也。有可以肿势之坚软分阴阳者，如其肿坚凝，按之如石者，多阴证；其肿虽巨，按之犹和者，多阳证是也。有可以痛势之缓急分阴阳者，如暴戾迅速，掣痛猛烈者，多阳证；顽木不仁，痛反和缓，或但觉酸楚牵强，竟不作痛者，多阴证是也。乃或者必以焮赤高肿为阳，漫肿不红为阴，但就表面而言之，似亦未尝不确。不知疡患皮肤殷红者，其病最浅，仅在腠理之间，所以肤表易于变色。如暑月热疖、痱疹、癣疥之类，皆非外疡重要之病。或则肌肉柔软之部，如臑内、腋下、股阴、腘中诸处，乃其人之骨小肉脆，肌肤柔白者，生疡往往发红。此则阳证虽多红肿之候，究之红肿一端，未可定为阳证之代表。且亦有明是阴证，而皮肤必发红肿者，如脑疽、背疽，病在太阳寒水之经，脉多细小，舌必白腻，均是阴证之确候，而外形亦或高突发红。则以此病初起，必先发见黍米一粒，头白根坚，病即在于肌肤之间，故能皮肤变色，此红肿不足以概阳证之确据也。

若夫疡发于肌肉之里，去皮毛尚远，则内纵成脓，而肤表必不改色，或肩背肌肤致密之处，及其人之色苍皮老者，发疡虽浅，色亦不变，又何得因其不红，而概谓之为阴证。要之，见证论证，分别阴阳，务必审察其人气血虚实及病源浅深，而始有定论。望色辨脉，兼验舌苔，能从大处着想，则为阴为阳，属虚属实，辨之甚易。若仅以所患之地位为据，已非通人之论。而顾拘拘于方寸间之形色，亦只见其目光之短浅，究竟于病情病理两无当也。

论肿疡行气之剂

疡之为病，必肿必痛，其故无他，气血壅滞，窒塞不通而已。所以消肿止痛，首推行血行气，为必要之法。惟行血不可太猛，破血逐瘀之品，非可轻率乱投，转滋流弊。而行气之药，可以万全无害。抑且血之壅，即由于气之滞，苟得大气斡旋，则气行者血亦行，尤为一举而两得。此则古人治疡，注重气分，洵分握要之图也。宋《李氏集验》背疽方有五香连翘汤、内补十宣散，《窦氏疮疡经验》有许多流气饮，虽方药未免丛杂，而多用气分之药，最是古人治疡正轨。寿颐谓气为血帅，血随气行，天地之大，必以空气营运化生万物；而人在气交之中，动作行为，无一非此大气流行，为之鼓荡。所以凡治百病，必参以气分之药，而后吹嘘运用，功效乃神。

古人补血之方，首推四物。地黄厚腻，非得归、芎辛温运动之力，则呆滞有余，弊多利少。制方精义，即在利用气药。而俗人昧焉，且谓当归、川芎即是补血之物，于古人用药真义，未能体会，哪不可怪。况在疡患，明是气滞不行为病，苟不振动其气机，何能有济？此固治疡者始终利赖之捷诀，而凡通达经隧，宣导络脉之法，固无一不在行气二字之中者矣。

论外疡治痰之剂

痰者，本非吾人体中应有之物质，而以观近人病状，则挟痰之证甚多。岂丹溪所谓东南地土卑湿，由湿生热，湿热生痰，果得之于土薄水浅，而非人力之所能为耶？毋亦体质素弱，脾运失司，大气之斡旋无权，饮食之消化不力，坐令水谷之精，不为津液，以洒陈于五脏，和调于六腑，而徒酿为顽痰浊饮，有以助长病魔耳。古人恒谓肺为生痰之源，胃为贮痰之器者。以肺为呼吸之道路，气机不利，则气化为水，而水饮停留；胃为水谷之渊薮，运化不灵，则食即生痰，而浊涎盘踞。此痰饮之潜滋暗长于肺胃中者，尤其浅而易知，显而可据。

若夫经络肌肉之间，而亦多痰病，则非其肺胃之痰，可以随气血流行，以入经隧。盖亦其人之营运不健，营卫周流，有时偶滞，遂令络脉中固有之津液，留顿于不知不觉之中。譬彼源泉，本是澄清之故道，而下流既阻，污朽积焉，有如山蹊，初亦行人之捷径，而为闲不用，茅草塞焉。此四肢百骸皮里膜外，所以停痰积饮之渊源，而外发痈疡，亦往往而多痰证。则治疡者，可不于此加之意乎？惟痰能为疡，其基础则本于气机之阻滞，其成就亦别有感触之原因。有因外风时热，以激动其痰者，则风性升腾，上行而迅疾，其证多在颈项腮颐，如发颐、痄腮、项前颌下诸痈，皆本于结痰，而动于外风，成于血热，则化痰也，而必泄热疏风。有因肝胆内热以熬炼其痰者，则相火郁窒，入络而贯联，其证多在耳后项侧，如瘰疬马刀，连络成患，皆本于木火，而煎烁血液，驯致坚凝。则化痰也，而必疏肝清火。有胃络之结痰，则乳房之结核是，宜兼泄胃家之实。若夫气液久虚，痰流经隧，历久始发之流痰，则非培补不为功。而久郁之痰，有年痼疾，如石疽、乳岩者，则根深蒂固，且其人必满腹牢骚，又非药力之可以抒愁解结者，夫岂化痰二字所能希冀百一？此虽同是痰病，而浅深大是不侔，果能分别源流，投机处治，当亦可以十全八九。

又凡疡患之挟痰者，尚有部位可据，亦必见证分治。则项侧耳前后多风火，亦多肝火，宜辨内外之因；胁肋病串，有实火，亦有虚火，宜求铢两之称。若胸腹肩背，皆是流痰，而四肢之部，则惟两臂间有流痰发生，而自股以下无之。学人慎弗以股胫之疡，误作挟痰论断，而反以贻笑方家也。

论外疡清热之剂

外疡为病，外因有四时六淫之感触，内因有七情六郁之损伤，种种原由，无不备具。而以最普通者言之，则热病其多数也。盖外感六淫，蕴积无不化热；内因五志，变动皆有火生，此则内科百病，属热者亦必居其大半。况在外疡，肌肤灼痛，肉腐成脓，谓非热郁于中，有以消烁之而何。此世俗治疡所以无不注重于清润寒凉一途，诚不能不谓其大有适用处也。虽然疮疡之属于热者固是最多，颐必不敢偏信林屋山人阳和一汤。谓为泛应曲当，而妄加无辜者以炮烙之刑，听其惨詈哀号，焦肌铄骨。究之热病情况，万有不齐，欲求其分量咸宜，铢两悉称，似亦不易。固非如街头卖药，市上摇铃者，记得芩、连、膏、黄、银花、地丁数味，而可以尽疡医之能事者也。试以疡病之属于热者，分别言之。有风热之证，因风而生热者，如头面诸疡及游风之类是也。虽宜清热，而必先辛凉疏风，不得早用寒凉之药，否则热已退而坚结犹存，久留不消，终为顽证。甚者寒凉直折，反致血滞气凝，适以助虐。有湿热之病，因湿而生热者，如湿痒诸疮，及臁疮、流火是也。

虽亦必清热，而尤须淡渗导湿，不得恃芩、连等味，否则热势渐解，而湿积不化，肿腐难瘳。惟有毒火之证，发为疔疮，来势迅疾，易散难聚，则热毒不仅直入血分，且必与心肝二脏有直接关系，所以毒散走黄（毒散而内陷，俗谓之"走黄"，字义极不可解，而妇孺皆知有"走黄"二字。以患疔毒死者，或有全体发黄如金色者，实即毒入经络，不能自化，郁蒸以成此变。走黄之名，盖由于此。）必有神志昏迷，肝火横逆见证。则治法虽在肿犹未盛之时，而审证既真，即当大剂凉血，并清心肝之热，鲜地、芩、连、犀、羚、丹、芍均是必需之要。否则变幻异常，捷于奔马，一击不中，补救甚难。此疡科中最为激烈暴戾之证，所当救焚沃焦，重剂急进，不可轻描淡写，杯水车薪，反致顷刻燎原，不可向迩者也。疔毒之易于走黄者，头面诸疔为甚，肿势漫溢，坚硬异常，针之无血、无水、无脓，一至神思恍惚，言语模糊，宜其难疗。早用犀、羚，可治十九，亦是凉降以平气火，使之不复上攻耳。所以头面之疔，易成危候也。又手指亦多疔疮，用药亦同此理，但其势较缓，可治者多。惟红丝疔一种，自发肿之处，生出红晕一条，现于肌肉之表，从臂上行，渐以及腋，相传谓此红晕过腋入胸，即为不治。而颐治疡三十年，尚未见此坏证，或亦古人理想之辞。阎师谓此是心家之热，药以泻心为主，重用芩、连、栀、翘，投之辄效。总之，皆清心肝二脏之热。盖心肝是君相二火之源，证虽在表，而源本于里，所谓病之轻者，皆在经络，惟重病则涉及腑脏者也。外疡之宜于大剂寒凉，而不虞其太过者，惟此一证。足部亦有所谓水疔者，初则红肿蔓延，大热大痛，不一二日，而腐化甚巨。此其湿火毒邪，亦必犀、羚、芩、连，大剂急投，可救危难。而又以淡渗导湿辅之，此是湿火与毒火相合之病，与专治毒火者，尚宜微分门径。若夫外疡溃后，有火宜清，则视其证之险夷，而辨铢两，苟非阳发水疔（水疔亦称阳发毒）。绝少大凉之法。盖溃后最宜顾其元气，而尤必以调和胃气为主。苦寒损胃，且耗真元，若不知分量，而惟以清凉解毒四字，作为枕中鸿宝，则疡患之不死于病而死于药者多矣。

论外疡理湿之剂

普通疡患，惟湿热二者最多。偏于热者，灼痛成脓；偏于湿者，发痒流水。大率痛痒脓水之分途，即热毒湿邪之分证也。热毒为患，多发于身半以上；湿毒为患，多发于身半以下。是火恒炎上，湿恒润下之征。且湿疡浸淫，每在皮肤之表，四肢之末，则湿之积滞，其源由于脾土之卑监（卑监二字，借用《素问》之"土运不及，名曰卑监"，是土德之卑下也）。而脾主肌肉四肢，湿邪淫溢，则渐渍于肌肉，走窜于四肢，亦固其所。惟是湿邪为疡，最多挟热，苟非湿与热蒸，亦不四散走窜，惟与热交并，乃始流注于肢体，外达于皮毛。所以治疡之湿，亦必与清热之剂，相助为理。有湿而兼风热者，如游风之上行于颈项，洋溢于肩背，则清化湿热，而必佐之以疏风；有湿而兼血热者，如疥癣之痒搔，则清热化湿，而必主之以凉血。有脾胃湿热，而旁行于肌表者，则黄水疮等之滋水频仍，宜醒胃快脾，而分利以通之（俗称天泡疮者是）。有肝肾湿热，而下流于阴股者，则阴蜃疮等之湿痒不已，如前阴之肾囊风，后臀之坐板疮，皆是。宜凉肝清肾，而苦寒以燥之。若湿热下注，已达股胫，为湿注、湿臁、跗肿、流火之属，燥湿清热，仍离淡渗通利不为功。惟湿盛火盛，红肿巨腐之阳发大证，则毒火猖狂，不三五日而腐烂盈尺，苟非大剂清热解毒，急起直追，鲜不误事。此是燎原之火，救焚手段，万不容缓带轻裘，从容贻误者也。若夫湿重热轻，流入关节，则为流注；寒湿互结，滞于经络，则为痹着；凝于筋骨，则为附骨、环跳、鹤膝、委中诸证。脉必涩滞，舌必白腻，是宜于燥湿宣络，温经流气。初起之时，必以温运入手，苟得气血流通，投匕辄效。若至迟延淹久，湿郁于中，驯致化热，内欲蒸脓，已难操十全之胜算矣。

（《疡科纲要》）

王肯堂

治 癣 准 绳

王肯堂（1549~1613），字宇泰，明代医家

《病源论》云：癣发之状，皮肉瘾疹有如钱文，渐渐增长，或圆或斜，痒痛有匡阑，癣内生虫，搔之有水，此由风湿邪气客于腠理，复值寒湿与血气相搏，血气闭涩则发此疾。风癣者，是恶风冷气客于皮，折于血气所生，亦作圆文匡栏，但抓搔顽痹，不知痛痒，内亦有虫。又有逸风疮，生则遍体状如癣疥而痒，此由风气逸于皮肤，因名为逸风疮也。干癣者，但有匡栏，皮枯索痒，搔之白屑起是也，亦是风湿邪气客于腠理，复值寒湿与血气相搏所生。若其风毒气多，湿气少，故风沉入深，故无汁，为干癣也。其中亦生虫。又有白癣，其状白色而痒，此由腠理虚而受风，风与气并，血涩而不能荣肌肉故也。湿癣者，亦有匡阑，如虫行浸淫，赤湿痒，搔之多汁成疮。盖风毒气浅，湿气偏多而为湿癣，其中亦生虫。

丹溪云：癣疮用防风通圣散，去芒硝、大黄，加浮萍、皂角刺。

又方 治癣。

浮萍一两　苍耳　苍术各二两　苦参一两半　黄芩半两　香附二两半

上为末。酒调服，或酒糊丸。

何首乌散 罗氏治脾肺风毒，攻肿遍身，癣变成瘾疹，搔之成疮，或肩背拘急，肌肉顽痹，手足皲裂，风气上攻头面生疮，及治紫

癣、白癜、顽麻等风，并宜服之。

荆芥穗　蔓荆子　威灵仙　何首乌　甘草　炙防风　蚵蚾草各等份

上捣罗为末。每服一钱，食后温酒调下，沸汤亦得。

白蒺藜散　治一切癣及疥，风痒病疮等疾。

白蒺藜　秦艽去芦、土　枳壳麸炒，去瓤　独活　防风并去芦，各二两　人参　苦参　玄参　丹参　沙参各去芦　甘菊花　栀子仁　黄芩　茯神去木　茱萸　细辛去苗　麻黄去节，各二钱半　乌蛇酒浸取肉，四两

上为细末。每服二钱，食前，温酒调下。

苦参丸　治肺毒邪热生疮疥癣，并宜服之。

以苦参一味为细末。

粟米饭丸如桐子大，每服五十丸，空心，温水、饮汤送下。

苦参丸　治一切癣，皮肤瘙痒。

苦参去芦，锉，一斤半　菖蒲四两　乌蛇酒浸取肉，八两

上为细末，炼蜜和捣三五百下，丸如梧桐子大。每服三十丸，熟水送下，不拘时候。

三神丸　治一切癣。

蒺藜炒　海桐皮锉　草乌头盐炒熟，去盐不用，各一两

上为细末，面糊和丸，如绿豆大。每服十丸加至十五丸，温酒、盐汤送下。

胡粉散　治一切癣疮，瘙痒甚者。

胡粉别研　雄黄别研　硫黄别研，各一钱半　大草乌三钱　斑蝥生用，一钱　砒五分　蝎梢三钱　麝香三分

上为细末。先用羊蹄根蘸醋擦动，次用药少许，擦患处。

银粉散　治一切顽癣。

轻粉　黄丹　白胶香　沥青各等份

上为细末，麻油调。拭净或抓破，竹篦挑搽。二次便干，数次剥

去壳也。治牛皮癣如神。

八宝散 治风癫、松皮顽癣，久不愈者。一乡人患此疾数年不愈，后得此方，试用有效。

藿香 破故纸 槟榔 大腹皮 雄黄 轻粉 硫黄 白矾枯各一两

上为细末。小油调擦，日上三五次，痒则擦之。

五倍子散 治癣，久不瘥。

五倍子火烧烟尽，一两 黄柏锉 当归锉，炒 腻粉 漏芦 白矾煅，各一分

上为细末。先用盐浆水洗，拭干敷之。

丁香散 治一切癣。

丁香研 蛤蟆灰各一两 麝香研，二钱半 白矾熬令汁枯，研 五倍子研 腻粉研，各半两

上研匀。干敷癣上，以瘥为度。

水银膏 治一切癣。

水银二钱半 芜荑仁研末 姜黄研末，各半两 酥二两

上先将酥和水银，以柳椎研搅。候水银散即下芜荑、姜黄末搅匀，瓷盒盛。旋取涂癣上，日三二次。

定粉膏 治干、湿癣，风癣，不拘年月。

定粉 水银 芜荑 胭脂各一分

上同研匀。用陈猪脂一两，同研成膏。先用汤洗，后以膏子临卧涂之。一上便瘥。本法猪脂须用三年以上者，今若无，但陈者亦可。仍用后方淋洗。

楝实如无实，以根皮代之，半升 楝叶及嫩枝细锉 凌霄花及藤锉细，各一升 枳壳去瓤 蛇床子 地榆 丹参 皂荚 苦参并细锉，各三两

上同煎浓汁，热洗患处。

黄连膏 治一切久癣，积年不瘥。四畔潜侵，复发成疮，疮疱赤

黑，痒不可忍。搔之出血。

黄连_{去须}　黄柏_{去粗皮，豉细研}　蔓菁子杏仁_{汤漫，去皮、尖、双仁，细}研，各半两　水银_{一钱}

上先以水银，于掌中唾研如泥，次入乳钵内下生油一合和匀，次入药末同研成膏，瓷盒盛。日三五度涂疮上。

癣疮方

槿树皮，不犯铜铁。每二两入芦荟三钱，白及三两。

细研为末。刮癣出血，用好醋调敷，虽痛却一敷可愈。

一方　用芦荟　大黄　轻粉　雄黄　蛇床子　槿树皮　槟榔　上先刮破癣，用醋调药末涂之。

顽癣，用槿树皮加巴豆、斑蝥为细又加生砒少许，水调敷。

治癣积年不瘥者。

上用斑蝥一个，去头、翅、足，以针扎灯焰上烧，米醋内淬，如此三两次，就烧成存性黑灰，研为细末。用红枣一个，汤泡剥去皮、核，与斑蝥一处同研烂。先以手抓或生布擦动癣，然后搽药，不可侵好肉，恐有毒。

治牛皮癣方

清香油_{一两}　全蝎_{七枚}　巴豆_{二十枚}　斑蝥_{十枚}

上同熬。候色焦者先去之。去了，入黄蜡一钱候熔，收起。朝擦暮愈，不损皮肉。

又方

绿篱根_{不拘多少}　花椒_{一两}　信_{些少}　防风　白及　百部　白蔹_{各半}两　江子_{十五粒}

上各为末。和绿篱根捣熟成团。将药于癣上擦之，候痛过洗浴。

又方

一味绿篱根，去粗皮，取细皮贴肉者，捣烂。

用醋调涂癣上。立愈。

治癣，用藜芦细捣为末，生油调敷。

治癣神效方

藜芦根半两　轻粉二钱半

上为细末，凉水调搽癣上。

《简要济众》治癣疥久不瘥。羊蹄根捣绞取汁，用腻粉少许，调如膏。涂敷患处，三五遍即瘥。如干，即用猪脂调和敷之。

取楮皮枝中白汁，涂癣甚妙。

治癣湿痒。用楮叶半斤，细切，捣敷癣上。

经验方　治五种疮癣。

以韭根炒存性，旋捣末，以猪脂调敷之三五度瘥。

又方　患癣疮，捣山豆根末，腊月猪脂调涂之。

半夏散　治一切癣。

上以半夏三两，捣为末。以陈酱汁调和如糊。摩涂癣上，日两三度即瘥。

东坡先生家藏方

决明子不以多少

上为细末。用水银、轻粉少许，与药末同研为膏散，以物擦破癣上，用药敷之立瘥。

鲫鱼膏　治诸癣疮，或干或湿，痒痛不可忍。

鲫鱼中者，一尾　乱发如鸡子大二枚　猪脂半斤　雄黄一两半　硫黄一两

上件药，先煎猪脂令沸，即下鱼煎令烟尽，次下发令销，滤去柤。下雄黄、硫黄末，搅令匀，贮于瓷器中。不拘时候涂之，以瘥为度。

凌霄花散　治风湿兼热，生诸癣久不愈。

凌霄花　黄连　白矾各二钱半　雄黄　天南星　羊蹄根各半两

上为细末。抓破，用生姜汁调药擦之。如癣不痒，只用清油调药，立效。

昨叶荷草散　治一切癣，无问风湿气血，与夫相染而生，并宜用之。

昨叶荷草（即瓦松）晒干，一两　枯白矾一钱　雄黄半钱

上为细末。用羊蹄根，先蘸醋擦癣上，令痒破。即用药末乘湿涂敷。不过两三次即愈。

是斋治诸癣

贯众　吴茱萸　官桂各等份

上为细末。先用手抓破，用药擦之，米醋调敷亦得。

砒霜散　治诸癣，不问干湿，积年不瘥。

砒霜研，二钱半　硫黄研　密陀僧研　腻粉研，各七钱半

上件同研令匀。如癣干即用生油调涂，若癣湿即用药掺之。

治癣疥疮，痒不可忍。

皂角煨，去皮子，三锭　黄连为末，半两　腻粉

将皂角为末，用米醋二大盏同煎如稀饧，用绵滤去粗。入黄连末、腻粉调令匀。候癣发时，恶水出便可，先用楮树白皮搔破后，涂药三两上便愈。

治疥癣用松胶香研细，纳入轻粉和匀，凡疥癣上先用油涂了，错末一日便干，顽者三两度。

治癣疮取蟾蜍烧灰为末，用猪脂和敷之。

戴院使云：疮如牛皮模样，痒甚不可忍者，又疼。用黄连、木香、黄柏皮、杉木节二个，明矾少许，以上各等份为末。用好真香油，调涂大效。

风　　癣

乌蛇丸　治一切风癣，多年不瘥者。

乌蛇酒浸，去骨　白附子炮　附子小便浸一宿　天麻各二两　全蝎炒　羌活　乳香　僵蚕炒，各一两半　苦参十两　槐花半斤

上为细末。用生姜汁一斤，蜜一斤，二味同熬成膏，入药和丸，如梧桐子大。每服三四十丸，空心用温酒送下；夜晚荆芥汤送下。

白花蛇丸　治风癣疮，皮肤瘙痒久不瘥。

白花蛇酒浸，三两　苦参去芦，二两　麦门冬去心，一两半　黄芩　防风去芦　白鲜皮　甘草炙　枳壳麸炒，去瓤　栀子仁　赤芍药　川大黄　苍耳子　羌活去芦　黄芪锉，去芦　白蒺藜各一两

上件为细末。炼蜜和捣三五百下，丸如梧子大。每服三十丸，食后薄荷酒送下。

本事乌头丸　治风癣妙。方见紫白癜风。

宣风换肌散　治一切风癣疥疮，疙瘩风疮。

甘草　黄芪炙　当归各一两　黄连　黄芩各酒浸，炒　大力子炒　防风　白芷　荆芥穗　川芎　乌蛇肉各半两　羌活　苍术　何首乌各三钱　全蝎炒，十枚

上为细末。酒调服，茶清亦可，每服二钱。

雄黄膏　治风毒，疥癣。

雄黄细研　腻粉研　白矾枯　川椒　藜芦各二钱半　附子炮去皮、脐，半两

上为细末，入乳钵内再研如粉。用炼了腊月猪脂半斤，黄蜡二两，净铛内慢火煎。候蜡销倾于瓷盒内，入雄黄等末搅匀。每日四五度取少许，敷涂之。

硫黄散　治风毒癣，遍身皆生，瘙痒。

硫黄研　雄黄研　朱砂细研　麝香细研　吴茱萸　附子生用，各二钱半　巴豆去皮、油　川椒各一两

上为细末，同研令匀。先用新布擦癣令水出，便用醋调涂之，不过三两上即瘥。

又方

韭根收多年者　藜芦　瓜蒂　白矾　雄黄　水银　胡粉各二钱半

上先将雄黄、白矾、胡粉研极细。却入水银，用柳木槌研匀。用猪脂一斤，将韭根、藜芦、瓜蒂煮数沸，去粗放温。调前药涂疮，大有神效。

祛风白芷散　见面部面疮。

丹参汤　治风癣瘙痒，洗浴。

丹参去芦　蛇床子各三两　苦参五两　白矾研细，二两

上除白矾外，筛为粗散。用水三斗煎取二斗，滤去粗。

入白矾搅令匀，乘热于避风处洗浴用，水冷为度。拭干了，用藜芦末粉之，相次用之，以瘥为度。

干　癣

干癣方　治干癣，痒痛不止。

草乌头　狼毒各二钱半　斑蝥去头、足、翅，七个

上件生用为细末，用唾津调。用竹篦子刮破，涂药热擦入肉，候出黄水，三两日即瘥。

又方

斑蝥五月五日取十枚　麝香半钱

同研为细末，醋调涂癣上，出少黄水瘥。

又方

川乌头生用，二枚　蝎五个

为细末，面油调作膏，涂之。

治干癣积年生痂，搔之黄水出，每遇阴雨即痒。

又方

巴豆十粒

上于炭火烧之，令油出尽。即于乳钵内，用少许酥和研如膏。薄涂之，不过一两度愈。

又方

狼毒，醋磨涂之。

又方

斑螫半两

微炒研细末，蜜调薄敷，即瘥。

罗氏柏脂膏　治干癣。

柏油一斤　黄醋半斤　杏仁锉碎，四十五粒　朴硝一抄

上件相和，于铁器内。用老生姜、葱白三根，一顺搅五七次，煎沸滤过成膏，于疮上搽之。

一抹散　治干癣不瘥。

天南星　草乌头生用，各一枚

为细末，用羊蹄根捣绞取汁调涂，不过三度瘥。

湿　癣

芦荟散

癣在头项间，后延上至耳成湿癣。他治不应，以芦荟一两，甘草末半两，和匀。先用温浆水洗癣，拭干，敷之神妙。刘禹锡方，名芦荟散。

硫黄散 治湿癣痒痛，不可忍。

硫黄半两   腻粉研，二钱半   龙脑一钱   斑蝥半两

上件药，同研细如粉，用面油调如泥，痒痛时抓破后，用药擦之立瘥。

又方

乌梅肉十四枚   大蒜十四颗   梁上尘二合

上件相和，入盐三合熟捣。用酽醋一升浸一宿，涂于癣上即瘥。

黄连散 治癣，湿痒不可忍。

黄连   黄柏   胡粉研细，各一两   雄黄研细，半两

上为细末，同研令匀。先用温浆水洗疮，然后取药敷之。不过四五度即瘥。

治湿癣，白秃。

上取为马齿苋膏涂之；若烧灰敷之，亦瘥。

孟诜云：芜荑和蜜，治湿癣。

治湿癣方

黄连   明矾煅，各半两   胡粉   黄丹   水银各二钱

上为细末。用猪脂油一两，来研。令水银星尽散，瓷盒收用。

螺壳散 治湿癣，痒不可忍。

螺壳一两   乱发灰   龙脑   胡粉研，各半两

上为细末，研匀。以油淀和涂之。

荆芥散 治多年湿癣。

荆芥穗不拘多少，以瓦罐盛，盐泥固济，只留一窍，用炭火烧，候出青烟便去火，用湿纸塞了窍，放冷取出，研细末，半两   麝香一钱   腻粉五钱

上研匀。先以口含盐浆水，抓洗疮令破，帛子揾干了，以生油调药敷之。

〔罗〕**祛湿散** 治多年湿癣，大有神效。

蚕沙四两　薄荷半两

为细末。每用不拘多少，干掺疮上，或用生油调搽。

〔子和〕一女子年十五，两股间湿癣，长三四寸下至膝。发痒时爬搔、汤火俱不解，痒定，黄赤水流，又痛不可忍。灸炳熏渫，硫黄、菌茹、白僵蚕、羊蹄根之药，皆不效。其父母求疗于戴人。戴人曰：能从予言则瘥，父母诺之。以铍针磨尖快，当其痒时，于癣上各刺百余针，其血出尽，煎盐汤洗之。如此四次，大病方除。此方不尽以告后人，恐为癣药所误，湿淫于血，不可不砭者矣。灸法：日中时，灸病处影上三炷灸之。咒曰：癣中虫，毛戎戎。若欲治，待日中。又法，八月八日，日出时，令病人正向东面户内长跪，平举两手，持胸两边，取肩头小垂际骨解宛宛中，灸之。两火俱下，各三壮若七壮，十日愈。

（《证治准绳》）

王肯堂

瘾疹、赤白游风、瘰癧证治准绳

王肯堂（1549~1613），字宇泰，明代医家

瘾 疹

孙真人论曰：《素问》云，风邪客于肌中则肌虚，真气发散，又被寒搏皮肤，外发腠理，开毫毛，淫气妄行之则为痒也。所以有风疹瘙痒，皆由于此。又有赤疹者，忽然起如蚊虫咬，烦痒极者，重抓疹起，搔之逐手起。又有白疹者发冷；亦有赤疹，盖赤疹者发热。夫风瘾疹者，由邪气客于皮肤，复遇风寒相搏，则为瘾疹。若赤疹者，由冷湿搏于肌中，风热结成赤疹也。遇热则极，若冷则瘥也。白疹者，由风气搏于肌中，风冷结为白疹也，遇冷则极，或风中亦极，得晴明则瘥，着厚暖衣亦瘥也。其脉浮而洪，浮则为风，洪则为气，风气相搏，则成瘾疹，致身体为痒也。丹溪云：疹属热与痰，在肺清火降痰，或解散出汗，亦有可下者。疹在表者，消毒饮子、防风通圣散。在里者，大柴胡汤、四顺饮子。虚者补中益气汤。皆同伤寒施治也。朱院君三十余，久患瘾疹，身痹而紫色，可与防风通圣散加牛蒡子为极细末。每二钱，水盏半，入姜汁令辣，煎；食前热饮之。

或问斑疹何如？曰：方论皆谓缘肌中有湿，若凉热之气所折，热

结不散则成赤疹。若因风邪所折，风热相搏则成白疹。赤疹得热则剧，得冷则减，盖热气郁于内，故恶热宜冷。白疹得阴雨则甚，得晴则消，盖热气散释于外，故恶冷宜热。热搏于血分，其邪因并发于表则赤。若风湿搏于气分，则气液不行，因邪并发于表则白。夫如是然后与治法相应，邪热者，故恶热而喜凉。邪湿者，故恶雨而喜晴矣。方论中又有风瘟瘰者，即《内经》所谓汗出见湿，乃生痤痱。又曰：劳汗当风，寒薄为郁乃痤痱，即瘾疹属也。皶，痱瘰类也，此皆谓外邪郁肌肉玄府之热者矣。然则与《内经》言少阳少阴而君相二火，客热之胜为丹疹外发者，方论中则无有也。故人气、君相二火郁发而变者，宜乎未之及耳。若此条是人气所变之一者也。故二火郁发出血气之表，与外邪所郁无异。更有小儿发痘疮之外必有出疹二次，亦是君相二火发出未尽之胎毒也。

初虞世治皮肤风热，遍身生瘾疹。牛蒡子、浮萍等份，以薄荷汤调下二钱，日二服。

苦参丸 《衍义》。有人病遍身风热细疹。痒痛不相任，连脑、胫、脐、腹及隐处皆然，涎痰亦多，夜不得睡。

苦参末一两　皂角二两

水一升揉滤取汁，银石器熬成膏，和苦参为丸如桐子大。食后温水服二十丸，次日便愈。

《千金方》治法，白疹宜煮矾石汁拭之，或煮蒴藋和少酒以浴之良。姚氏，以治赤疹，或煮石楠汁拭之良。或水煮鸡屎汁拭之。余一切如治丹方法。俗呼为风屎，亦名风尸。盛者石楠汤主之。

石楠汤 《神巧方》。亦名石楠根饮子。治风瘾疹，搔之则作疮。风尸身痒，卒风面目肿起。

石楠叶（《神巧》用根）　干姜炮　黄芩　细辛去苗　人参去芦，各一两　桂心　麻黄去节　当归　川芎各一两半　甘草炙，二两　干地黄七

钱半　吴茱萸一两二钱半

上为㕮咀。每服四钱，水一大盏，好酒二合，同煎至八分，去滓。热服不拘时候，衣盖令出汗。

加味羌活饮　治风寒暑湿外搏肌肤，发为瘾疹，憎寒发热，遍身瘙痒，随藏气虚实，或赤或白，心迷闷乱，口苦咽干。

羌活　前胡并去芦，各一两　人参　桔梗并去芦　甘草炙　枳壳去瓤，麸炒　川芎　天麻　茯苓去皮，各半两　薄荷　蝉蜕去头，各三钱

上为细末。每服三钱，水一盏，生姜三片，煎至七分，去滓。温服无时。

羚羊角散　治风瘾疹，遍身痒痛，心胸满闷。

羚羊角屑　白鲜皮　白蒺藜　防风去芦　麻黄去节　甘草炙　羌活去芦，各一两　枳壳麸炒，去瓤，半两　人参去芦　杏仁去皮、尖，麸炒　黄芩各七钱半　生干地黄

上为㕮咀，每服四钱，水一中盏，煎至五分，去滓。入酒一合，更煎一两沸温服。

桦皮散　治肺脏风毒，遍身疮疥及风瘾疹。

枳壳去瓤，用炭火烧存性　桦皮烧灰，各四两　甘草炙，半两　荆芥穗　杏仁麸炒，去皮、尖，用水一碗，于银器内熬去水一半取出，放令干，各二两

上件除杏仁外，余药为末，将杏仁另研令细，次用诸药末同研匀，于瓷盒内收之。每服三钱，食后温酒调下。

犀角散　治风瘾疹，心闷。

犀角屑　川升麻　人参去芦　玄参去芦　沙参去芦　防风去芦　白鲜皮　白蒺藜各一两　甘草炙　马牙硝研，各半两　牛黄研细，二钱半

上为细末，入牛黄末同研令匀。每服二钱，用竹叶汤调下，不拘时。

鬼箭羽散　治风瘾疹，累医不效。

鬼箭羽　白蒺藜　防风去芦　白蔹　甘草炙　白矾枯各一两

上为细末。先用粟米粉五合拭身后，每服二钱，温熟水调下，不拘时。

漏芦丸　治风瘾疹。

漏芦一两　枳壳麸炒，去瓤　苦参各三两　防风去芦　川大黄煅　乌蛇

上为细末。炼蜜和捣三二百下，丸如梧桐子大。每服三十丸，用温浆水送下，食后服。

枫香丸　治风瘾疹，痒不可忍。

枫香　白鲜皮　白蒺藜　蛇床子　羚羊角屑各一两　川乌头炮，去皮脐　藁本去芦　仙灵脾　蔓荆子　莽草　赤箭各半两

上制服法，同前。

加味乌荆丸　治瘾疹上攻头面。赤肿瘙痒，抓之皮脱落作疮作痒，或痛淫液走注，有如虫行。

川乌头汤洗，浸三五次，去皮尖，焙干　荆芥穗各半两　当归水浸三日，洗，焙干，一两　薄荷五钱

上为细末。醋煮糊和丸如梧桐子大。每服五十丸，温酒或清茶送下。

又方　治风瘾疹，疼痒不可忍。

赤土不拘多少，细研。

每服一钱，空心温酒调下。

又方　治遍体疹风。

侧子作末，冷酒调服。

又方　治风瘾疹，痒不止。

枳壳麸炒，去瓤，三两

为细末。每服三钱，水一中盏煎至七分，去滓。温服无时。一

方，水煮枳壳，为煎，涂之。

又方 治风疹入腹，身体肿。舌强干燥。

蔓菁子三两

为细末。每服二钱，温酒调下。

又方

白蜜一合 酒二合

二味调和，空心温服。

又方

白僵蚕不拘多少，焙令黄色

上为细末。用酒调服之。立瘥。

乌蛇膏 治风瘾疹，结肿攻冲，遍身发热痒痛，及治筋脉挛急。

乌蛇 当归去芦 木鳖子去壳 枳壳去瓤 大黄各一两 天麻 附子 乌喙 天南星 桂心 细辛去苗 吴茱萸 羌活去芦 苍术去粗皮 防风 牛膝 川椒 白芷 白僵蚕 干蝎各半两

上件药并生用锉碎。以头醋半升，拌浸一宿。用腊月炼成猪脂二斤于当中，入药以慢火煎，看白芷变黄紫色下火，滤去粗令净，入于瓷盒内盛之，用摩涂于所患处立效。

蒴藋膏 治风瘙瘾疹，皮肤中苦痒，搔之血出。

蒴藋根 蔷薇根各二两 白蒺藜 附子 独活去芦 白芷 防风去芦 苦参去芦 川升麻 漏芦 汉防己 川椒 木香 蛇衔草 茺蔚子 枳壳一方作枳实 莽草 犀角屑各一两

上件并生用细锉。以头醋浸一宿，明旦用铜石银锅中盛，慢火上。以腊月炼成猪脂二斤半，与药同煎，令白芷赤色膏成，滤去粗，盛瓷盒中。每取涂摩患处，累用即瘥。一方，无蔷薇根。

莽草膏 治身体赤瘾疹而痒，搔之随手肿起。

莽草七钱半 当归 川芎 大戟 细辛 芍药 芫花 川椒 躑

躅花　附子　萹蓄根各一两　苦参二两　猪膏成炼者，三斤

上件细锉。用酒浸一宿，猪膏煎之，候附子色黄膏成，去粗。以敷病上，日三用之。

青羊脂膏　治风热赤疹，搔之遂手作疮。

青羊脂四两　甘草　芍药各三两　白芷　白及　黄芩　防风去芦　黄芪　升麻　寒水石各一两　石膏　竹叶切，各一升

上为㕮咀，先用水八升煮石膏、竹叶，取四升，去粗，浸诸药。猪脂二斤合煎，膏成。敷病处效。

萹蓄煎　治赤、白风瘾疹。

萹蓄根　白蒺藜　兔藿　细辛　虎杖各三两　辛夷　白矾　盐各二两

上锉并生用拌匀。每药五两，水一斗煮取二升，去粗，再煎至半升。用绵蘸药涂患处，频涂之即效。

又方　治风肿及瘾疹。

白矾　石灰各一两

上件为末。用生姜自然汁调和如稀糊。薄涂患处，日用一上效。

枫香汤　治风瘾疹。

枫香半斤　川芎　川大黄　黄芩　当归　川升麻　甘草　射干各二两　苦参三两　蛇床子一两

上件药并生用，㕮咀。每用五两，水一斗煮取五升，去粗。看冷热洗病上，日三五度。

萹蓄根汤　治风身体生瘾疹。

萹蓄根　蒺藜苗　当归各五两　蛇床子　细辛各二两

上件细锉。用水一斗五升煮取一斗，去粗。看冷热洗患处，日用三五度，药水冷，再温用之。

地骨皮汤　治风瘾疹。

地骨皮半斤　当归四两　盐二两　白矾末一两

上件细锉。每用药五两，水九升，煎取二升，去粗再煎至一升，收瓷器中。用绵蘸拭患处，五七度瘥。

又方 治风瘾疹，淋洗神效。

蒴藋　白蒺藜　白矾细研后入　茵芋　马蔺子　茺蔚子　细辛　扁竹各二两

上锉。用醋浆水一斗煮取五升，去粗。入白矾洗之。

又方 治风瘾疹，百治不瘥神效。

白矾五两

上为末。用酒三合，小便一升，煎如稀膏。以绵蘸药于上，轻手揩之令热彻入皮肤，其风疹须臾消散。一方，只用白矾末，酒浸。帛蘸染患处。

又方 治十种瘾疹。

上用石灰不拘多少。研极细，和醋浆水涂疹上，随手即减。《千金方》用石灰淋取汁，洗之良。

又方 蒴藋煮汤，和少酒涂之，无不瘥。亦可作汤浴。

又方 治瘾疹痒。

茺蔚子茎，作汤浴之良。

又方 治风疹痒不止。

芸苔菜三握

捣取汁，于疹上熟揩，时时取少药，揩令热彻，又续煎椒汤洗之。

又方

蛇蜕皮一条

水一升煎取半升。鸡翎蘸热药汤，涂上即瘥。

单方 治面目身体生斑，或痒或瘭子肿起，不即治，甚杀人。

上用羚羊角烧为灰，研令极细。以鸡子清和涂之，极神验。无鸡子，水和涂亦妙。

又方 治瘾疹入腹（瘾疹入腹，亦能杀人）。

用蚕沙，煎浓汤洗之。

风瘙瘾疹成疮

夫风邪客热在于皮肤，遇风寒所伤则起瘾疹，热多则色赤，风多则色白，甚者痒痛，搔之则成疮也。

卷柏散 治风皮肤瘾疹，及风热生毒疮。

卷柏 枳壳麸炒，去瓤 羌活去芦 麻黄去节 五加皮各一两 赤箭 天竺黄 藁本去芦 防风去芦 川芎 黄芪 桑耳 犀角屑各半两 乌蛇酒浸，二两

上为细末。每服二钱，食前薄荷汤调下。忌热面、鸡、猪、鱼、蒜等物。

丹参散 治风瘙，皮肤赤，瘾疹瘙痒，随搔生疮。

丹参 人参 苦参并去芦 雷丸 牛膝去芦 白附子炮 白花蛇酒浸，各二两

上为细末。每服二钱，食前煎甘草酒，放温调下。

升麻膏 治诸热风毒气，攻冲皮肤，搔生瘾疹，赤起生疮，兼有黄水结为脓疱，痛。

川升麻 白蔹 漏芦 枳壳 连翘 蓝叶 黄芩 栀子仁 蒴藋根 玄参去芦 大黄 蛇衔草 川芒硝 犀角屑各一两

上件细锉。用竹沥三升拌匀，经一宿，用成炼猪脂二斤同煎，候白蔹色焦黄，绞去粗，令凝用。摩涂患处，日六次瘥。

又方 治风瘙瘾疹，遍身皆痒，搔之成疮。

茵陈生用 苦参各五两

上件细锉。用水一斗煮取二升，温热得所。蘸绵拭之，日五七度瘥。

又方

蚕沙一升

上用水二斗煮取一斗二升，去粗。温热得所，洗之，宜避风处。

赤 白 游 风

〔薛〕赤白游风，属脾肺气虚，腠理不密，风热相搏，或寒闭腠理，内热怫郁；或阴虚火动，外邪所乘；或肝火风热，血热。治法：若风热用小柴胡汤加防风、连翘；血热用四物加柴胡、山栀、丹皮；风热相搏，用荆防败毒散。内热外寒，用加味羌活散；胃气虚弱，用补中益气汤加羌活、防风及消风散；血虚用加味逍遥散；阴虚逍遥散、六味丸。若肝肾虚热，用六味丸，则火自息，风自定，痒自止。若用祛风辛热之剂，则肝血愈燥，风火愈炽，元气愈虚，腠理不闭，风客内淫，肾气受伤，相火翕合，血随火化，反为难治矣。一男子，秋间发疙瘩，此元气虚而外邪所侵也。先用九味羌活汤二剂，又用补中益气加羌、防而愈。后不慎起居，盗汗晡热，口干唾痰，体倦懒言，用补中益气汤加减八味丸而愈。一妇人，身如丹毒，搔破脓水淋漓，热渴头晕，日晡益甚，用加味逍遥散而愈。一妇人，患赤白游风，晡热痒甚。予用清肝养血之剂，不信。乃服大麻风药，臂痛而筋挛，又服化痰顺气之剂，四肢痿弱而殁。一妇人患前症，数用风药，煎汤泡洗，以致腹胀而殁。一女子，赤晕如霞，作痒发热，用加味小柴胡汤加生地黄、连翘、牡丹皮而愈。

如冰散 治风邪热毒，壅滞肌肉，荣卫不宣，蕴积成肿，血涩肤腠，如丹之状，风随之行，游无定处，邪毒攻冲，焮赤热痛。

朴硝另研，五两　寒水石　蛤粉各三两　白芷一两　片脑另研，一钱

上为细末，研匀。每用新汲水调，稀稠得所，以鸡翎涂扫，不令药干。

治赤游肿方

川大黄二两　慎火草五两

上各捣涂之，干即再涂。

又方　治赤游肿流，遍身赤色，入腹即死方。

上用生猪肉敷上，数数换之。其肉虫、鸟俱不食，臭恶甚也。

痞瘰

夫人阳气外虚则多汗，汗出当风，风气搏于肌肉，与热气并，则生痞瘰。状如麻豆，甚者渐大，搔之则成疮也。

羚羊角散　治风热，皮肤生痞瘰，痒痛。

羚羊角屑　乌蛇肉酒浸　川大黄　玄参去芦，各一两　枳壳去瓤，麸炒　白蒺藜　甘草各半两　秦艽去芦，炙　土防风去芦，各七钱半

上件㕮咀。每服五钱，水一中盏煎至七分，去滓。入牛蒡根汁半合，更煎一两沸。温服，不拘时候。

秦艽汤　治风热毒气，客于皮肤，遍身生痞瘰如麻豆。

秦艽去芦，一两　防风去芦　黄芩　麻黄去节　甘草炙　玄参去芦　犀角屑　牛蒡子　枳壳去瓤，麸炒　川升麻各七钱半

上件㕮咀。每服五钱，水一中盏煎至七分，去滓。温服，不拘时候。

当归饮子　治心血凝滞，内蕴风热，发见皮肤，遍身疮疥，或痒或痛，或脓水浸淫，或发赤疹、痞瘰。

当归去芦　白芍药　川芎　生地黄　白蒺藜　防风去芦　荆芥穗各

一两　何首乌去芦　黄芪去芦　甘草炙,各半两

上件㕮咀。每服四钱,水一盏半,姜五斤,煎至八分,去相。温服不拘时候。

乌蛇散　治风热,遍身生瘟瘰,瘙痒。

乌蛇肉酒浸,二两　羌活去芦　白鲜皮　桂心　甘草炙　枳壳去瓤,麸炒　蒲黄炒　蔓荆子　川芎　当归去芦,各半两　天麻　麻黄　秦艽去节,去芦　牛蒡子　藁本炒,去芦　白僵蚕炒,各七钱半

上为细末。每服二钱,温酒调下,不拘时。

荆芥散　治风热,皮肤瘙痒,生瘟瘰。

荆芥　赤茯苓去皮　苦参去芦,各一两　蔓荆子　天麻　人参去芦　防风去芦　独活去芦　枳壳麸炒,各半两　牛蒡子　黄芩炒,各七钱半　乌蛇肉酒浸,二两

上为细末。每服同前法。

防风散　治风瘟瘰。

防风去芦　杏仁麸炒,另研为泥　白僵蚕炒,各二两　甘草炙,一两

上为细末。每服三钱,空心,蜜水调下,或温酒调服亦得。日进二服。

牛膝散　治风瘟瘰。

上用牛膝,酒浸,捣为末。每服二钱,食前,温酒调下,兼治骨疽、风癫皆效。

蒺藜丸　治风瘙痒,生瘟瘰。

白蒺藜　秦艽去芦　赤茯苓去皮,各一两　羌活去芦　苦参去芦　黄芩　细辛去苗,各半两　枳壳去瓤,麸炒,七钱半　乌蛇肉酒浸,三两

上为细末,炼蜜和丸,如梧桐子大。每服三十丸,温蜜汤送下,不拘时候。

黑龙丸　治风毒上攻头面,多生瘟瘰。

羌活去芦 薄荷叶 蔓荆子 细松烟墨 独活去芦,各一两 川芎 甘草炙 白附子炮 山栀子 白芷 防风去芦 荆芥穗 天南星姜制 草乌头生 白僵蚕炒 川乌头炮,去皮、脐,各半两

上为细末。炼蜜和丸,每一两作十丸。每服一丸。细嚼,茶汤或温酒送下,食后服。

莽草膏 治风瘙痒,皮肤生痦癗,体肿疼痛。

莽草一两 当归去芦 川芎 大戟去皮 川椒 附子 细辛去苗 赤芍药 芫花 踯躅花 蒴藋各二两

上细锉。用醋三升浸一宿,用猪脂三斤同煎,令附子色黄为度,绵滤去粗。每涂摩病处,日三五上。

又方 治风瘙痒,皮肤生痦癗,搔之成疮,宜用此粉身即瘥。

川芎 麻黄根锉 白芷各三两 雷丸五两 藿香二两 藜芦一两半

上为细末,入英粉五两,相和令匀。逐日粉身上。

又方 治风热皮肤瘙痒,搔之生痦癗,粉身。

麻黄根五两 蛇床子四两 白蒺藜 白矾各二两 白米粉二升

上为细末,用生绢袋盛之。痒即粉身。

柳枝汤 治风瘙,皮肤生痦癗。搔之肿痒,洗之。

嫩柳枝 桃枝 蒴藋 苦参各五两 槐白皮四两 茵陈 狼毒 青葙叶 麻黄各三两

上细锉和匀。每取一斤,用水五斗煮取四斗,去粗。更入盐及朴硝各二两,搅匀。看冷热,于温室中洗浴,浴罢衣覆,出汗瘥。切慎外风。

丹参汤 治风热,皮肤生痦癗,苦痒成疥,洗之。

丹参 苦参各四两 蛇床子生用,三两

上件药,用水一斗五升煎至七升,去粗。乘热洗之。

垂柳汤 治皮肤风热,生疮痦癗,或痒痛。

垂杨柳一斤　　杏仁三两　　白矾生用，二两

上件用水一斗五升，煎去七升，去柤，于无风处洗浴极妙。

（《证治准绳》）

王肯堂

浸淫疮治要

王肯堂（1549~1613），字宇泰，明代医家

浸淫疮者，浅搔之，蔓延长不止，搔痒者，初如疥，搔之转生，汁相连著是也。仲景云：从口流向四肢者，可治，四肢流来入口者，不可治。运气浸淫皆属火。经云：岁火太过，甚则身热肤浸淫是也。

升麻汤 治心有风热，生浸淫疮遍体。

升麻 大黄锉，微炒 黄芩去黑心 枳实面炒 芍药各一两 当归切，焙 甘草炙，各半两

上锉碎。每服五钱匕，水一盏半，灯心一握，煎至一盏去滓。空心，温服。

香瓣疮方 治面上、耳边生浸淫疮，有黄水出，久不愈。

羖羊须 荆芥 干枣去核，各二钱

上烧灰存性，研匀，入腻粉半钱，同研极细。每用少许清油调搽。先以温汤净洗拭干，涂药三二次效。亦治大人、小儿两吻生疮。

鸡冠血涂方 治卒得浸淫疮，不早治则绕身周匝，能杀人。《外台》云：浸淫疮转广有汁，多起于心。

上以雄鸡冠上刺血敷之，日三五度。

又方 《简要济众方》治浸淫疮，痛不可忍者，发寒热。

刺蓟末，水调敷疮上，干即易之。

又方

鲫鱼一尾　豆豉长三寸者，一合

上杵如膏涂之，亦疗马鞍疮。

又方

苦瓠一两　蛇退烧，半两　露蜂房微炙　梁上尘各半两

上为末，油调涂。

又方

伏龙肝七钱半　乱发烧，七钱半

上为末，猪脂和涂。

又方

以鸡冠血和黄连末涂。煎鲫鱼膏涂。生切鲫鱼片，和盐贴。烧胡燕窠，水和涂。

山妻年五十。旧患发颐之处，腠理虚疏，每食则汗出成流。一日忽成浸淫疮，脓汁所至辄皮破肉腐。敷银粉、黄连、黄丹、枯矾之属，皆不验。用猪胆汁调芦荟末涂之。脓水即干而痊。

热汗浸渍成疮

玉粉散　七粉散　七宝散　并见热疮、痱子。

（《证治准绳》）

陈文治

诸癣治法选粹

陈文治，字国章，号岳溪，明代医家

癣有五，名曰湿，曰顽，曰风，曰马，曰牛。总而言之，无非血分燥热，以致风毒客于皮肤也。

凡湿癣，痒如虫行，搔之则有汁出，风毒少，湿气多。

顽癣，全然不知痛痒。

风癣即干癣，搔之则有白屑。风毒多，湿气少，故为干癣。

马癣，微痒，白点相连，又曰狗癣。此由腠理虚而受风，血涩不能荣肌也。

牛癣，如牛颈皮厚且坚。

其他曰鱼鳞癣、荷叶癣，皆因形而名，不出乎五者之类，杨梅癣则因曾生杨梅疮之余毒也。

初起有可下者，打脓散去黄连、金银花、穿山甲、芒硝，加赤、白芍药，水酒各半煎熟，入大黄，再煎一沸，露一宿，五更服。亦有可汗者，四物汤加荆芥、麻黄各五钱，浮萍一两，葱豉煎服，取汗。经久不可汗、下者，止用防风通圣散，去硝、黄，加浮萍。年久不愈者，体盛，兼吞顽癣丸或龙虎丹，另用何首乌、白芷、苏木等份，入猪油及盐少许浸酒送下。体虚者不可妄用风药。气虚者何首乌散、消风散。血燥者四圣不老丹或肾气丸，久服自效。有虫者俱宜间服蜡矾丸。

薛云：疥癣皆由脾经湿热及肺气客于肌肤所致。风毒之浮浅者，为疥；沉深者为癣。盖癣乃发于肺之风毒，而疥则兼乎脾之湿热而成也。久而不愈，延及遍身，浸淫溃烂，或痒或痛，其状不一，皆有细虫，亦能染人。

治法当以杀虫渗湿清毒之药敷之，内服和脾清肺除风散湿之剂，庶可除根。

面上风癣，初起痞瘰，渐成细疮，时作痛痒，发于春月，名吹花癣，女人多有之。此皆肺经蕴积风热，阳气上升，发于面部或在眉目之间，久而不已，恐成风疾。治法惟清心火，散肺经风热，然后以消毒散热之药敷之。

风癣由恶风冷湿气客于肌皮，搏于血气所生，有如钱文，渐渐长开，或圆或斜，有匡阑。但抓搔顽痹，不知痛痒，内亦有虫。

打脓散　治诸癣，肿脓不溃。

金银花一钱　黄连一钱　黄芩一钱　黄柏二钱　甘草节七分　大黄一两　归尾一钱　芒硝二钱　穿山甲七分　木鳖肉虚者七枚，实者九枚

上水煎，五更服。大便见脓、小便见血为效。

顽癣丸

浮萍一钱　苍术一钱　苍耳子一钱　苦参两半　黄芩钱半　香附二钱五分

上为末，酒糊为丸，白酒下。

消风散

荆芥　甘草各二两　人参　川芎　僵蚕　白茯苓　防风　藿香　蝉蜕　羌活各一两　陈皮　厚朴各五钱

上为细末，凡风头痛、鼻流清涕者荆芥汤下，疮癣温酒下，各二钱。

祛风败毒散　治风疮疥癣瘾疹、紫白癜风、赤游风、血风、臁

疮、丹瘤，上部者加桔梗一钱，下部者去蝉蜕、僵蚕，加木瓜、牛膝各一钱。

枳壳　赤芍药　前胡　柴胡各五分　川芎　羌活各八分　蝉蜕　甘草各三分　苍术　牛蒡子　荆芥　薄荷各六分　连翘　独活各七分　僵蚕七分

生姜水煎。

川槿皮膏

川槿皮　白及各二两　百部五钱　草乌三钱　槟榔四钱　大枫肉七钱　文蛤三钱　南星二钱　草果二个　蝉蜕一钱五分　轻粉三钱　硫黄二钱　雄黄五分　枯白矾五分　麝香五厘

轻粉以下五味各为极细末，川槿皮等十味用酽醋四大碗，慢火熬至一碗，滤去渣，再用慢火熬成膏，入轻粉等五味搅匀，收瓷瓶。以穿山甲爬破癣皮搽之。

二娘子散　治诸癣。

川槿皮三钱　滑石三钱　斑蝥去翅、头、足，十枚　白薇晒，研，三钱　鹰粪七分　蚯蚓泥一钱七分　红娘子四钱　青娘子四枚

上为末，井花水调，厚敷患处。年久者五次，新近者三次除根。

一方　治湿癣，用枯矾、黄连各五钱，胡粉、黄丹、水银各二钱，入猪脂二两，研待水银不见星，收瓷罐搽。

一方　治湿癣多年不愈，以蚕沙四两，薄荷五钱为细末，干掺上或用生油调搽，大有神效。

一丹溪方　治湿癣。以芦荟一两，甘草五钱，各为末，温浆水洗癣，敷之神效。

一方　治湿癣。用苍术、川椒各二钱，水煎三四沸，频频熏洗，一二日即愈。

一方　治风湿癣并年久顽癣。用川槿皮四两，半夏、槟榔、木鳖

肉各五钱，俱切片，雄黄三钱，斑蝥、白砒各一钱，俱研末，用井水河水各一碗，共浸一处，日晒夜露三昼夜，鹅翎扫癣上，百发百中。

一方 治顽癣。用川槿皮、巴豆、斑蝥各一钱，生砒少许，共为细末，水调敷，神效。

一方 治顽癣。用人言一分，川椒五分，飞矾三分，轻粉一钱，以蜜调，用土大黄根擦之。

一方 治风癣。用苦楝根皮、小麦、川椒各等份，水煎三五沸，熏洗，其效如神。

一方 用大鲜南星，捣如粉，用好醋漂之其粉，沉醋下者，晒干，再用醋调涂之。

一方 治风癣。用大枫子仁一两，杏仁去皮尖，川槿皮各五钱，雄黄、水银、轻粉、黄丹各二钱，川椒、细茶、樟脑、罐口泥、蛇床子各三钱为细末，以柏油调和，捣无水银星为度，擦患处。

一方 治风癣，即干癣。用狼毒、草乌各二钱五分，斑蝥七个，研为末，津唾调涂。

一方 治风癣。遇阴雨即痒及搔破流黄水者，以狼毒末涂之。

一方 天麻散浸油可搽风癣。

一方 治马癣。用马鞭草，不犯铁器，捣自然汁半盏，饮尽，十日即愈。

一方 独蒜头捣烂，加明矾三两，入好醋一杯，炖滚，先以谷树叶擦破，用笔蘸涂。

一方 治牛皮癣。用清油一两，入全蝎七个，巴豆二十粒，斑蝥十个，熬焦滤渣，入黄蜡一钱，候溶收贮，频搽。

一方 治鱼鳞癣。用鲤鱼头一个，五倍子三个，俱烧灰杵细，清油调，鹅翎涂，不拘遍数。

一方 治荷叶癣。用川槿皮、海桐皮、甘草、大枫子仁、槟榔、半夏各五钱，为粗末，以河水井水共一碗，先浸一宿，春秋晒三日、露三夜，夏晒一日、露二夜，冬月晒七日、露五夜，绢滤去渣，另用轻粉三钱，研极细，入前汁中，和匀，用时以热汤洗癣净，穿山甲刮破，笔蘸药涂上，不日可愈。顽癣、杨梅癣并宜此方，屡见神效。但冬月夜露则冻，不如春秋用之相宜。

一方 治杨梅癣。用陈石灰、大枫子、枯矾各一钱，为细末，谷树汁、羊蹄根汁调敷。但谷树北方所无，不用亦可。

洗疥癣通用方

金银花 苦参 野菊花鲜者倍，各二两 当归尾 黄柏 黄连 黄芩 白芍药 白芷 连翘 桔梗 甘草节 羌活 防风 荆芥 皮硝各一两 铜青五分

上用生料，切碎，以布袋盛之，不拘多少浓煎。无风暖处浴洗，良久为妙，渣可再煎。

治癣通用五方

一方 治诸癣。以槿树皮不犯铁器，二两，芦荟三钱，白及三钱，细研为末，刮癣出血，用好醋调敷，一次即愈。

一方 治诸癣。用麻油二两，入巴豆、篦麻子各十四粒，斑蝥七个，熬至枯黑，去渣，入白及五钱、芦荟末三钱，搅匀收瓷罐。刮破搽之。

一方 用川槿皮、剪草、木鳖子等份为末，醋调效。

一方 以羊蹄根汁，调腻粉敷三五遍即瘥。

一法 癣痒至剧，汤火不能解，痒后复痛，乃湿淫于血所致，宜以痒时用攒针刺出恶血，磁锋亦可，三四次即愈。

八宝散 治风癞及松皮顽癣，久不愈者，此方神效。

藿香 破故纸 槟榔 大腹皮 雄黄 石硫黄 轻粉 白矾枯各一两

为末，香油搽擦，日三五次。

定粉膏 增。治不拘久近风湿癣、干癣、痹癣。

定粉　水银　芫荑　胭脂各等份

上用陈猪脂一两，同研成膏。先以汤洗，后以膏，临卧涂之，一上即瘥。

洗方

枳壳二两　蛇床子三两　楝树子（或以根皮代）八两　皂荚三两　苦参三两　楝叶嫩枝剉，一升　地榆三两　丹参三两　凌霄花及藤剉，一升

上煎浓汁热洗之，用前膏涂之。

乌蛇丸 治风癣。

乌蛇酒浸去皮　附子童便浸一宿　白附子　天麻各二两　全蝎　羌活　乳香　僵蚕炒，各两半　苦参十两　槐花八两

上为末，用生姜汁一斤，蜜一斤，同熬成膏，入药和丸，每服三四十丸，温酒下，夜卧荆芥汤下。

白花蛇丸 治风癣。

苦参二两　白蒺藜　防风　黄芩各一两　苍耳子　白鲜皮　甘草　枳壳各一两　麦冬两半　赤芍药　大黄　羌活各一两　山栀仁　黄芪各一两　白花蛇酒浸，三两

上为末，炼蜜，重捣为丸，每服三十丸，薄荷酒下。

宣风换肌散 治一切风癣，疥癫疙瘩疮。

甘草一两　川芎五钱　当归　黄芪各一两　黄芩五钱　黄连五钱　全蝎炒，十枚　大力子炒，五钱　荆芥穗　乌蛇肉　防风　白芷各五钱　苍术制　何首乌　羌活各三钱

上为末，酒调服，每二钱。

硫黄散 治风毒癣。

石硫黄　明雄黄　附子生用　麝香　吴茱萸　朱砂各二钱半　巴豆

霜　川椒各一钱

上为末，同研匀，先用新布擦癣，令水出，即用此药入醋一盅调涂之，不过三五次而愈。

一抹癣　增。治干癣。

南星生用　草乌生用各一枚

上为末，用羊蹄根捣汁绞取调涂，不过三五次愈。

湿癣方　增。

黄连　枯矾各五钱　胡粉　黄丹　水银各二钱

上为末，用猪脂一两夹研，令水银不见星收用。

擦癣方　良方。

(《疡科选粹》)

陈实功

顽 癣 方 治

陈实功（1555~1636），字毓仁，号若虚，明代医家

顽癣乃风、热、湿、虫四者为患，其形大小、圆斜不一，有干湿、新久之殊。

风癣如云朵，皮肤娇嫩，抓之则起白屑。

湿癣如虫形，搔之则有汁出。

顽癣抓之则全然不痛。牛皮癣如牛项之皮，顽硬且坚，抓之如朽木。马皮癣微痒，白点相连。狗皮癣白斑相簇。

此等总由血燥、风毒客于脾、肺二经，初起用消风散加浮萍一两，葱、豉作引，取汗发散。久者服首乌丸、蜡矾丸，外擦土大黄膏或槿皮散，选而用之，俱可渐效。

徐曰：此症非服药所能治。

土大黄膏　治干湿顽癣，不论新久，但皮肤顽厚，串走不定，惟痒不痛者。

土大黄膏用白矾　硫黄八两共相参

川椒三味研成末　顽癣搽之效不难

硫黄八两　生矾四两　点红川椒二两

上各为末，用土大黄根捣汁，和前药调成膏，碗贮。新癣抓损擦之，多年顽癣加醋和擦，如日久药干，以醋调搽。牛皮癣用穿山甲，

抓损擦之妙。

徐曰：此搽药最效。土大黄，俗名秃菜根。

楣案：颈项之癣，先用刀剃，次以土大黄醋磨极浓，新笔蘸涂，微觉痒痛，干则再涂，次日即结痂，更数日痂落，皮肉如常。余曾亲试，如不用刀剃，则不痒痛而无效。

顽癣必效方 治多年顽癣，诸药熏擦搽洗不效者。

顽癣必效川槿皮 轻粉雄黄巴豆宜

斑蝥大黄百药饼 阴阳水和海桐皮

川槿皮四两 轻粉 雄黄各四钱 百药煎四饼 斑蝥全用，一钱巴豆去油，一钱五分 大黄二两 海桐皮二两

上为极细末，用阴阳水调，抓损敷药，必待自落。

徐曰：此方要烂皮。

又：顽癣方

顽癣方中川槿皮 斑蝥轻粉亦相宜

再加七个枫子肉 新笔频涂癣可医

川槿皮二钱 轻粉五分 斑蝥七个 大枫子七个

河、井水共一碗，煎一半，露一宿，笔蘸涂之。

徐曰：此亦烂皮之方。

顽癣浮萍丸

浮萍丸内用钩藤 苍术黄芩共苦参

僵蚕苍耳豨莶草 丸服何忧癣更侵

紫背浮萍 苍术 苍耳草各二两 苦参四两 黄芩 僵蚕各一两钩藤一两五钱 豨莶草酒蒸，一两

共为末，酒糊丸，白滚汤每服二钱，随病上下服。

（《徐评外科正宗》）

陈实功

血风疮方治

陈实功（1555~1636），字毓仁，号若虚，明代医家

血风疮乃风热、湿热、血热三者交感而生，发则瘙痒无度，破流脂水，日渐沿开，甚者内服消风散加牛膝、黄柏，外搽解毒雄黄散，或如意金黄散。如年久紫黑坚硬，气血不行者，用针砭去黑血，以神灯照法熏之，以解郁毒，次以前药敷之，方效。

解毒雄黄散　治风湿流注腿脚，致生血风顽疮，紫黑瘙痒者。

雄黄四两　硫黄八两

上二味，共碾细末，柏油调搽，纸盖之，三日一换。

徐曰：治癣亦效。

如意金黄散　见肿疡门。

治症同前，用公猪胆汁调稠敷患上，油纸盖扎勿动，待其自脱，脱后色红再敷之，以色白为度。

神灯照法见肿疡门。

治年久紫黑血风顽疮，流水作痒不绝，先用葱汤洗净，以灯焰熏之，每熏二捻为度。

（《外科正宗》）

吴 谦

治 癣 金 鉴

吴谦（1689~1748），字六吉，清代医家

此证总由风热湿邪，侵袭皮肤，郁久风盛，则化为虫，是以瘙痒之无休也。其名有六：一曰干癣，搔痒则起白屑，索然凋枯；二曰湿癣，搔痒则出黏汁，侵淫如虫形；三曰风癣，即年久不愈之顽癣也，搔则痹顽，不知痛痒；四曰牛皮癣，状如牛领之皮，厚而且坚；五曰松皮癣，状如苍松之皮，红白斑点相连，时时作痒；六曰刀癣，轮廓全无，纵横不定。总以杀虫渗湿，消毒之药敷之。轻者羊蹄根散，久顽者必效散搽之。亦有脾、肺风湿过盛而肿痛者，宜服散风苦参丸，解散风湿，其肿痛即消。又有面上风癣，初如痦瘰，或渐成细疮，时作痛痒，发于春月，又名吹花癣，即俗所谓桃花癣也，妇女多有之。此由肺、胃风热，随阳气上升而成，宜服疏风清热饮，外用消风玉容散，每日洗之自效。

羊蹄根散

羊蹄根末，八钱　枯白矾二钱

共研匀，米醋调擦癣处。

必效散

川槿皮四两　海桐皮　大黄各二两　百药煎一两四钱　巴豆去油，一钱五分　斑蝥全用，一个　雄黄　轻粉各四钱

共研极细末，用阴阳水调药，将癣抓损，薄敷。药干必待自落。

散风苦参丸

苦参四两　大黄炒香　独活　防风　枳壳麸炒　元参　黄连各二两　黄芩　栀子生　菊花各一两

共研细末，炼蜜为丸，如梧桐子大。每服三十丸，食后白滚水送下，日用三服，茶酒任下。

疏风清热饮

苦参酒浸，蒸晒九次，炒黄，二钱　全蝎土炒　皂刺　猪牙皂角　防风　荆芥穗　金银花　蝉蜕炒，各一钱

酒、水各一盅，加葱白三寸，煎一盅，去渣，热服。忌发物。

消风玉容散

绿豆面三两　白菊花　白附子　白芷各一两　白食盐熬，五钱

共研细末，加冰片五分，再研匀收贮。每日洗面以代肥皂。

（《医宗金鉴》）

吴 谦

赤白游风、瘟瘰证治心法

吴谦（1689~1748），字六吉，清代医家

赤 白 游 风

赤白游风如粟形，浮肿焮热痒兼疼，表虚风袭怫郁久，血赤气白热化成。

〔注〕此证发于肌肤，游走无定，起如云片，浮肿焮热，痛痒相兼，高累如粟。由脾肺燥热，而兼表虚腠理不密，风邪袭入，怫郁日久，与热相搏，则化热益盛而成。滞于血分者，则发赤色；滞在气分者，即发白色，故名赤白游风也。初俱宜荆防败毒散疏解之。赤者次服四物消风饮；白者次服补中益气汤，加防风、蝉蜕、僵蚕、生何首乌治之。初俱用牛肉片贴之（猪、羊俱可）。游走太速者，砭之；定停者，以真君妙贴散鸡子清调敷。其看顺逆之法，与丹毒门参考。忌鱼腥、鸡、鹅、动风燥血之物，犯则难愈。

四物消风饮

生地三钱　当归二钱　荆芥　防风各一钱五分　赤芍　川芎　白鲜皮　蝉蜕　薄荷各一钱　独活　柴胡各七分　红枣肉二枚

水二盅，煎八分，去渣服。

痦瘰

痦瘰汗出中邪风，状类豆瓣扁瘰形，日痒秦艽汤宜服，夜重当归饮服宁。

此证俗名鬼饭疙瘩。由汗出受风或露卧乘凉，风邪多中表虚之人。往往因当风饮酒，或其他病后而发病，病起皮肤作痒，次则发遍全身疙瘩，形如豆瓣，堆累成片。日痒甚者，宜服秦艽牛蒡汤；夜痒重者，宜当归饮子服之。外用烧酒浸百部，以蓝布蘸酒擦之，谨避风凉自效。

秦艽牛蒡汤

秦艽一钱五分　牛蒡子炒，研　枳壳麸炒　麻黄蜜炙　犀角镑　黄芩　防风　甘草生　玄参　升麻各一钱

水二盅，煎八分服。

（《医宗金鉴》）

吴　谦

血风疮心法要决

吴谦（1689~1748），字六吉，清代医家

血风疮证生遍身，粟形瘙痒脂水淫。肝肺脾经风湿热，久郁燥痒抓血津。

此证由肝、脾二经湿热，外受风邪，袭于皮肤，郁于肺经，致遍身生疮。形如粟米，瘙痒无度，抓破时，津脂水浸淫成片，令人烦躁、口渴、瘙痒，日轻夜甚。宜服消风散，外敷雄黄解毒散。若日久风邪郁在肌肤，则耗血生火，瘙痒倍增，夜不得寐，挠破津血，生烦，大便燥秘，咽干不渴，此属火燥血短。宜服地黄饮，外擦黄连膏、润肌膏，合而用之悉效。兼忌椒、酒、鸡、鹅、动风等物。

雄黄解毒散

雄黄　寒水石煅，各一两　白矾生，四两

共研细末，滚水调敷。

地黄饮

生地　熟地　何首乌生，各三钱　当归二钱　丹皮　黑参　白蒺藜炒，去刺　僵蚕炒，各一钱五分　红花　甘草生，各五分

水煎，早、晚服。

（《医宗金鉴》）

孔继菼

顽癣治验举隅

孔继菼（1748~1820），字甫涵，号云湄，清代医家

妇人某，不知其姓氏，诣予求治。舒臂就诊，见其手腕皆似疮似癣，赤而微突，着指强涩，几无隙处。问遍身皆然乎？曰：下身微少，胸腹肩背成一片矣。问痒乎？曰：痒甚。然不敢重抓，重则疼，且易破。予曰：此风之为也。经曰：劳汗当风，寒薄为皶，郁乃痤。又曰：脉风成为疠，夫同一风也，中于卫则为皶，中于营则为疠。皶，即今之所谓粉刺也。惟其发于卫分，色从气化，故破而出白。疠即今之所谓癞也，惟其结于营分，色从血化，故聚而为赤。此证自以疏风为主，而用活血透表之药，从营分驱去风邪，当必不误。欲立方，又踌思曰：此虽外证，根蒂深矣。观其皮肤之间，鳞次甲比，已从营分突出卫分，坚结固护，如蟹匡螺壳，然岂寻常风药所能破其藩篱。然风药太重，加以峻烈，其性既轻而上浮，其势又慓而难制，营卫受其鼓荡，势必不静，倘从鼻口溢出，是治病而益其病也。奈何？既而曰：得之矣，药何常顾用之何如耳。乃仍用荆、薄、羌、防等祛风，和之以归、芍，托之以参、芪，引之以红花、姜黄，剂不甚重，而水必倍加，煎汤必盈二三升，连口服下，使汤液充肠满腹，药力借水力以行，势必内盈外溢，透出肌表。桂枝汤之必啜热粥，五苓散之

多饮暖水，皆此意也。何以猛药为哉？其人如法服之，果数剂而愈。后数月，又遇一妇，与此症同，即用前法，亦寻愈。

（《孔氏医案》）

邹 岳

赤白游风证治真诠

邹岳，字五峰，号东山，清代医家

赤白游风发于肌肤，游走无定，起如云片，浮肿焮热，痛痒相兼，高累如粟。由脾肺燥热风热壅滞而成。滞于血分者则发赤色，滞在气分者则发白色，故名赤白游风也。初俱宜服荆防败毒散去木鳖加丹皮治之，外搽太极黑铅膏。赤者次服四物消风饮，白者次服补中益气汤加防风、蝉蜕、僵虫、何首乌治之，则风火自息，肿痒自平矣。若赤肿游入腹者不治。

又有过饮烧酒而得者，饮冷米醋一两杯即解，此又似是而非也，宜分辨之。

四物消风散

生地三钱　当归一钱　白芍一钱五分　川芎一钱　防风一钱　荆芥一钱　鲜皮一钱　虫蜕一钱　薄荷五分　甘草七分

（《外科真诠》）

郭仲柯

探本求源诊病，内外兼治用方

郭仲柯（1923~　），陕西中医药大学教授

治病求本，着眼全局，内外结合

《内经》曰："治病求本"。临证应本着整体观念，治病求本的原则，强调辨证施治，内外结合，分别处理。不少皮肤病，是整个机体疾病在皮肤的反映，如药物性皮炎、全身性红斑狼疮等。不但有皮肤病病理表现，更有全身症状，如败血症感染引起的荨麻疹，则皮肤症状只是败血症的一种局部反应。因此，在治疗皮肤病时必须从全局出发，同时考虑必要的对症与个体特点，予以辨治。

在内外治法方面，应根据不同疾病，灵活地具体掌握。一些皮肤病以全身反应为主，如麻风、药疹等，要着重内治；一些皮肤病如慢性脓疱疮、癣类，虽与全身有关，但以皮肤病变为主，且病变位置浮浅，应以外治为主；而有些皮肤病，如湿疹，是一组炎性皮肤证候群，在治疗上应内外兼顾。

施法遣方，灵活善变，独辟蹊径

皮肤病从治疗途径上有内治和外治。临证时不论确立内治，还是外治之法，均以基础理论为指导，以丰富的外科知识为基础，触类旁通，举一反三，结合皮肤病特点，不泥守于孤法死方，而是根据证情，灵活施法用方。主张："为医之道，不可偏执，临证立法，施方用药，贵在灵活多变，方能取效"。这是由于患者体质强弱有异，病位有别，夹杂邪气不同，故具体治则亦当有别，应审证求因，随证加减。治疗皮肤病，或散风清热，利湿杀虫；或凉血活血，益气固表；或养血润燥，补益肝肾，调补冲任。各司病机，灵活变化，既能执持，又有圆活，能方能圆，运用自如。

治疗一些急性渗出性皮肤病（急性湿疹、脚癣感染、接触性皮炎、药物性皮炎等），善用"清热、凉血、利湿"之法，常以高氏萆薢渗湿汤加减化裁予之。根据病情，每伍以宣肺的枇杷叶、桑白皮；清肝的龙胆草、柴胡；清心的山栀、黄连、淡竹叶；健脾的陈皮、川朴；燥湿的半夏、苍术；通腑的大黄、枳实等。而对急性荨麻疹，则善以祛风止痒为法，方取经验方，荆防方、麻黄方之类。

慢性瘙痒性皮肤病，多因久病而致血虚风燥，加之瘙痒较著，患者精神负担较重，睡眠不足，致心神失调，而使皮肤病愈发愈重。故治疗时紧抓心神失调、血虚风燥之病机，善用安神养血润燥，佐以活血之法，以王氏当归饮子加减使用。如慢性荨麻疹加党参、蝉蜕、白芍、白术、合欢皮、珍珠母；神经性皮炎加夜交藤、远志、生牡蛎、鬼箭羽、皂刺；慢性湿疹加天冬、全蝎、乌蛇、薏苡仁、秦艽；斑秃加菟丝子、女贞子、旱莲草、枸杞子，去荆芥、防风、黄芪、甘草；皮肤瘙痒症加僵蚕、蝉衣、苦参、珍珠母、石斛、白鲜皮、五味子；银屑病加紫草、丹参、山豆根、赤芍，去荆芥、防风；脂溢性皮炎加赤石脂；各种紫癜加茜草、仙鹤草、三七粉等活血止血药。

张某 女，31岁。1982年11月10日初诊。

全身皮肤瘙痒半月，夜间较重，愈搔愈痒。

来诊时皮肤可见广泛抓痕、血痂，糜烂及肥厚，舌质淡，苔薄，脉沉细滑。证因有孕，气血不足，又加劳累，而致血虚风燥。遂拟当归饮子加合欢皮、夜交藤。每日1剂，水煎服，共进9剂而愈。

对某些顽固性的皮肤病，具有皮肤肥厚，苔藓性变，瘀斑，皮肤色素沉着，结节性红斑，瘢痕疙瘩，疼痛，盘状或部位固定性皮疹等表现者，则常以"活血化瘀，软坚散结"为治则。方用软皮汤、解毒活血汤、散瘀活血汤之类。如治疗毛发红糠疹，据本病皮损以毛囊性角化的小丘疹、上有淡红色鳞屑、皮肤粗糙等为主，符合《金匮要略》"肌肤甲错"这一病机，而采用散瘀活血汤为主治疗，取得良效。

临证还善用虫类药物，且常以虫类药物为主组方。如自拟之全虫汤、乌蛇败毒汤等。此类药有搜风止痒、化瘀通络、息风理气、解毒、壮阳益肾之功效，但有一定毒性。用时必须辨证明确，选药精当，掌握好配伍、剂量、疗程。又因该类药其性多燥，宜配伍养血滋阴之品，如胡麻、生地、麦冬、玄参；又攻坚之剂，多为咸寒，宜配伍辛温活血和络之品，如川芎。这样能制其偏，而增加疗效。

在辨证用药的原则下，还结合有关中药有效成分处方。如治疗缠腰火丹（带状疱疹），常加具有抗病毒作用的马齿苋、大青叶、板蓝根、蒲公英；治疗脓疱疮，常加有抑菌作用的蚤休、千里光、银花、黄芩、黄柏、连翘；治疗真菌性皮肤病，习用土槿皮、大蒜、丁香、黄精、桂皮、茵陈、苦楝子等抗真菌药；治疗疣类皮肤病，自拟祛疣汤。

祛疣汤

板蓝根 30g　香附 15g　木贼 30g　连翘 15g　马齿苋 30g

内服外用。

杨某 男，30 岁，农民。

自述左胸腰部起小水泡，烧灼疼痛难忍 1 周，曾服多种西药及中药清热解毒之剂无效。左胸前至后背腰部簇集红斑、水泡性皮损 6 处，个别为豆大水泡，触痛明显，舌边红，苔黄腻，脉弦数。诊为缠腰火丹（带状疱疹）。证属肝胆火盛，湿热搏结。治宜泻火利湿，解毒止痛。

龙胆草 12g　黄芩 10g　木通 10g　车前子 12g　当归 10g　生地 10g　板蓝根 15g　马齿苋 30g　延胡索 12g

水煎服，6 剂。

外用：金黄膏外敷，每日 1 次。

二诊：6 剂后，皮损基本干燥，结痂，痛除。上方加丹参 15g、赤芍 10g，继服 6 剂。

三诊：12 剂后，皮损痊愈。

巧用外治，匠心独运

皮肤局部损害，是皮肤病病情的真实反映，皮肤损害的性质、有无渗液是选择外用药的主要依据，所以临证时务须详察皮肤损害的情况，探求其病因病机，以辨别病性之急慢及不同类型，从而采用涂、敷、搽、洗之剂。

急性期宜缓和治疗，当用性质温和、挥发性好、无刺激性的药物；慢性期当加强治疗，宜用透入性强、富于刺激性的药物。

皮损有明显渗出者，均用水溶液湿敷以散热，减少分泌，消炎止痒，保护创面及药物的持久作用，如黄连液、明矾水等；无渗液者，可外用药粉、粉水剂，如二妙散、炉甘石洗剂；少量渗液宜用粉油剂，而不用刺激性强的酊剂或不透气的软膏，以免加重病情。慢性皮损，粗厚革化者，以外搽药膏为主。膏剂、散剂因作用表浅，透入性不好，故对慢性皮炎一般不用。对亚急性损害以糊剂、膏剂为主。

中药外洗不同于一般单纯的热疗和水疗，而是药物经过煎煮后，其有效成分溶解于水中，通过温和药力的化学渗透作用，改善局部血液循环，有利于浸润吸收，使皮肤对外界刺激的敏感性降低，耐受性增加，免疫力提高，且方法简便，效果显著。故对某些肥厚瘙痒性皮肤病，常用祛风止痒，杀虫解毒，疏通血脉的除湿止痒洗剂及百部洗剂。

除湿止痒洗剂

蛇床子 30g 地肤子 30g 花椒 10g 苦参 20g 明矾 30g

百部洗剂

百部 120g 苦参 120g 蛇床子 60g 雄黄 15g 狼毒 90g

治疗皮肤瘙痒症、神经性皮炎、湿疹等，长期使用，效果甚佳。

不论急、慢性皮肤病，均应避免搔抓、热水烫、肥皂擦洗、剧性药物涂擦等刺激，不少皮肤病还要忌食辛辣食物，如鱼、虾、蟹等动风之物；对幼年及女性患者面部、外阴部，不宜涂擦刺激性较强、浓度高的药物。

几种皮肤病之治疗

一、银屑病

该病的病因病机虽有诸多方面，但究其实质主要在于血热。由于情志内伤，气机壅滞，郁久化热，毒热伏于营血，或因饮食失节，过食腥发动风生热之品，致血热内盛，加之复受风热，毒伏血络，伤血化燥而成。创生元饮。

生元饮

生地 15g 玄参 15g 栀子 12g 板蓝根 15g 蒲公英 10g 地丁 12g 野菊花 10g 贝母 12g 土茯苓 12g 桔梗 10g 当归 10g 赤芍 10g 花粉 10g 甘草 6g

每日 1 剂，水煎服。

对该病要重视早期防治，因病程长，诱发因素多，对痊愈患者，应注意巩固疗效，防止复发。

林某 男，46 岁，干部。1981 年 1 月就诊。

自述因感冒后，四肢伸侧及背部出现红色皮疹 20 天，皮损见上述部位有绿豆大丘疹及斑片，上覆银屑，舌红紫，脉弦滑。

经服生元饮 15 日后皮损色淡，鳞屑减少，新疹停止出现。21 天后，背及前臂大部分皮损消退。33 天后临床痊愈。

二、湿疹

湿疹是常见皮肤病之一，其病因为风、湿、热之邪内侵，其机理为脾湿内蕴，流溢肌肤，加之风邪外袭，久郁化热，导致营卫运行失畅而病，延及后期，病久邪深，伤阴耗血，致血虚风燥，肌肤失养，而呈皮肤干燥的慢性病变。急性期以湿热为主，慢性常伴血虚。久居湿地、气候变化、季节因素、多食生冷甜腻之物或过食膏粱厚味、嗜酒等，为其诱因。在辨证上，首先辨明风、湿、热、营虚、血燥，再分清孰轻孰重，可从皮疹的色泽、疮面的干湿、痒感的差异以及发病部位几方面辨证。在施治方面，主张标本兼治，内外俱施，以运化脾土为主。

（一）内治

1. 风湿偏盛型

治宜疏风胜湿。

自拟湿疹1方

羌活 党参 白鲜皮 茯苓 当归 僵蚕 蝉蜕 荆芥 防风 藿香 厚朴 陈皮

若舌苔薄黄，口干，加苦参、知母、黄芩，去羌活；体实去党参；体虚加白术。

2. 风热挟湿型

治宜祛风清热渗湿。

自拟湿疹2方

桑白皮 黄芩 荆芥 山栀 连翘 赤芍 防风 木通 车前子

若有表证，加牛蒡子；渴饮者，加石膏、知母，去桑白皮；心烦尿赤，加生地、赤苓；剧痒，加苦参、白鲜皮、僵蚕。

3. 湿热偏盛型

以清热利湿为主。

自拟湿疹3方

野菊花 马齿苋 生地 栀子 黄芩 黄连 黄柏 苦参 萆薢 土茯苓 白鲜皮 海桐皮 蛇床子

若病发于上部，加羌活、葛根、升麻，去黄连、黄柏；病发于下部，去黄芩、栀子，加木通、滑石；热毒重，加连翘、丹皮、蒲公英，去蛇床子、土茯苓。

4. 血燥生风型

治宜养血润燥祛风。

自拟湿疹4方

乌梢蛇 当归 川芎 赤芍 白蒺藜 生地 荆芥 防风 胡麻仁 玄参 麦冬

若舌咽干燥者，加天冬；有瘀血者，加丹参、红花、紫草；苔藓样变，加三棱、莪术。

对顽固性皮损时有糜烂、渗液，瘙痒无度，常用全虫方。

全虫方

全蝎　皂刺　猪牙皂　白蒺藜炒　槐花　枳壳　苦参　荆芥　蝉蜕　灵仙

（二）外治

湿热偏盛；糜烂渗液，瘙痒无度者，给予生地榆 15g，马齿苋30g，水煎湿敷。渗液减少后撒布青黛散、黄连油；以丘疹为主者，用三黄洗剂；皮损浸润脱屑，用除湿止痒汤或紫草油膏、吴海膏（吴茱萸、海螵蛸各 16g，凡士林适量）。

王某　男，58 岁，工人。

患阴囊湿疹，反复发作。皮损见外阴及股内大片潮红，阴囊水肿，间有大片糜烂，小片渗液，边缘有少量结痂与内裤粘连，伴剧痒，心烦不安。

经用自拟湿疹 4 方内服及外治，3 剂后炎症明显减轻，渗液停止，疮面干燥，继续治疗 6 天后痊愈。

三、青年痤疮（粉刺）

《外科正宗》曰："粉刺属肺，皶鼻属脾，总皆血热郁滞不散。所谓有诸内，形诸外"。本病是常见的青春发育期皮脂腺疾病，因饮食不节，过食油腻辛辣之物，致脾胃湿热，复受风邪，蕴滞肌肤，搏结于面而成。治宜宣肺泄热，凉血利湿化瘀。

消痤汤

丹皮　枇杷叶　大黄　赤石脂　当归　赤芍　生地　薏苡仁红花

感染者，加蒲公英、地丁、二花；有囊肿，加夏枯草、贝母、三棱、莪术、丹参；肺经风热盛，加鱼腥草、桑皮、白花蛇舌草；脾胃湿热盛者，加大薏苡仁量，或加苦参，或合茵陈蒿汤；冲任不调者，加益母草、凌霄花或合逍遥散。同时配合恰当外治之剂，可缩短疗程。常用5%硫黄软膏、三黄洗剂。

蒋某 男，工人。

面部痤疮，挤之有粉状物伴豆粒大小疙瘩，反复发作2年。伴发痒、口干、便秘，皮损见面部油腻多脂，散在米粒大暗红色丘疹及结片状结痂，个别呈黄豆大囊肿。舌质暗红、苔薄黄，脉滑数。诊为囊肿性痤疮。证属肺胃湿热兼血瘀。治宜清热化湿，佐以宣肺化瘀软坚。

消痤汤去当归、生地，加夏枯草15g，三棱12g，莪术12g，丹参12g，苦参10g，苍术10g。水煎服，每日1剂。

外用：5%硫黄软膏。

10剂后皮损减轻，囊肿软缩。20剂后病告痊愈。半年后随访未复发。

急性皮肤病多湿热，主用萆薢渗湿汤

萆薢渗湿汤出自《疡科心得集》，为外科皮肤科常用名方之一。由萆薢、薏苡仁、黄柏、赤苓、丹皮、泽泻、滑石、通草八味药组成。

皮肤为人之卫外，毒邪侵犯，首当其冲。急性皮肤病，每因湿热熏蒸肌肤或兼感风邪而引起，故大凡皮肤病的急性期，皆可以萆薢渗湿汤化裁与之，湿重宜兼温化，热重宜兼清利，兼挟风邪宜疏风散邪，实证宜兼攻逐，虚证宜兼扶正。总之，临床应用此方时应坚持辨证施治，随证加减则疗效甚佳。

一、杷桑萆薢渗湿汤

即本方去泽泻加炙杷叶、桑白皮、辛夷花、赤石脂、白芷。用于因过食油腻之物，致肺胃湿热，复受风邪，蕴滞肌肤，搏结于头面、颈部的急性皮肤病，如痤疮感染、面颈部的接触性皮炎、大头瘟（包括颜面丹毒）。症见皮肤潮红，双目俱肿，眼睛赤痛或面颈部红斑、丘疹、水泡，脉浮数或滑数者。方中炙杷叶、辛夷花质轻上浮，可直达肺胃，有清宣降气之功；桑白皮有泻肺利尿之效，其性寒凉，经归肺胃，可清肺胃热毒；赤石脂、白芷可增强宣肺清热，抑制皮脂渗出的功效。

董某 女，17岁，农民。1984年7月5日诊。

症见颜面、双手背皮肤潮红，起皮疹，灼痒。患者于4天前，觉面部干燥不适，故而洗脸后搽雪花膏1次，6小时后，颜面、双手背发红、灼热、麻木、肿胀，其上起小丘疹。即到当地治疗，不效。查：舌红、苔黄腻，脉滑数。证为肺胃湿热，搏结于面。

杷桑萆薢渗湿汤去黄柏，加生地12g，黄芩10g，大青叶15g。水煎服，进6剂。

皮损消失而愈。

二、柴胆萆薢渗湿汤

即本方去泽泻，加柴胡、龙胆草、当归、黄芩，用于脾失健运，湿浊内生，郁久化热，湿热搏结或肝胆之火妄动熏蒸肌肤，循经外溢而致之胸腹、少腹、阴部皮肤病，如带状疱疹、阴囊急性感染、妇人阴痒等。症见局部皮损潮红，灼热刺痛如火烧火燎，水疱壁紧张或患处糜烂渗液，浸淫成片，结痂瘙痒，伴口苦、咽干、烦躁易怒、胁痛，舌质红、苔黄，脉弦数。该方既可清热解毒利湿，又能泻肝胆之

73

实火。临证若遇疼痛较著者，需加化瘀通络之品，如元胡、金铃子、乳香、没药、丹参之属，亦可合芍药甘草汤疗之。若局部肿胀明显，糜烂而汁水频流，需重用生苡仁，易赤苓为土茯苓，瘙痒甚加苦参、海桐皮、全蝎、僵蚕。

王某 男，45 岁，工人。1983 年 5 月 16 日诊。

自述胸腰部起水泡，烧灼疼痛难忍，伴口苦，烦躁易怒，大便干燥 3 天，曾用西药病毒灵、维生素 B_{12} 等无效。

检查：右胸部及腰部簇集红斑水泡皮损 7 处，个别呈豆大水泡，触痛明显，舌边红、苔黄腻，脉弦数。诊断为缠腰火丹（带状疱疹）。证属肝胆火盛，湿热搏结。治以泻火利湿，解毒止痛之法。

柴胆草薢渗湿汤去黄柏，加板蓝根 15g，马齿苋 30g，延胡索 10g。水煎服。

外用：金黄膏外敷。

用药 6 剂后皮损基本干燥，结痂，疼减。9 剂后，皮损痊愈。

三、蚤休草薢渗湿汤

即本方去泽泻、黄柏，加蚤休、马齿苋、黄连、栀子。

用于暑邪湿热侵入肺经，不得疏泄，热盛则肉腐为脓所致之化脓性皮肤病，如泛发性脓疱疮、多发性疖病、暑疖、皮肤外伤感染等。症见：局部起脓疱，以头面、四肢为多，密集而色黄，围绕红晕，破后糜烂，或伤处红肿，脓水频流，浸淫四窜自觉瘙痒，伴身热不扬，胸闷，便干，尿短赤，舌红，脉濡数。方中蚤休、马齿苋、薏苡仁 3 味量至 30~60g。若脾胃虚，湿盛者，去栀子、黄连，加山药、扁豆。蚤休、马齿苋性味甘、苦寒，清热解毒而无伤脾败胃之弊，故以重剂投之；黄连、栀子性味苦寒，有清热燥湿、泻火解毒之功。诸药合用达清利湿热，泻火解毒之效。

仁某　女，16 岁，学生。1984 年 9 月 1 日初诊。

全身出疹，起脓疱，剧痒，以夜间为甚，1 月余。有疱疮接触史。检查：双手指缝、前臂、腋窝、股内侧及小腿屈侧可见大片状较密的红色丘疹、脓疱疹，部分脓疱已破、糜烂，有大量脓性分泌物、血痂，舌红、苔薄黄而腻，脉数。诊为疥疮（脓疥）。证属湿热郁肺，虫毒外袭。治以清热解毒，利湿杀虫之法。蚤休萆薢渗湿汤去赤苓，加苦参 12g，土茯苓 15g，3 剂。水煎服。

外用：10% 硫磺软膏涂搽。

二诊：服药后炎症减轻，痒可忍受，脓性分泌物减少，部分病损基本干燥，有脱屑。继用上方化裁加减，治疗 1 周，皮损恢复正常。

四、凉血萆薢渗湿汤

即本方去泽泻，加生地、赤芍、紫草、白茅根。用于湿热内蕴或禀性不耐，食入忌物，蕴热成毒，郁于肌肤，充于腠理，浸淫皮肤，甚则毒热入营，致气血两燔的变态反应性皮肤病，如药物性皮炎、过敏性紫癜。该类疾病，一般在上部的病变多兼风热，瘙痒多兼风邪，渗液过多，大都属脾胃湿热。治疗上主张标本兼治，内外治法同施，以凉血清热、解毒利湿为主。病发于上部去黄柏，加菊花、蔓荆子、升麻；病发于下部加牛膝；热毒重加连翘、蒲公英、白花蛇舌草；血热而见出血点、瘀斑者，加生地榆、茜草、仙鹤草、芥穗炭，以增凉血止血的作用；剧痒者，加刺蒺藜、白鲜皮、白僵蚕；反复发作者，加丹参、当归、黄芪、苍术；有里热实证加大黄、枳实，以增强凉血、化瘀、通腑泄热之效。

李某　男，24 岁，工人。1983 年 5 月 7 日诊。

患泛发性湿疹已 3 年余，时轻时重，反复发作，每在夏秋季较重，自觉瘙痒难忍，抓之则糜烂，汁水淋沥，甚为痛苦。诊见皮肤潮红，颈、胸及阴囊、四肢有较密集之红色小丘疹，部分皮损呈糜烂、渗液、结痂状，对称分布，舌质红、苔黄腻而少津，脉弦数有力。证属素体血热，复受湿热之邪，湿热交蒸于肌肤，不得外泄而发为湿疹。治以清热利湿为法。用凉血萆薢渗湿汤加野菊花 30g。水煎服 6 剂。

外用：生地榆、马齿苋。水煎湿敷，6 剂。

二诊：用药后，渗液减少，皮疹基本消退，部分皮损已干燥、结痂。继用原方 6 剂，共治疗 24 天，皮肤疾患乃愈。

五、土苓萆薢渗湿汤

即本方去赤苓，加土茯苓、牛膝、地丁、银花。用于火毒、湿热下注，郁于肌肤而致之下部皮肤病，如下肢丹毒、足癣感染、大脚风等。发生在下部的皮肤病，只要有腿肿足胀，局部疼痛，都可用此方加减治之。若局部肿而焮红、灼疼，此为毒热炽盛之象，宜合黄连解毒汤；若肿甚而没指，宜兼化瘀通络之丝瓜络、透骨草、地龙、王不留行等药，亦可用白茅根、赤小豆；若坚肿难消者宜加活血透托之品，如穿山甲、皂刺、乳香、没药等；足癣奇痒难忍者加白鲜皮、地肤子、蛇床子、海桐皮。

张某 男，37 岁，工人。1983 年 6 月 8 日诊。

自诉右脚红肿疼痛，糜烂，灼痒 1 周。曾患脚气 1 年余，1 周前右脚趾间瘙痒、灼热，起水泡，糜烂，流液，肿痛不能行走。经某医院治疗不效。检查：右足背肿胀，皮肤潮红，趾缝有密集性小水泡，个别处皮肤发白，糜烂渗液，基底面潮湿鲜红，舌质红，脉滑数。诊断为足癣合并感染。证属湿热下注。治以清热解毒，利湿消肿之法。

土苓萆薢渗湿汤加白鲜皮、地肤子各 12g。2 剂煎服。

外用：五加皮、地骨皮、大枫子、白矾各 15g，皂角、醋酸铅各

10g。水煎湿敷。

二诊：右足肿痒渐消，渗液减少。继用上二方，内服外洗，并外用新脚气粉扑撒，而告愈。

（白崇智 整理）

张锡君

皮肤诸证，乌蛇蝉衣

张锡君（1913~1999），重庆市中医院主任医师，著名临床家

乌蛇蝉衣汤是在验方乌蛇败毒散的基础上，经过长期临床实践总结出来的一首方剂。治疗湿疹、风疹、疱疹、荨麻疹等，临床效果颇为满意，治疗红斑性狼疮、黑变病等疑难病证，收效也好。

乌蛇蝉衣汤

乌梢蛇 15g　蝉蜕 6g　僵蚕 6g　露蜂房 6g　丹皮 9g　赤芍 9g　苦参 9g　土茯苓 30g　虎耳草 30g　千里光 30g　白鲜皮 9g

本方具有清热解毒，除湿通络，祛风止痒，化瘀消疹之功效。

一、湿疹

急性期以乌蛇蝉衣汤加防风通圣丸或牛黄解毒片；亚急性期加薏苡仁、茯苓等除湿之品；慢性期加四物汤等养血之剂。

徐某　男，16 岁。1974 年 9 月 31 日诊。

1 周前，全身发现米粒样丘疹，阴部尤甚，瘙痒甚剧，大便干燥，小便黄赤，心烦不眠，口渴，舌红苔黄，脉滑数。证属风邪热毒，蕴结肌肤。治宜清热解毒，通腑泻热。

乌梢蛇 15g　蝉蜕 6g　丹皮 9g　赤芍 9g　千里光 30g　虎耳草 30g　牛耳大黄 15g

防风通圣丸 6 包，每次 1 包，每日 2 次。

3 剂后疹退痒稍减。按此方加减又服 4 剂，痒除病愈，至今未复发。

二、风疹

用乌蛇蝉衣汤加银、翘、荆、防等祛风解毒之品。

曾某 女，15 岁。1974 年 10 月 15 日诊。

患者 2 天前发热恶寒，咳嗽，流涕，次日全身出现红色斑疹，瘙痒，遇热痒甚，二便调，舌红苔薄黄，脉浮数。

查：枕后淋巴结肿大，咽喉明显充血。诊为风疹。证属风热犯肺。治以疏风清热，宣肺解表。

乌梢蛇 15g　蝉蜕 6g　蜂房 6g　荆芥 9g　防风 9g　瓜蒌壳 9g　白鲜皮 9g　银花藤 30g　连翘 9g　千里光 30g　鱼腥草 30g

服 3 剂疹退病减，再服病愈。

三、荨麻疹

刘某 男，6 岁。1975 年 5 月 3 日诊。

患者反复全身起风疙瘩 2 年，时出时没，早晚较剧。近两天复发，瘙痒甚剧，夜寐不安，纳可，舌红苔薄白，脉浮数。证属风热束表。治以疏风解表。

乌梢蛇 10g　蝉蜕 6g　赤芍 9g　防风 6g　荆芥 6g　薄荷 6g　千里光 30g　虎耳草 30g　白鲜皮 6g

银翘丸 10 丸，每次 1 丸，每日 3 次。

服 3 剂，疹消病愈。续服 2 剂，巩固疗效。

四、脓疱疮

本病临床分湿热和脾虚两证，而以湿热多见，治以清热解毒，除湿排脓。方用乌蛇蝉衣汤合五味消毒饮。

张某 男，65 岁。1974 年 7 月 12 日诊。

患者 1 周前头面、四肢起红疹，瘙痒，搔后出现脓疱，溃后糜烂流黄水，烦躁不安，纳呆，口渴，大便 2 日未解，小便黄，舌质深红，苔黄腻，脉滑数。证属湿热内蕴，熏蒸皮肤。治宜清热解毒，除湿排脓。

乌梢蛇 9g　蝉蜕 6g　土茯苓 15g　银花 15g　薏苡仁 15g　野菊花 15g　紫花地丁 15g　虎耳草 15g　千里光 15g

防风通圣丸 4 包，每次半包，每日 2 次。

服 2 剂大便通畅，诸症减轻。防风通圣丸停服。按上方加减，续服 1 周而愈。

五、接触性皮炎

王某 女，31 岁。1975 年 8 月 12 日诊。

2 天前接触生漆后即觉全身发痒，继之头面出现紫红色丘疹，眼睑及面部浮肿，瘙痒难忍，烦躁不安，纳差，舌红苔薄白，脉稍数。诊为漆疮。证属风热湿毒。治宜清热解毒，祛风除湿。

乌梢蛇 9g　蝉蜕 6g　蜂房 6g　地肤子 9g　白鲜皮 9g　荆芥 9g　防风 9g　千里光 30g　虎耳草 30g　排风藤 30g

另用鲜漆枯草 60g 捣烂外搽。

2 剂症减，再 2 剂而愈。

六、剥脱性皮炎

张某 女，5 个月。1975 年 5 月 17 日诊。

患儿生后 1 个月出现红疹，后渐加重，面部出现水肿及渗液性结痂，有部分出现鳞屑。经某医院诊为剥脱性皮炎，治疗效果不显。现全身脱屑脱皮，以头部为甚。有时发热，伴有渗液性结痂。患儿哭闹不安，时有吐乳，便干，舌红苔薄黄，手紫。诊为湿毒疮。证属湿毒入血，外发肌肤。治宜凉血解毒，除湿清热。

乌梢蛇 4g　蝉蜕 4g　丹皮 4g　赤芍 4g　生地 8g　银花 4g　连翘 4g　苦参 3g　千里光 10g　土茯苓 10g　野菊花 10g

另用紫草根 15g，用菜油煎枯后去滓，取油外搽。同时，以珍珠粉 3g，每日 1g，分 3 次服。

上方略有加减，服药、外搽 1 个月而愈。

七、红斑狼疮

罗某　女，33 岁。

患者 1969 年 7 月因受烈日暴晒后，自觉身痛乏力，心慌，发热，面部起红斑。血常规：白细胞 2.7×10^9/L，血沉 89 毫米/小时，丙氨酸氨基转移酶 180 单位；尿常规：蛋白（+），管型（少许）；血中检出红斑狼疮细胞。经某医院诊为系统性红斑狼疮。曾服大量激素、硫唑嘌呤、双嘧达莫等药治疗效果不显，来请诊治。

现面部红斑，发热，口渴，便结，尿黄，舌红苔黄，脉滑数。诊为阳毒发斑。证属热毒内蕴，经络瘀阻。治宜清热解毒，活血通络。

乌梢蛇 15g　蝉蜕 9g　蜂房 9g　白鲜皮 9g　赤芍 9g　丹皮 9g　生地 20g　虎耳草 30g　千里光 30g　路路通 30g　牛耳大黄 30g

防风通圣丸 7 瓶。每日 1 瓶，分 3 次服。

按上方随证加减连服 2 个月，病情好转。白细胞 8.2×10^9/L，血沉 18 毫米/小时，丙氨酸氨基转移酶 110 单位，精神好转，面部红斑基本消失。续以滋养肾阴为主，用六味地黄丸、二至丸加味并与乌蛇蝉衣汤交替服达半年之久，病情基本稳定。1973 年 9 月上班工作。1974 年顺产一女。1980 年随访母女健壮。

八、皮肌炎

本病多由湿热风毒所致，治宜疏风清热，解毒除湿。

朱某 女，9 岁。1970 年 3 月 3 日诊。

患儿半年前患外感后，发热不退，面部出现水肿性紫红斑，压之不凹陷，继之手背及全身出现伴有水肿的红斑，肌肉疼痛、触痛，乏力，嗜睡，纳呆。经某医院诊为皮肌炎。治疗半年效不显。来请会诊。诊为阳斑。证属湿毒入血。治宜除湿解毒，活血通络。

乌梢蛇 9g 蝉蜕 6g 丹皮 6g 赤芍 9g 薏苡仁 30g 紫草 9g 猪秧秧 30g 土茯苓 30g 白花蛇舌草 30g 半枝莲 30g 排风藤 30g

癌痛宁 1 瓶，每次 2 片，每日 3 次。

按上方增损连服半年，诸症大减。白细胞由 1.17×10^9/L 升到 4×10^9/L。尿常规正常。后用大补阴丸、归脾丸之类，与前方交替服达 3 年之久。经复查皮肌炎已愈。随访 2 年未复发。

九、黑变病

本病多属阴虚挟瘀，或湿毒入络，或气血亏虚等。治以养阴化瘀，或除湿解毒通络，或气血双补。

向某 女，43 岁。1978 年 8 月 15 日诊。

患慢性湿疹 5 年，每年夏秋季复发。3 日前湿疹复发，瘙痒甚剧，逐渐皮肤变黑，以后出现网状竭色斑。近 1 周来色黑加深，经某医院诊为黑变病，多方治疗不效。来请诊治。现症：面、颈及手背部一片黑色网状斑，胸部呈点状斑，时有瘙痒，口中无味，纳差，舌淡苔白腻，脉濡数。月经量少，色淡有瘀块。证属湿毒挟瘀。治宜除湿解毒，化瘀通络。

乌梢蛇 15g　蝉蜕 9g　蜂房 6g　丹皮 9g　赤芍 9g　当归 12g　土茯苓 30g　薏苡仁 30g　路路通 30g

大黄䗪虫丸 6 瓶，每日 1 瓶，分 3 次服。

服 7 剂后，病见好转。按上方增损连服 3 个月，黑斑尽退。

（余朋千　整理）

沈楚翘

审病因细辨证，法前贤勿拘泥

沈楚翘（1909~1989），上海中医药大学附属曙光医院主任医师

皮肤病虽然名目繁多，皮损多种多样，病情错综复杂，但其症状归纳起来，不外痒、痛、渗出（或脱屑）。其病因不外风、湿和热（亦有虫、毒、瘀等）。其病机多为风湿热邪郁于肌肤，气血运行受阻，肌肤失养而成。急性病变多属湿热，慢性病变多属血燥。急性期多用祛风清热利湿法，慢性期多用养血润燥法。

偏于风者，多泛发全身，游走不定，瘙痒颇剧，大多为干性，少渗出，或有脱屑，皮损多为丘疹、风团。偏于热者，其症多见红、肿、热、痛、痒（或痒痛交作），皮疹多为斑丘疹；偏于湿者，多见瘙痒、糜烂、渗液较多，或黄水淋漓，病程缠绵难愈，皮损多为水泡、脓疮。

皮肤病虽多发于浅表肌肤，但与内脏关系密切。心主血脉而藏神，肝主筋而其华在爪，肾主骨而其华在发，肺主皮毛，脾主肌肉。一旦脏腑功能失调，气血运行不利，皆可导致皮肤病发生，即所谓"有诸内必形诸外"。因此，治疗皮肤病亦需从整体出发，辨证论治，调理脏腑，使其各复其职。若只着眼于局部皮肤，而忽略内调脏腑气血，即使皮损暂时好转或消失，也易复发，甚至愈发愈重。若以活血化瘀、养阴清热、养血祛风、调理脾胃、泻火解毒、平肝重镇、清热

利湿法分别治疗红斑性肢痛症、白塞氏病、银屑病、带状疱疹、神经性皮炎、急慢性湿疹等难愈易复发的顽疾，则疗效颇著。

重活血化瘀

据王清任《医林改错》中"青筋暴露，非筋也，现于皮肤者血管也。血管青者，内有瘀血也"及《素问·调经论篇》中"孙络外溢则经有留血也"等论述，认为血瘀证在皮肤病领域中的表现可归纳为以下几点：舌质暗滞，边有瘀点或瘀斑，舌下色青紫；出血倾向，表浅静脉怒张，皮肤颜色改变（暗褐、紫斑、白斑等）；毛发的变化（脱发、发枯黄等）；感觉的异常；皮肤粗糙、角化过度，异常组织增生，如结节红斑、皮下囊肿等；顽固而持续性隐痛，或刺痛难忍等。

活血化瘀法对下肢结节痛，包括结节红斑、硬红斑、结节性脉管炎、过敏性紫癜、血栓性静脉炎、血栓闭塞性脉管炎、皮肤变应性血管炎、红斑肢痛症等常可取得满意效果。但具体应用时，尚需区别寒热虚实，配合其他疗法，可收到事半功倍之效。

根据红斑性肢痛症见有皮肤紫红、充血，温度增高，疼痛等症状，认为该病是由湿热蕴于肌肤，经络阻隔，气血凝滞而成，每治以活血化瘀配合清热利湿。

陆某 男，58岁。1980年5月3日初诊。

1979年1月两足跟肌腱呈针刺样疼痛，逐渐发展到两足底，局部皮色紫红，温度显著增高，灼热作痛，入夜尤甚，活动及站立时疼痛加重。自用冷水浸泡，疼痛可缓解数小时，而后又复作痛。以后两踝及膝部出现结节性红斑，时隐时现，灼热作痛。经某医院皮肤科诊断为"红斑性肢痛症"。曾用中西药治疗无效，而来本院中医治疗。脉弦细数，舌苔黄。证属湿热下注，气血凝滞，脉络不和。治宜活血化瘀，清热利湿通络。

当归 10g　丹参 10g　丹皮 10g　赤芍 10g　白芍 10g　牛膝 10g　赤小豆 15g　忍冬藤 15g　天仙藤 15g　络石藤 15g　伸筋草 15g　茯苓皮 15g　冬瓜皮 15g

水煎服。

二诊（1980 年 11 月 14 日）：两足肿势已消，红斑退尽，皮色如常，疼痛亦止，步履便利。

白塞氏病，法宗《金匮》

白塞氏病又称口、眼、生殖器皮肤综合征，是一种原因不明的皮肤黏膜综合病证。相当于《金匮要略》所描述的"狐惑"一证，"蚀于喉为惑""蚀于阴为狐"。在《金匮要略》治疗本病应用百合地黄汤、甘草泻心汤等方的启示下，认为本病的病机为肝肾两亏，湿热为患。总的治疗原则为益气养阴，清热利湿。由于发病的部位不同，故治疗方法亦有差异。发于口、眼部位者，多为阴虚火旺、虚火上炎，治当以滋阴降火为主；发于外阴者，为湿热下注，故以清热利湿为主；发于下肢结节性红斑，多为瘀血凝滞，应在上法中配合活血祛瘀之法。

郑某　女，31 岁。1980 年 4 月 10 日初诊。

2 月 21 日出现发热，关节酸痛，继之口腔黏膜、外阴部发生溃疡作痛，2 月 27 日入本院皮肤科病房，诊断为白塞氏病。经过 1 个月治疗，病情好转出院。但不久又复发，口腔黏膜又生溃疡，午后低热，神疲乏力，口干而渴，脉弦细，舌苔薄边尖红。证属肝肾阴虚，虚火上炎，脾胃湿热循经上熏。治宜养阴清热利湿。

方用：大生地 15g　麦冬 10g　山药 10g　朱茯苓 10g　生石膏 15g　知母 10g　牛膝 10g　竹叶 10g　玄参 10g　谷麦芽各 10g　杭甘菊 6g　代

赭石 30g　鲜芦根去节，1 支

　　水煎服。

　　二诊（4 月 17 日）：服上方 7 剂，诸症均减，口腔溃疡渐瘥，再以上方加减治疗 2 月而愈，随访至今，未见复发。

重辨证明病因，分标本审虚实

　　神经性皮炎相当于中医学的"牛皮癣""顽癣"。多由风湿热邪郁于肌肤，日久耗血，血虚风燥，肌肤失养所致。该病有两大特点，一为血虚，一为肝旺。血虚由风邪引起，血虚而致肌肤失养，故养血润燥是治本，常用生熟地、当归、丹参、鸡血藤、何首乌、赤白芍之类；肝旺是引起瘙痒的主要病机。肝为风木之脏，体阴而用阳，其性刚强，肝气急而易亢。该病患者大多性情急躁，心烦易怒。又多因精神紧张，情绪抑郁而发作，瘙痒颇剧，夜不安寐，故用重镇之品，如代赭石、灵磁石、珍珠母、石决明之类，以平肝潜阳，重镇安神。止痒效果较单纯用祛风、杀虫止痒为佳。

　　何某　男，30 岁。1977 年 12 月 28 日初诊。

　　面、颈部及手背皮疹作痒已 3 年。3 年前在后颈发现一枚黄豆大皮疹作痒，经自用地塞米松软膏擦涂后，皮疹消失，停药后不久复发，皮损逐渐延及整个颈部、前额、两颊和两手背，瘙痒不堪，抓破出血，入夜作痒尤甚，影响睡眠，冬春季发作较重，平素性情急躁。经某医院诊为播散性神经性皮炎。治疗效果不显，而来求治。

　　检查：前额、两面颊部、后颈部皮损呈散在性分布，部分有融合之苔藓样暗褐色斑片，周围有如针头至绿豆大扁平丘疹，部分有明显抓痕和血痂，手背亦有同样皮损，脉弦细，苔白。证属血虚风燥，肌肤失养。治宜养血祛风，重镇止痒法。

荆芥 10g　黄芩 10g　生地 12g　丹皮 10g　赤芍 10g　白芍 10g　紫
草 10g　生甘草 6g　乌梅 10g　灵磁石 10g　代赭石 30g　地肤子 10g　豨
莶草 15g　牛膝 10g

水煎服。

二诊（1978 年 3 月 8 日）：上方连服 3 个月，皮损消退大半，瘙
痒大减，时有反复，已能安睡。再以上方为主继续服用。

三诊（1978 年 9 月 26 日）：上方加减治疗半年，皮损基本消失，
瘙痒已停。

1981 年 3 月 21 日随访：患者自述停药半年后，皮损有少量发出，
微痒。目前虽入春季，未见发作。

治湿别内外，法度需分明

湿疹是一种过敏性疾病，是皮肤科常见病、多发病之一。病因
较复杂，常与人的体质或神经系统功能障碍有关。瘙痒剧烈且又易复
发。湿疹顾名思义，与“湿”关系密切。而湿有内外之分，内湿多由
过食腥辣醇酒厚味，损伤脾胃，运化失司，以致湿热内生；外湿多由
感受风湿邪气，内外之湿相合，发于肌肤而成。因此，湿疹总的病因
不离湿热。急性湿疹热重于湿，症见皮肤潮红、焮热，瘙痒，渗水，
溲黄便干，苔黄腻，脉滑数。治宜清热凉血燥湿之法，选用苦寒清热
解毒燥湿之品，如黄芩、黄柏、苦参、白鲜皮等；清热凉血药可用生
地、丹皮、赤芍、紫草之类。若皮损泛发全身，瘙痒明显，多与风邪
有关，应佐以祛风之品，如荆芥、防风、桑叶、菊花、豨莶草等，慢
性湿疹多为湿重于热，湿热郁于肌肤，耗血生燥，使气血运行不利，
而致皮肤粗糙、角化、肥厚。治宜养血活血，祛风利湿为主，常用当
归、赤白芍、丹参、鸡血藤等养血活血；茯苓、泽泻、赤豆、薏苡仁

之类清热利湿。后期佐以健脾益气之品，如党参、白术、山药等，以杜绝生湿之源，减少湿疹复发。

张某 男，45 岁。1978 年 9 月 6 日初诊。

1 年前患湿疹，时轻时剧，瘙痒。经某医院治疗好转。

前日因饮酒后又复发作，初起两小腿作痒，皮色微红，搔破后流黄水，入暮加重，瘙痒，夜不能安睡。胸部、两上肢亦有散在丘疹、水泡、糜烂。因服西药效果不佳，转中医诊治。

检查：四肢伸侧、胸部皮肤潮红，有散发或集簇粟粒大红色丘疹，间有水泡，部分糜烂，渗出液较多色黄，尤以两小腿为著，脉弦滑，苔黄腻，边尖红。证属湿热内蕴，风邪外袭，发于肌肤。治宜祛风清热，解毒利湿。

荆芥 10g 黄芩 10g 银花 15g 连翘 15g 赤芍 10g 丹皮 10g 白鲜皮 15g 土茯苓 15g 苦参 10g 豨莶草 15g 地肤子 10g 六一散包，15g 水煎服。

上方加减治疗月余而收功。

效法于前贤，蛇丹治心肝

带状疱疹相当于中医学的"蛇丹""蛇串疮""缠腰火丹"。历代医家多认为本病因肝胆湿热内蕴，外发肌肤而成，常用龙胆泻肝汤加减。本病除与肝有关外，还与心有关。因该病还常发于头面部，皮损潮红焮热，刺痛剧烈，全身伴有心烦口干，溲黄便干，苔黄舌尖红，脉弦数。《内经》云："诸痛痒疮，皆属于心"，心属火而主血脉，火性炎上，如心火亢盛，热伏营血，透发肌表而成火丹，故与心关系密切。因此，治疗该病，当从心、肝论治。常用泻火解毒，平肝镇静法。泻火解毒乃泻心肝之火毒，以治本。常用犀角地黄汤、黄连解毒汤加减；平肝镇静以止痛，用以治标。标本兼顾，收效显著。

林某 男，80岁。1981年2月19日初诊。

7天前自觉右侧头痛，继而起发小疹，上至头角，下至耳后，疼痛如针刺，夜不安寐，心烦口干，故来就诊。

检查：从右侧头顶开始，下至锁骨上部，皮损为集簇性、绿豆大小水泡，基底潮红，排列呈带状，各群之间皮肤正常，间有丘疹、血痂。右颈部淋巴结肿大如蚕豆，压痛明显。脉弦数，苔薄黄，舌尖红。证属心肝火毒蕴热，透发肌肤。治宜泻火解毒，平肝镇静。

黄芩10g 黄连3g 甘中黄包,6g 赤芍10g 蒲公英15g 紫花地丁15g 野菊花6g 灵磁石30g 珍珠母30g 代赭石30g

水煎服。

二诊（2月23日）：经服上方4剂，小水泡逐渐消退，局部疼痛大减，已能安睡。继以上方加减服16剂而愈。

（王袭祚 贾鸿魁 整理）

郭长贵

辨治皮肤病，活用仲景方

郭长贵（1916~1988），原安阳市中医院副主任医师

小柴胡汤治缠腰火丹

缠腰火丹多系肝胆火盛所致。肝胆表里相配，火热炽盛，瘀滞二经，蕴结于肌肤，致成本病。小柴胡汤原为伤寒少阳病而设，以其疏肝利胆，解表清里，与本病肝胆火盛之病机契合，故移花接木用治缠腰火丹，稍事加减，每多获效。临证可减参、草之补，加入二花、地丁、丹皮、猪苓、泽泻等清热解毒利湿之品。

刘某 女，70岁，居民。1981年8月13日初诊。

患者2天来左胁肋陆续出现1条带状水疱，成簇密集，内含透明液体，小如粟米，大如蚕豆，痛如火燎，心烦不安。诊为缠腰火丹。治以小柴胡汤加减。

柴胡 10g　黄芩 12g　栀子 12g　金银花 15g　地丁 15g　当归 12g
生地 15g　丹皮 15g　猪苓 15g　泽泻 12g　陈皮 10g　甘草 6g

3剂，日1剂，水煎服。

外用：疡毒散（滑石 90g，甘草 15g，黄连 30g，地榆 30g，冰片 3g，上药共研为细末）香油调涂患处。每日换药1次。

复诊（8月17日）：药后小水泡已干枯塌陷，部分大水泡破裂，出现糜烂面，疼痛减轻。继用上方3剂，外用药同前，溃烂处撒生肌散。

三诊：水泡消失，糜烂面愈合，饮食增加，精神转佳，基本痊愈。为巩固疗效，上方减地丁，加醋元胡12g，续服3剂而愈。

泻心汤治湿毒疡

湿毒疡与急性湿疹相似，多由湿热火毒蕴结肌肤而成。以丘疹色红、糜烂、渗液、浸淫成片、剧烈瘙痒为主要特征。《内经》云："诸痛疡疮，皆属于心"，心主火，本病乃湿热火毒为患，故用《金匮要略》治热痞的泻心汤加味治疗，屡用屡验。临证可加入银花、连翘清热解毒，猪苓、地肤子、白鲜皮利湿止痒。方中大黄通便，猪苓利尿，使湿热从二便分消，尤对皮损色红、剧痒、渗水多的患者，能迅速遏止病势，一般二三剂药即使水干痒止。又配外用药助其利湿解毒之功。

赵某　男，35岁，工人。1981年5月4日初诊。

述其双下肢丘疹月余，瘙痒流水，经用西药不效。

检查：自臀部以下至足有散在性丘疹，色暗红，搔破处渗流黄黏水，瘙痒难忍。舌质红，苔黄腻，脉滑数。诊为湿毒疡。治以泻心汤加味。

大黄12g　黄芪12g　黄连9g　黄柏15g　金银花15g　连翘10g　茵陈15g　防己10g　猪苓15g　川牛膝15g　白鲜皮15g　地肤子15g

3剂。水煎服。

外用：滑石36g，甘草6g，地榆12g，黄柏12g。共研为细末，香油调涂患处，日1次。

复诊时已不渗水，瘙痒减轻。继用上方 2 剂，外用药同前。后因他病来诊，言其药后即痊愈。

桂枝汤治风疹块

风疹块又称"痦瘰""瘾疹"等。本病多由汗出肌松，复感风邪，郁于肌肤，致营卫不和而成。桂枝汤为《伤寒论》太阳中风证所设，具有解肌祛风、调和营卫之功。临证加入祛风活血之品治疗风寒型风疹块，收效亦佳。

王某 女，30 岁，工人。1981 年 12 月 15 日初诊。

于 1 周前，因劳动汗出，下班后又遇大风，即全身发痒，旋起扁平疙瘩。经用扑尔敏等不效。且每遇凉水洗手而加重。

检查：全身遍布豆瓣至指头大扁平丘疹，色淡不红，部分融合成片，瘙痒难忍。舌苔薄白，脉浮缓。此汗出受风，营卫不和所致。治以桂枝汤加味。

桂枝 9g　白芍 12g　甘草炙, 6g　蝉蜕 12g　荆芥 10g　防风 10g　白鲜皮 15g　赤芍 12g　生姜 3 片　大枣 4 枚

3 剂。水煎服。

复诊时瘙痒若失，疹块已消。守上方加制首乌 15g，以巩固疗效。1 年后随访无复发。

（刘天骥　整理）

李 可

润燥化瘀，乌蛇荣皮

李可（1930~2013），山西灵石人，临床家

初期，见皮治皮，搜集了大量外用方，以涂抹擦敷为能事，止痒消炎解除燃眉之急，也有小效。但大多暂愈后发，此伏彼起，穷于应付。此路不通，日久才渐有领悟。

皮肤病虽在皮肤肢节，却内连脏腑，并与情志变动、气血失和息息相关。一切皮肤病的根本原因，首先是整体气血失调，"邪之所凑，其气必虚"，然后风、寒、暑、湿、燥、火六淫之邪，或长期接触有害物质，诸多外因趁虚袭入而致病。则治皮之道，首当着眼整体，从调燮五脏气血入手。见皮治皮，永无愈期。遂创"乌蛇荣皮汤"，执简驭繁，用治多种皮肤顽症，竟获奇效。

乌蛇荣皮汤

生地酒浸　当归各30g　桂枝10g　赤芍15g　川芎　桃仁　红花各10g　丹皮　紫草各15g　定风丹60g　白鲜皮　乌蛇肉蜜丸先吞，各30g　炙甘草10g　鲜生姜10片　枣10枚

方中桃红四物合桂枝汤，养血润燥，活血祛瘀，通调营卫。定风丹（首乌、蒺藜对药）滋养肝肾，乌须发，定眩晕，养血祛风止痒；丹皮、紫草凉血解毒；白鲜皮苦咸寒，入肺与大肠、脾与胃四经，清湿热而疗死肌，为风热疮毒、皮肤痒疹特效药。服之，可使溃烂、坏

死、角化之皮肤，迅速层层脱落而愈，脾胃虚寒者酌加反佐药，本品对湿热黄疸，兼见全身瘙痒者，对症方加入 30g，一剂即解。乌蛇肉一味，归纳各家本草学论述，味甘咸，入肺脾二经，功能祛风、通络、止痉，治皮毛肌肉诸疾，主诸风顽癣、皮肤不仁、风瘙瘾疹、疥癣麻风、白癜风、瘰疬恶疮、风湿顽痹、口眼歪斜、半身不遂，实是一切皮肤顽症特效药。又据现代药理研究证实，含多种微量元素、维生素、蛋白质，营养丰富，美须发，驻容颜，延年益寿。诸药相合，可增强体质，旺盛血行，使病变局部气血充盈，肌肤四末得养，则病愈。予用本方治多种皮科顽症。兹举验案数则如下。

一、鹅掌风

段某某　男，57 岁，羊工。1976 年 9 月初诊。

两手掌龟裂出血，痒痛难忍 7 年，掌部粗糙如树皮。县医院外科诊为手癣、掌角化症。患者牧羊 41 年，外受风霜雨露之侵，双手日日接触畜粪，致风毒凝结肌肤，日久深伏血络，营卫阻塞，肌肤失养，血虚不荣四末。服本方 7 剂痊愈。

苏某某　女，22 岁，工人。1977 年 6 月 7 日初诊。

右手鹅掌风 4 年余。由脚癣时时搓痒传染，龟裂、痒痛、出血，冬季加重。每月经行 2 次，色黑不畅。正值经前，面部满布红色丘疹，奇痒难忍，脉数，苔黄。证属湿热内蕴，血热而瘀，不荣肌肤。予基本方加黑芥穗、皂刺各 10g，入血清透。

二诊（6 月 17 日）：上方服 5 剂，下黑血块甚多，面部红疹已退，右掌龟裂愈合，皮损修复，仍感痒痛。久病营卫阻塞，加麻黄 5g、桔梗 10g，开表闭以通皮部之气；日久顽疾，加狼毒 3g 攻毒；黄带阴痒，加生苡仁 30g、黄柏 15g、苍术 15g、川牛膝 30g、蛇床子 30g，以清湿热。

7 剂后诸症皆愈，追访 5 年未复发。基本方内暂加的狼毒，《纲目》谓 "有大毒"。主 "恶疮，鼠瘘，疽蚀" "积年干癣，恶疾风疮"。现代临床实验证实，对颈淋巴结核、睾丸、骨、皮肤、肺等结核，有显效（狼毒枣），对各种顽固、积久难愈之皮肤病，煎剂加入 3g，有奇效。古方 "每服方寸匕" 约 1g。日 3 服则为 3g，今入煎剂，又参合众多扶正解毒群药，绝无中毒之虞。

田某某 25 岁，女，农民。1976 年 9 月初诊。

患鹅掌风 5 年，手足掌枯厚失荣，燥裂肿胀，流黄水，痒痛难忍，百治不效。面色萎黄不泽，经量仅能淹湿卫生纸少许，白带亦甚微，月月超期，近半年来二三月始一行。脉细弱，舌淡齿痕。濒临血枯经闭之险，皮肤微恙，已属细微末节。所幸后天健旺，能食易饥。当从调补五脏气血入手。基本方生地易熟地，砂仁拌捣以防滋腻害脾；加生芪 45g，红参（另炖）10g，焦白术、茯苓各 30g。7 剂。

二诊（9 月 14 日）：上方服后，诸症均减，效不更方，7 剂。

三诊（9 月 30 日）：肿消，患处每隔 2~3 日脱皮一层，龟裂愈合，皮损修复。面色红润，月经复常。肌肤微感痒麻，乃表气未通。加麻黄 5g，又服 7 剂痊愈。追访至 31 岁，健康如常。

肺主一身大气，以黄芪运大气，黄芪又主 "大风"（一切皮肤顽症的总称）且能化腐生肌敛疮。脾主四肢，以四君健脾运中而溉四旁，充养气血以荣四末。

本法曾治愈 16 位 60~75 岁男女老人之全身瘙痒顽症，病因乃高年气血虚衰，内燥化风，不荣四末。于基本方加生芪 60g。少则 3 剂，多则 6 剂皆愈。

二、牛皮癣

刘某某 女，29 岁，农民。

1976年春，患全身泛发性牛皮癣2月余，头面颈项、胸背四肢，无一处完好。皮损如老树皮，燥裂出血，瘙痒无度，搔破则流黄水。经西医脱敏、静注钙剂40余日不效。后继发感染，颈部、耳后、鼠蹊部淋巴结均肿大如杏，夜不成寐。追询病史，知其症由产前过食辛辣发物，产后过食鸡鱼，致血燥化风。且产后未服生化汤，舌边尖瘀斑成片，胞宫留瘀，经前腹痛。古谓："治风先治血，血行风自灭。"此症毒郁血分，非彻底透发于外，很难痊愈。乃疏基本方加二花90g，连翘30g，清热解毒；加皂刺、牛子、黑芥穗各10g，入血透毒于外。

药后，头面部新发出皮疹几乎满脸，额上结痂。肿大之淋巴结消散。原方又进4剂，不再发。去二花、连翘又服7剂，凡病处皆脱壳一层而愈。愈后，其皮肤较病前细嫩、红润，黧黑之面色，变为白嫩，人皆惊异。

韩某某　男，22岁，外科转来病人。1983年6月初诊。

患牛皮癣2年余，近因搔破感染，外科用抗生素、抗过敏药、溴化钙静注1周无效。痒痛夜不能寐，双手背肿胀青紫，血痂累累，右腿内侧上1/3处粗糙溃烂，焮赤肿痛，腹股沟淋巴结肿硬疼痛，举步艰难。心烦口渴，舌红无苔，脉沉滑数。证属嗜酒无度，湿热深伏血分，蕴久化热化毒。基本方生地重用120g，清热凉血；加二花45g、连翘30g、木鳖子15g、僵蚕10g，解毒散结消肿；日久顽疾，加狼毒3g攻毒；以牛蒡子、皂刺、黑芥穗各10g透发血中伏毒；蝉衣10g，引诸药直达皮部。

上药服5剂诸症均愈。小青年不遵禁忌，恣食鱼虾酒酪，时时复发。留有旧方，照方取药，服三五剂又愈。古人饮食禁忌之说，乃经验之谈。某病当忌食某物，犯禁则引发宿疾，确有至理，皮肤病之缠绵难愈多与不遵禁忌有关。

按：木鳖子，为基本方偶加药。《纲目》载："苦，微甘，有小毒。"

《中药大辞典》载："功能消肿散结，祛毒。治痈肿、疔疮、瘰疬、痔疮、无名肿毒、癣疮……"余用此药治皮肤病继发感染，淋巴结肿大，煎剂极量30g（勿须捣碎），一剂即消，中病则止。未见不良反应。

三、神经性皮炎

王某某　17岁，中学生。1977年6月17日诊。

颈两侧、双肘外侧对称性皮损8个月。患处皮肤燥裂出血，奇痒难忍，结痂厚如牛皮。头眩，口渴，舌光红无苔，舌中裂纹纵横如沟，脉弦数。患者个性内向，木讷寡言。因被老师训斥，心情抑郁，不久发病。肝郁气滞，五志过极化火灼阴，血燥化风。阴伤颇甚，侧重养阴，少佐疏肝。

基本方生地重用120g，加女贞子、旱连草、黑小豆、粉葛根、阿胶（烊）各30g，柴胡3g，狼毒1.5g。

7剂后诸症均愈。

张某某　女，41岁，农民。1976年6月3日初诊。

全身瘙痒18个月，其面颊部、耳垂部、手腕外侧呈对称性皮肤干燥脱屑。病起产后自汗，汗出当风，则患部肿起脱皮，痒痛如锥刺。唇色紫绛，舌色紫暗、边尖有瘀斑。便燥，3日一行。脉沉涩。证属肺卫失固，血虚内燥夹瘀，复感风毒。

基本方当归重用90g，加玉屏风散固卫（生芪30g，白术20g，防风10g）。

上药连服7剂，服4~5剂时，正值经行，下紫黑血甚多。经净，诸症皆愈。

四、花斑癣

王某某　男，45 岁，干部。1976 年 7 月 16 日诊。

全身瘙痒 3 年，百治不效。当地医院诊为花斑癣。全身起红色小丘疹，瘙痒无度，搔破后流血水，结痂。双手掌部皮损暗红、枯厚、脱屑。脉滑数，苔黄腻。证属嗜酒无度，内蕴湿热，复感风毒，伏于血络。类似《金鉴》外科描述之"血风疮"症。法当凉血化瘀，清利湿热。

基本方加苦参 30g，苍术 15g，以皂刺、黑芥穗各 10g，入血透毒。难治痼疾，加肾四味调补先天。

上方连服 6 剂，痒止，不再起疹，手部脱壳一层而愈。追访 7 年未发。

花斑癣俗称汗斑，是由一种嗜脂性圆形糠秕孢子菌引起的皮肤真菌感染。此菌喜温暖潮湿及油腻环境，在南方属常见病，好发于多汗、多脂的青壮年和不注意个人卫生或身体抵抗力低下者。起病缓慢，病程长，顽固难愈。皮疹多在夏天发作，冬天静止，好发于颈、胸、肩等部位。表现为小片状褐红、淡褐或淡白色鳞屑状斑片，故名。病虽不大，缠绵难愈，颇令人苦恼。皮科对此病，见病治病，只在"皮"上下功夫，不注重整体调节，故久治不愈。这也是两种医学体系最大不同点，万病皆然，值得深思。

五、白癜风

李某某　男，17 岁，煤矿工人子弟。1977 年 7 月 3 日初诊。

双颊部白癜风呈云团状，中心苍白脱色；左眉毛变白已 40 天，全身瘙痒。营卫失和，风毒郁结肌肤。

基本方加狼毒 2.5g。

5 剂后症状消失而愈，追访至婚后未发。

高某某 男，20 岁。1976 年 5 月 3 日初诊。

病程 6 年，面颊双侧斑驳如花脸，四肢满布斑块，中心苍白，周围红晕，痒感，口渴，舌绛而干，脉沉数。证属血虚内燥化风，肌肤失养。

基本方白蒺藜重用 90g，加沙苑子 30g，女贞子、旱莲草各 30g，狼毒 3g。

经治 34 天，服药 31 剂。服至 10 剂后，每隔 2~3 日面部即脱皮一层，面目四肢病区，已了无痕迹。惟觉腰困如折，原方去狼毒，加青蛾丸（盐补骨脂 30g，核桃肉 5 枚）。7 剂。补肾固本而愈，追访 3 年未复发。

王某某 女，41 岁。

患白癜风 20 年。面部斑驳，白一片，红一片，黑点，黄褐斑点缀其间，犹如京剧脸谱。渐渐发展至体无完肤，睫毛、眉毛亦变白。皮痒脱屑，脉细数，舌边瘀斑成片。证属血燥化风，气虚夹瘀不荣肌肤。

积久顽疾，基本方加狼毒 3g；气不运血，皮毛失养，加生芪 100g。

服 10 剂，痒止，病变部位苍白处逐渐变红。再投拙拟"克白散"。

克白散

沙苑子 750g，九制豨莶草 500g，乌蛇肉 250g，定风丹 300g，三七 100g，藏红花、乌贼骨、白药子、苍术、蚤休、降香、紫草、甘草各 50g（制粉），每服 5g，每日 3 次。

上药服半年，服至 45 天时，皮肤色素基本均匀复常。全部服完后，面部之黑点、黄褐斑亦退净。

本病是一种常见难治病，虽不危及健康，但好发于青年男女，外观不雅，颇令患者苦恼。20 世纪 70 年代中，余参酌古今论著，创制

"克白散"，经治多人皆愈。方中之沙苑子补益肝肾，从近代药理研究得知，确是一味宝药。其含有多种微量元素，能增强人体免疫功能；助生长发育、抗衰老、抗癌；可增强内分泌激素的生成，增强新陈代谢。对一切整体失调类疾病，均有调补作用。

方中三七（半生用、半油炸）、藏红花益气补虚，养血活血化瘀，旺盛血行，营养肌肤。定风丹补肝肾，养血祛风，为皮科要药，故为本方主药。余药化湿健脾，清热凉血解毒。诸药相合，共奏补益肝肾、祛风胜湿、益气运血、营养肌肤功用。藏红花价昂，可倍加三七代之。

六、疣

疣，赘生物，俗名"瘊子"，可出现于全身各部。分为传染性疣、扁平疣等。余曾治数十例疣症。以基本方合麻杏苡甘汤：麻黄 10g，生苡仁 45g，杏仁泥 10g，白芷 10g（后下），炮甲珠 5g（研末冲服），少则 3 剂，多则 7 剂，皆自行脱落而愈。

甄某某　女，34 岁，市民。

患左颊部、左手背扁平疣 2 年多，挑、刺、禁（以丝线扎紧瘊子根部，使之缺血坏死）、涂（鸭胆子），内服中药数十剂，皆无效。日见增多，面部有黄褐斑，痛经，舌质紫暗，脉涩，黄带。诊为湿热内蕴，瘀血内阻，营卫阻塞，不荣肌肤四末。

基本方合麻杏苡甘汤加白芷通窍，炮甲珠 6g（研，冲服）。

7 剂后瘊子全部自行脱落，黄褐斑亦退净。

孙泽民

风燥瘀虫湿是因，散润化搜除为法

孙泽民（1900~　　），江苏省名老中医

皮肤病内服药物的使用，必须审病求因，辨证用药。具有"风"的证候者，用祛风药以祛风散邪，并取"血行风自灭"之意，兼用养血活血药；具有"虫"的证候者，当以虫搜虫，处方中多用虫类祛风药，兼用利湿清热之品；具有"燥"的证候者，多选用滋阴养血润燥药，并兼用祛风药以标本同治；属湿者，区别湿之偏热偏寒；属瘀者，视病位或上或下，用药各有专司。根据皮肤病的痒疹、疮癣的不同表现，选择针对性的药物，不拘于一方一药，方可取效。

对于顽固性皮肤病和疑难病症，在不断寻找新药物的同时，每从理论上反复推敲前贤定论，对病因病理探求更正确更客观的解释，以改善和提高疗效。如红斑性天疱疮，认为本病存在气虚表不固的特点，故用大剂量黄芪补气固表；白癜风，前人多用活血祛风平肝之剂施治而少效，故提出本病应从肾入手，创制温肾活血汤取得了较好疗效。

治疗皮肤病应内外结合，尤重视外治法。皮肤为人之大表，外治法是否得当与疗效有极大关系。因此，在外治的方法、剂型、炮制、处方、药物等方面，坚持博采众方，寻觅有效的偏方、验方，在实践中使用并改进，创制了许多新方，仿古而不泥古。如改进油膏制剂方

法，原法是将中药浸油数天，然后熬枯取渣，改为以沸油煎半小时为度，特别是紫草、甘草、当归等，先行浸湿，待其半干，然后放入煎沸之油中，使药效得以保存。

一、内服方

湿疹是孙师最擅长的病种之一。认为主要是内在的湿热和外在的风湿之邪搏结于肌肤而发，每因气候环境以及嗜食鱼、虾、蟹等腥发动风之物而诱发。治以清热利湿为主，一般用苦参、白鲜皮、地肤子、木通、车前子等清热利湿止痒药。如见红肿、糜烂、渗液多者，尚可加入解毒燥湿之品；属久病脾胃虚损者，应从培补脾胃入手，使脾健则湿自化。常用基本方：

银花 15g　地肤子 10g　蝉蜕 10g　刺猬皮 10g　白僵蚕 10g　白鲜皮 10g　苍耳子 10g　木通 10g　苦参 12g　车前子 15g

湿热证之偏热者，加黄柏、龙胆草各 10g，茯苓 30g，槐花、蚕沙各 12g；偏湿者，加萆薢、泽泻、薏苡仁各 10g。血热证于基本方内去苍耳子、地肤子，加丹皮 10g，玄参 12g，蒲公英、生地各 30g。血虚证于基本方内去银花、苍耳子、木通、车前子、苦参，加大小胡麻、首乌各 15g，刺蒺藜 10g，玉竹 12g，痒甚者尚可加用乌梢蛇或白花蛇、全蝎、蜈蚣等虫类药。对顽固性湿疹，或年老体衰者，症情缓解后可用生地 250g、胡桃肉 120g、猪油 500g、冰糖 500g，混和煎熬去渣取膏，每服 15ml，开水冲服。

二、外治方

除内服外，尚应结合外治法。

四清散　清热除湿，解毒止痒。用于一切湿疹，脂水不多，瘙痒较甚者。

生黄柏 30g　　苍术炒，240g　　白芷粉 180g　　槟榔粉 120g

共研细末备用。

用时将本散 30g，加 3 号料（硫黄、雄黄各 120g，银珠 30g，枯矾 60g，共研细末）研匀，撒扑或加油膏调敷患处。

移风膏　清热除湿，祛风止痒，润泽肌肤。主治一切湿疹，渗液不多，或久治不愈，皮肤粗糙肌厚，鳞屑脱落，并可治面游风。

大枫子肉 120g　　防风 60g　　黄柏 120g　　玄参 150g　　生地 150g　　麻黄 90g　　当归 90g　　植物油 2500g　　黄凡士林 500g　　樟脑 100g

将药物浸入油中，春秋二季浸半月，夏季浸 7 天，冬季浸 1 月，再熬枯去渣，加凡士林熬数沸，趁热投入黄蜡（冬季用 280g，夏季用 1000g，春秋二季用 500g），后下樟脑，搅拌均匀，冷凝成膏。使用时涂敷患处。

附：本膏 100g，加四清散 20g，黄芪 6g，轻粉 3g，亦可治疗各类头癣、牛皮癣。

中草膏　清热利湿，凉血解毒止痒。主治一切湿疹，渗液较多，兼治天疱疮、婴儿皮炎。

一见喜 500g　　黄柏 120g　　当归 120g　　生地 120g　　植物油 2500g　　樟脑 100g　　凡士林 500g

制法同移风膏。用时以本膏 500g 加入青蛤散 90g，调匀外敷患处。

海珍松膏　清热利湿，解毒止痒。主治一切湿疹，妇女外阴湿疹，男子阴囊湿疹，亦可治皮脂溢出性皮炎。

黄凡士林　植物油各 2500g　　松馏油 100g　　煅珍珠母粉　海螵蛸粉各 15g　　氧化锌　滑石粉各 30g

先熬沸凡士林，再倾入植物油同熬，趁热投入黄蜡（春秋二季用 500g，夏季用 750g，冬季用 120g），离火后按油膏 500g 加入余药，搅匀冷凝成膏，适量涂敷患处。

银屑病多因血热、血瘀复感风邪而致，自拟"双根汤"。

双根汤

板蓝根 15g　山豆根 10g　生槐米 15g　乌梅肉 10g　全当归 12g　红花 6g　刺猬皮 15g　丹皮 10g　丹参 10g　生甘草 6g

以清热凉血活血为主，辅以利湿祛风之品，随证灵活加减。同时外用银中膏。

银中膏

当归 250g　植物油 500g　凡士林 2500g　生甘草 250g　乌梅肉 500g　山慈菇 15g　首乌片 250g　樟脑 200g　狼毒 150g

外搽，取其清热润燥活血止痒之功。

（宗义明　整理）

王任之

褐斑、口疮与月经不调联系辨治

王任之（1916~1988），当代新安名医

妇女的面部褐斑和口疮，常在一些月经不调的患者身上同时出现，并随着经前和经期的变化而加重，往往经年累月，连绵数载，甚至十余载，困扰着不少妇女。医者在临床上将这三者联系起来，综合分析，然后进行辨证施治，创立了自己的经验方。

丁某 女，成年。1981 年 10 月 17 日初诊。

月经周期正常，近年来，在经前 1 周左右自觉发热，眼睛和鼻窍冒火，有时涕中带血，口腔、舌头有溃疡，齿牙浮动，而双足发凉，如是症状待经行 5 日后始解，经行一般 3 日左右，色尚艳，若热甚时则经色紫，脉濡弦。浮游之火上升。治宜清降。

生地黄 15g　怀牛膝炒，10g　粉丹皮炒，6g　焦栀子 6g　潞党参 10g
川黄柏炒，4.5g　砂仁 5g　甘草 3g　制香附 10g　丹参 10g　乌贼骨炙，10g
鸡冠花 6g　茜草根炒，6g

黄某 女，31 岁。

初诊（佚）。

二诊（1980 年 4 月 22 日）：经事已经正常，面部褐斑尚未退净，口腔溃疡已 1 年未发。惟近来经事将行之际，两乳作胀，右侧口角溃破疼痛，脉濡弦。以疏肝理气、和营清热为治。

漏芦 6g　王不留行 6g　娑罗子 9g　路路通 8 枚　丹参 10g　泽兰 9g
卷柏 10g　益母草 15g　荆芥穗 4.5g　瞿麦 6g　川黄柏炒, 5g　砂仁 4.5g
生甘草 3g

三诊（5 月 27 日）：右侧口角溃破疼痛已弭，经前乳胀亦减，惟
面部褐斑未退。守原法加减。

漏芦 6g　王不留行 6g　娑罗子 9g　路路通 8 枚　丹参 10g　泽兰 6g
卷柏 10g　益母草 15g　荆芥穗 4.5g　瞿麦 6g　柴胡炙, 5g　白芍炒, 6g
广木香 3g

四诊（6 月 28 日）：本月经事于 20 日来潮，两乳未再胀痛，面部
褐斑亦略退，然口腔溃疡复又出现，且下门齿亦觉疼痛。拟予清心脾
之热为治。

潞党参 10g　砂仁 4.5g　川黄柏炒, 4.5g　甘草 3g　金钗石斛 10g
地骨皮炒, 10g　骨碎补 10g　飞青黛布包, 3g　细生地 10g　淡竹叶 10g
川木通 3g　马勃布包, 6g

五诊（7 月 5 日）：口疮边缘已不嫌红，疼痛减轻，而右乳仍有结
块，舌苔薄黄，脉濡弦。仍清心脾之热，并参疏肝散结。

潞党参 10g　砂仁 4.5g　川黄柏炒, 4.5g　生甘草 3g　细生地 10g
淡竹叶 10g　川木通 3g　马勃布包, 6g　夏枯草 10g　全栝楼 10g　大贝
母 9g　青皮炒, 4.5g

另以北细辛 5g 研细末，填脐平，外用胶布封，每日一换。

六诊（7 月 12 日）：口腔溃疡已弭，经行将至，右乳房结块明显
见大，触之则痛，苔薄黄，脉濡弦。拟疏肝、理气、和营为治。

漏芦 6g　王不留行 6g　娑罗子 9g　路路通 8 枚　丹参 10g　泽兰 10g
卷柏 10g　益母草 15g　夏枯草 10g　全栝楼 10g　大贝母 9g　青皮炒, 4.5g
败酱草 12g　白蔹 6g

七诊（9 月 8 日）：近来经行基本如期，经前不觉乳胀。然本次

经行之际，左侧牙龈又有似豆大溃疡一处，疼痛颇甚，脉濡弦。仍清心脾。

柴胡炙，4.5g　全当归 9g　云苓 9g　白芍炒，6g　粉丹皮炒，6g　焦栀子 6g　人中白 3g　潞党参 10g　砂仁 4.5g　川黄柏炒，4.5g　生甘草 3g　马勃布包，6g

八诊（10 月 16 日）：口腔黏膜又发溃疡，面部褐斑黝色略深，腰脊酸痛，带下仍多，脉濡弦。守原方出入。

人中白 3g　马勃布包，6g　潞党参 10g　砂仁 4.5g　川黄柏炒，4.5g　甘草 3g　卷柏 10g　益母草 15g　桑寄生 10g　续断炒，6g　樗白皮 12g　鸡冠花 6g

另以吴茱萸 30g 研细末，调敷涌泉穴，日一换。

九诊（11 月 3 日）：经行 3 日，未发口疮，乳部胀痛亦轻，面部褐斑较淡，惟带下仍多。治以健脾敛带，并佐封髓。

怀山药 10g　苏芡实 10g　银杏肉去壳，9 枚　续断炒，6g　桑寄生 10g　砂仁 4.5g　川黄柏炒，4.5g　甘草 3g　瞿麦 9g　白蔹 6g　樗白皮 12g　鸡冠花 6g　败酱草 12g

十诊（11 月 10 日）：经净以后，近日下唇又有溃疡一处，带下未已，面部褐斑与前相似，腰酸，惟乳部结块见消，脉濡弦。守原意加减。

潞党参 10g　砂仁 4.5g　黄柏炒，4.5g　生甘草 3g　柴胡炙，4.5g　白芍炒，6g　卷柏 10g　益母草 15g　蒸菟丝饼 10g　续断炒，8g　樗白皮 12g　鸡冠花 6g　乌贼骨炙，10g

十一诊（11 月 27 日）：经将及期，口腔溃疡未发，惟带下仍多，且觉右侧脚板隐痛，脉濡弦。仍守原意加减。

潞党参 10g　砂仁 4.5g　黄柏炒，4.5g　生甘草 3g　丹参 10g　泽兰 10g　卷柏 10g　益母草 15g　桑寄生 10g　续断炒，6g　樗白皮 12g

鸡冠花 6g　怀牛膝炒，10g

十二诊（12 月 4 日）：经事上月 28 日来潮，经行未发口腔溃疡，而两侧乳房仍有小叶增生，白带见少，腰酸未已，脉濡细。以疏肝散结再治。

全栝楼 10g　大贝母 9g　青皮炒，4.5g　夏枯草 10g　丹参 10g　卷柏 10g　益母草 15g　桑寄生 10g　续断炒，6g　白蚤休 6g　漏芦 6g　白芥子炒，6g　鹿角霜 9g

十三诊（12 月 29 日）：经来口腔溃疡未再复发，面部褐斑渐退，惟两乳仍痛，并有结块，左侧稍大，脉濡弦。与前治相合，再守原意出入续投。

漏芦 6g　王不留行 6g　娑罗子 9g　路路通 8 枚　丹参 10g　制香附 10g　全栝楼 9g　青皮炒，5g　卷柏 10g　益母草 15g　砂仁 5g　川黄柏炒，4.5g　生甘草 3g

十四诊（1981 年 1 月 8 日）：两乳胀痛已减，结块亦小，脉濡弦。守上方加减。

漏芦 6g　王不留行 6g　娑罗子 9g　路路通 8 枚　全栝楼 9g　青皮炒，5g　卷柏 10g　益母草 15g　砂仁 5g　川黄柏炒，4.5g　生甘草 3g　白芥子炒，6g　白蚤休 6g

十五诊（1 月 15 日）：时距经期尚有旬日，乳头觉痛，带下增多，色黄，有腥秽气，脉濡弦。治予疏肝、理气、敛带。

柴胡炙，4.5g　全当归 10g　茯苓 10g　白芍炒，6g　娑罗子 9g　路路通 9 枚　漏芦 6g　王不留行 6g　败酱草 12g　白蔹 6g　樗白皮 12g　鸡冠花 6g

十六诊（3 月 5 日）：上月月经提前 4 日，于 2 月 25 日来潮，4 日即净。惟瘀块较多，经前乳头未痛，经后带下不多，面部褐斑淡而未净，脉濡弦。守原意加减。

柏子仁 15g　大熟地 12g　丹参 9g　泽兰 10g　柴胡炙，4.5g　白芍炒，6g　卷柏 10g　益母草 15g　娑罗子 9g　赤石脂 6g　地榆炒，10g　鹿角霜 6g　路路通 9 枚

十七诊（4 月 26 日）：上月经事于 3 月 24 日来潮，口腔溃疡已愈，乳头作痛亦解，面部褐斑虽淡未净，脉濡弦。药证相合，续守原意。

柴胡炙，4.5g　全当归 10g　茯苓 10g　白芍炒，6g　丹参 10g　卷柏 10g　益母草 15g　泽兰 10g　青防风炒，4.5g　荆芥穗 4.5g　瞿麦 6g　石韦 6g

十八诊（4 月 20 日）：经期将至，口疮未发，乳部亦无所苦，面部褐斑续见退淡，脉濡弦。再拟疏肝、和营、祛湿。

柴胡炙，4.5g　全当归 10g　茯苓 10g　白芍炒，6g　丹参 10g　卷柏 10g　益母草 15g　泽兰 10g　荆芥穗 4.5g　瞿麦 6g　石韦 6g　败酱草 12g　白蔹 6g　续断炒，6g

十九诊（1982 年 3 月 20 日）：近来经前乳部已无所苦，口疮亦未再发，惟带下仍多，有腥秽气，动辄心悸气短，且易汗出，脉濡、稍数。姑以宁心益气为治。

制灵磁石先煎，18g　干地黄 12g　肥玉竹 10g　北五味子 3g　潞党参 10g　生黄芪 10g　丹参 10g　酸枣仁炒，18g　卷柏炒，10g　海螵蛸炙，10g　败酱草 12g　白蔹 6g　鸡冠花 6g

刘某　女，23 岁。1979 年 9 月 4 日初诊。

面、唇出现黄褐斑已 2 年，经行或提前或愆期，量多，有瘀块，三四日即净，余无所苦，脉濡弦。热蕴阳明。拟泻心丹出入。

柴胡炙，4.5g　白芍 6g　木香 3g　陈枳壳炒，5g　丹参 6g　泽兰 9g　卷柏 9g　益母草 15g　生白术 6g　青子芩炒，4.5g　茜草根炒，6g　大蓟炒，6g

二诊（9 月 29 日）：经事愆后 2 日，于 23 日来潮，量已较前见减，

亦无瘀块，面部斑黝退淡而未尽净，脉濡弦。守原意加减。

柴胡炙，4.5g　白芍炒，6g　广木香3g　陈枳壳炒，3g　丹参10g　泽兰9g　卷柏9g　益母草15g　青防风炒，4.5g　荆芥穗4.5g　柏子仁15g　生地黄12g　地榆炒，10g

一些月经不调的患者，有面部黄褐斑，并随着经期的变化而反复出现口疮，将其联系起来考虑。

如丁某案，"经前一周左右……口腔、舌头有溃疡，齿牙浮动，而双足发凉"，这是一种虚火上炎的症状，其所以在经期或经前先行出现，以血海空虚故也，所以方用三才封髓丹为主来进行加减。以该方中潞党参、生地黄、炒黄柏、砂仁、甘草五味，加入清降的粉丹皮、焦栀子、怀牛膝，还用甘、凉之鸡冠花，既清热利湿，又收敛止血，茜草根凉血止血，海螵蛸则属微温，能收敛、止血，入肝、肾经。此案虽仅只有一诊，但其方义了然。三才封髓丹为治口疮主方，后七味则为清降调经而立，加入微温之海螵蛸一味者，为防清降之碍胃。制方精密谨严，可供后学效法，可为临床借鉴。

再如黄某一案，兼有乳胀、面部黄褐斑和经期口腔溃疡。因初诊已失，从1980年4月22日的二诊来看，可知以前治疗后面部褐斑尚未退净，口腔溃疡1年未发，即已经有效。此次医者用的是疏肝理气、和营清热之法。从处方中可以看出，治疗口疮仍是以三才封髓丹为主方化裁。因其心、脾之热颇甚，故有木通、淡竹叶、马勃、青黛之类入方。治乳胀应以疏达肝、脾为主，用柴胡、白芍、王不留行、漏芦、娑罗子、路路通，间还加用全栝楼、大贝母、青皮以散结。医者对于妇女面部发生的黄褐斑，认为在脏与肝、脾有关，在六淫中以风、湿为祟居多，并以此为基础，在治疗这种病时，自拟验方祛斑汤，用以疏达肝、脾，祛风渗湿，而清斑黝。方用逍遥散减味，再加白芷、荆芥、防风、蝉蜕以祛风，石韦、瞿麦、土茯苓以渗湿，白蚤休解毒。乳胀甚者，褐斑往往加重，此时则加组药王不留行、漏芦、娑罗子、路路通四味，调经同时，祛斑效果明显。

刘某，经量多，有瘀血块，是血热证，同时面部和唇（这里所指应是唇的四围）出现褐斑，辨为热蕴阳明。本案施治，重在调经和清阳明之热。泻心者，所指大多是"心下"的中焦之热，亦即阳明之分野也，所以这里的泻心，应理解为是泻阳明之热。

熊继柏

皮肤病医案选辑

熊继柏（1942~　），湖南中医药大学教授

潘某　女，40岁，宁乡县人。门诊病例。2010年9月30日初诊。

激素依赖性皮炎病史1年。在西医院多方求治无效，面颊部满布皮疹，色红，瘙痒，脱屑，面部皮肤干燥，并时有灼热感，严重影响工作和生活，苦恼不堪，舌红，苔薄黄，脉细。血虚风燥。治宜滋阴养血，祛风止痒。当归饮子加味。

当归10g　生地黄10g　白芍10g　川芎10g　何首乌10g　荆芥6g
防风6g　刺蒺藜10g　黄芪20g　苦参10g　黄柏10g　生甘草10g

10剂，水煎服。

二诊（2010年10月14日）：服药后面颊部皮疹、瘙痒、脱屑、灼热感症状减轻，舌红，苔薄黄，脉细。续用原方，再进15剂。

三诊（2010年11月11日）：患者诉因工作太忙，服完药后未来就诊，自行在药店续用原方再服用了10剂药物，此次就诊诉诸症明显好转，皮疹范围明显缩小，瘙痒减轻，面部皮肤仍有灼热感，大便干结，舌紫红，苔薄黄，脉细数。患者久病生瘀，热毒未尽，改用消风败毒散加味以清热解毒，祛瘀。

金银花10g　连翘10g　栀子10g　黄芩10g　黄柏10g　防风6g　牛蒡子10g　滑石15g　当归尾10g　丹皮10g　甘草6g　蝉蜕10g　天花

粉 10g　甘草 10g　紫草 10g　红花 5g　15 剂，水煎服。

次年 5 月，患者因感冒再次来门诊，欣喜告之激素依赖性皮炎基本已愈，面颊部皮疹、瘙痒、脱屑症状均已消失。

当归饮子出自《重订严氏济生方》，方由四物汤合荆芥、防风、黄芪、白蒺藜、何首乌组成，具有养血润肤、祛风止痒之功，宜于血虚风燥者。本案患者有明显的风燥之证，故用之合拍，取效满意。然而患者病程久，瘀热内生，后改用消风败毒散加紫草、红花以清热解毒，祛瘀以收功。

陆某　女，30 岁，长沙市人。门诊病例。2009 年 9 月 23 日初诊。

周身皮肤散发红色痒疹 1 年，反复发作，此起彼消，以四肢皮肤为多见，遇热尤甚，西医诊断为慢性荨麻疹，曾用激素及抗过敏西药治疗，症状临时缓解，不久又复发，苦不堪言，夏季不敢穿短袖。舌紫红，苔薄黄，脉弦数。风热郁阻肌肤脉络。治宜祛风清热，活血息风。紫红消风散加减。

紫草 10g　红花 6g　荆芥 6g　防风 6g　牛蒡子 10g　蝉蜕 10g　苦参 10g　浮萍 10g　苍术 3g　生石膏 15g　知母 20g　当归 10g　生地黄 15g　甘草 6g

15 剂，水煎服。

二诊（2009 年 11 月 1 日）：症状明显好转，舌紫红，苔薄黄，脉弦数。拟原方加减再进 15 剂。一年之顽疾告愈。

紫红消风散即消风散加紫草、红花。红花活血，紫草"主暴热身痒"，方证相符，屡用屡效。

侯某　女，28 岁，湖南长沙市人。门诊病例。2009 年 5 月 13 日初诊。

患下颌疮疹伴口疮 1 年余，溃后渗水，伴目胀、大便秘。舌苔薄黄，脉细数。火毒蕴结。治宜清热利湿解毒。萆薢渗湿汤、泻黄散合凉膈散。

生大黄 3g　栀子 10g　连翘 15g　黄芩 10g　薄荷 6g　淡竹叶 6g　藿香 6g　防风 6g　生石膏 20g　土茯苓 30g　薏苡仁 20g　萆薢 10g　黄柏 10g　丹皮 10g　泽泻 10g　滑石 15g　甘草 10g

15 剂，水煎服，每日 1 剂。

二诊（2009 年 5 月 30 日）：诉服上药后下颌疮疹显著减少，但仍迁延。舌红，苔薄黄，脉滑数。改投消风败毒散。

紫草 10g　红花 3g　栀子 10g　连翘 15g　黄柏 10g　防风 6g　赤芍 10g　黄柏 10g　天花粉 10g　牛蒡子 10g　滑石 10g　蝉蜕 10g　当归尾 10g　丹皮 10g　甘草 10g　黄连 3g

15 剂，水煎服，日 1 剂。

三诊（2009 年 7 月 4 日）：仍诉颌下疮疹此起彼伏，近日发口疮。苔黄腻，脉滑数。再投泻黄散合凉膈散。

防风 6g　生石膏 20g　栀子 10g　藿香 6g　连翘 20g　黄芩 15g　薄荷 5g　生大黄 2g　淡竹叶 10g　黄连 4g　土茯苓 15g　甘草 6g

15 剂，水煎服，每日 1 剂。

半月后复诊，疮疹告愈。

一般将口周下颌的黄水疮（脓疱疮）等俗称"羊胡子疮"，病程往往迁延难愈，其基本病机是火毒湿热蕴结。本例患者同时频发口疮，胃火较炽，前后投萆薢渗湿汤、泻黄散、凉膈散、消风败毒散，终获良效。

李某　女，66 岁，湖南长沙市人。门诊病例。2010 年 11 月 7 日初诊。

服用抗生素后全身皮肤瘙痒、干燥脱屑，紫暗色素沉着，舌红，无苔，脉细数。瘀热阻滞，血燥生风。治宜化瘀凉血，养血祛风。当归饮子加味。

当归 10g　白芍 10g　生地黄 30g　川芎 5g　黄芪 30g　刺蒺藜 15g 荆芥 6g　防风 6g　紫草 10g　何首乌片 15g　黄柏 10g　丹皮 10g　水牛角片 30g

15 剂，水煎服。

二诊（2010 年 11 月 21 日）：服药后皮肤干燥瘙痒明显减轻，色素沉着变淡，舌红，无苔，脉细数。继服上方加苦参 10g。15 剂，水煎服。

三诊（2010 年 12 月 5 日）：服药后皮肤已无瘙痒，干燥及色素沉着减轻，舌红，苔薄少，脉细数。继服当归饮子 7 剂以善后。

当归 10g　白芍 15g　生地黄 30g　川芎 5g　黄芪 20g　刺蒺藜 15g 荆芥 6g　防风 6g　紫草 10g　何首乌片 15g　甘草 6g

观此患者舌脉，原本应有阴血不足，又值冬季，气候干燥，故过敏之后血虚风燥之象特别显著，所以选当归饮子为主方。其组成以四物、首乌滋阴养血为主，荆、防、刺蒺藜祛风止痒，黄芪益气行血，血行风自灭，再加水牛角、紫草、黄柏、丹皮，清热凉血活血，故能奏效。

李某　女，49 岁，长沙市人。门诊病例。2011 年 6 月 9 日初诊。

双足跟、足心潮红、浮肿、下肢遍生水疱、瘙痒、抓后渗水，病已 2 月余，自选药膏外敷不效。伴口中异气，时发右膝酸痛，小便黄，大便不畅，月经漏下，经期紊乱，量少、色暗。有慢性胃炎病史 10 余年。舌苔薄黄，脉弦滑。湿热下注。治宜清热燥湿、止痒。内服萆薢渗湿汤加味；外用清热燥湿剂洗泡。

内服：萆薢 15g　丹皮 10g　黄柏 6g　土茯苓 20g　泽泻 10g　猪苓 15g 滑石 15g　薏苡仁 20g　苦参 15g　车前子 15g　苍术 6g　川牛膝 15g　甘草 6g

7 剂，水煎服。

外用：黄柏 40g　苦参 40g　青蒿 30g　白鲜皮 30g

5 剂，煎水洗泡，每日 1 剂。

二诊（2011 年 6 月 19 日）：足心水疱、浮肿消退，足跟水疱减少，但仍潮红、作痒，二便畅通，膝痛未发。舌苔薄黄，脉弦滑。继前方 7 剂，水煎服。

三诊（2010 年 6 月 25 日）：足部水疱显著减少，微显潮红，时常作痒，舌苔薄黄，脉弦。仍守前法，以原方 10 剂。

药后双足水疱、瘙痒、潮红尽退，病获痊愈。

《黄帝内经》云："足胫肿曰水。"本案患者下肢肿、发水疱，且溃后渗水，显为湿热疮疹，故以萆薢渗湿汤治之显效。

何某　男，35 岁，湘乡市人。门诊病例。2010 年 2 月 21 日初诊。

四肢散发湿疹，局部溃烂，皮肤瘙痒，局部滋水，病已月余，舌苔薄黄，脉细数。患者 2 年前曾有过类似病史。湿热浸淫。治宜清热利湿。萆薢渗湿汤加苦参、紫草、红花、黄连。

萆薢 15g　薏苡仁 15g　黄柏 10g　丹皮 10g　泽泻 10g　滑石 15g
通草 6g　土茯苓 30g　紫草 10g　苦参 10g　红花 4g　黄连 4g

15 剂，水煎服。

二诊（2010 年 3 月 7 日）：上症有所减轻，溃烂处已结痂，瘙痒减轻，舌红，苔薄白，脉细。效不更方，前方加甘草 8g，再进 15 剂。

三诊（2010 年 3 月 24 日）：上症明显减轻，舌脉如前，但双下肢胫前侧仍有皮疹。前方再进 15 剂。

四诊（2010 年 4 月 11 日）：病史如前，下肢湿疹已经好转，舌紫红，苔薄黄腻，脉弦。再进前方 15 剂。6 月初患者告知湿疹已愈。

清代高锦庭在《疡科心得集》指出皮肤病的病因"风性上行，湿性下注，气火俱发于中。"此患者湿疹以下肢为重，故重在湿热，方用萆薢渗湿汤加黄连、苦参清湿热止痒，紫草祛风，红花活血，使诸症皆愈。

按：湿疹的发生，主要病因是湿热。湿邪黏滞，故湿疹缠绵难愈。萆薢渗湿汤出自《疡科心得集·补遗》，由萆薢、薏苡仁、黄柏、茯苓、丹皮、泽泻、滑石、通草组成，功能清利湿热。熊师运用此方时将茯苓改为土茯苓，治疗湿疹颇有疗效。

张某 女，51岁，医院职工。门诊病例。2010年3月30日初诊。

足、腿、手掌、上肢等全身多处疱样疮疹，时觉痒甚，抓破渗水，多方治疗，多年不愈。检查：疮疹以双足底至足踝为甚，多处皮色暗红。舌红，苔黄腻，脉弦滑数。湿热疮疹。治宜清热利湿止痒。萆薢渗湿汤加味。

萆薢 20g 土茯苓 30g 泽泻 10g 滑石 15g 木通 6g 薏苡仁 20g 丹皮 10g 黄柏 10g 苦参 10g 白鲜皮 10g 刺蒺藜 30g 紫草 10g 红花 5g 生甘草 10g

30剂，水煎服。

二诊（2010年4月30日）：痒疹稍减，舌红，苔黄腻，脉弦滑数。内服仍守前方。15剂。

三诊（2010年5月15日）：用前方1个月后，湿疹明显好转，上肢及躯干部位渐消，足踝部亦较轻。舌红，苔薄黄腻，脉弦滑略数。守前方前法，继用1个月，巩固疗效。

清代高锦庭《疡科心得集》："疡科之证，在上部者，俱属风温、风热；在中部者，多属气郁、火郁；在下部者，俱属湿火、湿热。"本案以身之下部为甚，为较顽固的湿疹病患者，故以萆薢渗湿汤清热利湿止痒，而获良效。

李某 女，21岁，长沙市人。门诊病例。2010年7月15日初诊。

鼻生疔疮，颜面部生红色疮疹点，反复发作1年余，伴大便干结。舌红，苔薄黄，脉细数。热毒内蕴。治宜清热解毒，消散疮疖。五味消毒饮合枇杷清肺饮。

金银花 15g　野菊花 10g　蒲公英 10g　紫花地丁 10g　天葵子 10g　连翘 15g　黄连 3g　枇杷叶炙，10g　桑白皮 10g　黄芩 10g　大黄 2g　甘草 6g

10 剂，水煎服。

二诊（2010 年 11 月 25 日）：患者诉服上药至今，鼻部疮疖及面部疹点已消，舌红，苔黄，脉细数。拟原方化裁再进，以善后收功。

金银花 15g　野菊花 10g　蒲公英 10g　紫花地丁 10g　天葵子 10g　连翘 15g　枇杷叶炙，10g　桑白皮 10g　黄芩 15g　栀子 10g　甘草 6g

10 剂，水煎服。

疮疖其病因多为外感热毒，或湿热内蕴，热毒不得外泄，阻于肌肤所致。肺开窍于鼻，鼻生疔疮乃肺经之热毒所致。肺热移于大肠，故大便干结。本案用五味消毒饮合枇杷清肺饮加味治之，取效甚佳。

许玉山

皮肤病医案

许玉山（1914~1985），山西名医

热毒内蕴，凉血解毒治疗蛇缠丹

崔某 男，26岁，服务员。

体质素壮，未曾患病，时在夏月，突然恶寒发热，头晕口干，腰部出现一条红肿带如索如蛇，灼热疼痛，痛不可忍，心烦不宁，颜面色红，大便干，小便赤，舌苔黄腻而厚，舌尖赤，脉洪大而数。证属热毒内蕴，发为腰丹。治宜清热泻火，凉血解毒。自拟清血败毒汤。

银花30g 连翘15g 侧柏叶10g 蒲公英15g 粉丹皮10g 川黄柏8g 川黄连6g 栀子10g 牛蒡子炒，12g 大青叶10g 生地12g 赤芍10g 川军10g 甘草6g

方以银翘清热解毒；侧柏叶性寒，清热凉血善治火毒；生地、丹皮、赤芍散血热而凉血；三黄、栀子泻三焦之阳毒，使热毒从大肠而下；蒲公英清热解毒，消肿散结；大青叶苦寒，为清热凉血解毒要药，对时疫、丹毒有卓效；牛蒡子主热毒壅闭之疮痈肿毒；甘草和诸药而解百毒。

外用：雄黄6g 青黛1.5g 川黄柏6g 川黄连6g 侧柏叶6g 冰

片 8g

共研细末，用鸡蛋清调匀涂擦患处，用绷带包扎，一日一换，换药时将患处洗净消毒。

二诊：恶寒已止，仍周身灼热，疼痛难忍，下燥屎 2 次，腰部 2/3 被红肿缠绕，灼热心烦，脉洪大而数。再继服清热解毒之剂。

银花 30g　连翘 18g　蒲公英 15g　板蓝根 12g　大青叶 12g　生地 12g　赤芍 10g　菊花 12g　丹皮 10g　栀子 10g　侧柏叶 12g　甘草 6g

又以莴苣 90g，捣烂如泥，外敷患处。

三诊：发热减轻，灼热痒痛好转，大便通畅，心烦面赤已愈，黄苔已退，脉数略有力。继服清热解毒之剂。

银花 25g　连翘 15g　生地 10g　丹皮 10g　侧柏叶 12g　大青叶 12g　蒲公英 15g　赤芍 10g　川黄连 5g　菊花 12g　甘草 6g　黄柏 6g

四诊：外敷药 3 次，依上方服 4 剂，肿消毒解，诸症基本消失。再进清热解毒轻剂，以巩固疗效。

蛇缠丹一证，乃丹毒缠腰而生也，为毒邪之证，变化迅速，若匝腰则死，伤人者有之，不可忽视，治疗要及时，措施要得力。本例由热毒蕴于血分，故恶寒发热；火毒上扰，则头晕，颜面色红，口干；阳毒流窜迅速，故患处灼热、红肿疼痛难忍。心烦不宁、舌尖赤为心热之象；脉洪大而数、舌苔黄为火毒热盛之征。此病所用之方为余之经验方，名曰清血败毒汤，治疗本病多效。余在临床曾用菊花半斤煎服，收效亦甚捷。外敷之方乃余之秘方也，屡用屡验，以前用香油调擦，后改用蛋清调敷，恐油污染衣也，然疗效更佳。

火毒疔疮，清热解毒

常某　女，青年，化验员。

头面部常生疮，如钉状，局部憋胀疼痛，有时发痒，有脓，脓出即愈，苔黄脉数。证属湿热火毒，郁久成疮。乃由平素喜食辛辣之品，内郁湿热，积久不化，浸淫肌肤而成。治以清热解毒，消散疔疮。

银花 30g　连翘 15g　公英 15g　地丁 15g　野菊花 10g　川黄连 5g　浙贝 10g　生地 10g　丹皮 9g　赤芍 10g　黄芩 8g　苦参 10g　白鲜皮 9g　牛蒡子炒，12g　甘草 5g

方以银花、连翘、公英、地丁、野菊花清热败毒，散痈消肿；热毒内盛，故加黄芩、黄连清泄热毒；热伤血分，故加生地、丹皮、赤芍凉血解毒；浙贝以清热散结消肿；苦参、白鲜皮、炒牛蒡子清热除湿，祛风止痒；甘草和药性解诸毒。

服药 4 剂，疖散疮消。嘱少食辛辣之品，以免复发。

暑热脓疮，解毒排脓

张某　男，青年，军人。

7 天前，头部生一小疙瘩，肿痛，曾服西药、注射针剂，效果不著。现疙瘩红肿，顶部有脓疮，压痛，头晕发热，恶心，周身不适，大便稍干，小便短赤，舌苔白腻，脉滑数。证属素有蕴热，复感暑热。治以清热解毒，泻火散结。

银花 20g　连翘 15g　公英 15g　地丁 15g　黄连 6g　黄芩 9g　栀子 9g　熟军 8g　藿香叶 12g　菊花 10g　白芷 8g　花粉 12g　山甲珠 10g　皂刺 9g　乌梢蛇 6g　甘草 5g

方以银花、连翘清热解毒；公英、地丁清热消肿散结；黄连、黄芩、栀子泻火解毒；大黄清泻热毒于下窍；藿香叶避暑热而止呕恶；菊花清头明目，止眩晕；热甚肉腐，故以白芷、花粉、山甲珠、皂刺、乌梢蛇消肿排脓，解毒化腐；甘草清热解毒，调和药性。

二诊：服上方 3 剂，脓疱破溃出脓，红肿明显消退，疮口变小，大便通畅，小溲稍黄，脉数有力，发热、头晕、恶心皆好转。继服上方 3 剂。

三诊：脓尽疮收，可见新鲜肉芽，余无不适。嘱忌食辛辣之物。

阳毒疮疡，凉血泻火

赵某 男，36 岁，军人。1980 年秋来诊。

围脖疮疡 2 月。曾在部队医院治疗近 1 个月，注射青霉素、链霉素及输液未获显效，之后又服中药数剂，亦未见好转。颈部红肿起脓疱，灼热疼痛难忍，夜不得眠，大便干，舌苔黄厚，脉洪大而数。证属邪热蕴结，阳毒壅盛。治以清热解毒，凉血泻火。

银花 30g　连翘 15g　公英 15g　川黄连 6g　生地 12g　当归 12g　紫花地丁 15g　丹皮 10g　赤芍 10g　生栀子 8g　蝉蜕 10g　牛蒡子炒, 12g　野菊花 12g　黄柏 6g　黄芩 10g　甘草 6g　川大黄 10g

方用银花、连翘、公英、地丁、野菊花清热解毒；生地、丹皮、赤芍、当归以凉血清血分之热；三黄苦寒泻热；栀子清三焦之火；蝉蜕、炒牛蒡子清热止痒；大黄荡涤肠胃邪热；甘草泻心火，解药毒。

二诊：依方服 3 剂，颈部之疮痈疼痛瘙痒已止，大便已畅通。

银花 25g　连翘 15g　川黄连 6g　黄柏 6g　白鲜皮 12g　蒲公英 15g　紫花地丁 15g　赤芍 10g　生地 12g　元参 10g　黄芩 10g　生栀子 8g　花粉 12g　丹皮 10g　甘草 6g

遵上方服 3 剂，疮痈一扫而光，已获痊愈。嘱其少食辛辣厚味之品，以免复发。

疮痈疖疔为外科常见病，大都由人体内蕴湿热，或嗜食辛辣厚味，再加感受四时不正之气而成。其在局部必有不同的体征及自觉症状，如红肿痒痛等。全身症状则因疮疡之发病情况不同而或有或无，见症不一。疮疡之症，初起局部光滑无头，肿胀，灼热疼痛，日后逐渐扩大，变成高肿坚硬，最后化脓。初起无全身症状，重者可有恶寒发热、头痛泛恶、舌苔黄腻、脉洪数等表现。疖生于皮肤浅表，多由内郁湿热，外感风热暑邪而成，病位以头颈发际、臀部为多，热疖起病迅速，易于治愈，如夹杂湿热则经久难愈。疔则起如粟粒有头，根脚很深，出脓很慢，其毒大势猛，发于颜面者易引起走黄，发于手足者易引起红丝，或腐蚀筋骨，此病最是可畏，治宜从早。

另有验方。

疖疮良方　治头上疖疮如核桃大，坚硬流脓血。

枳壳去瓤，1个　馃子面炸（炸油条和好的面），1块

将炸馃子面做成条，贴在枳壳边上敷患处，即出脓血，数日后即愈。

连柏解毒汤　治阳毒疖疮，红肿灼热，抓破流黄水，蔓延成片，缠绵难愈。

银花20g　连翘12g　川黄连6g　蒲公英15g　川黄柏6g　皂角刺10g　生甘草6g

水煎服。凡邪热蕴结，阳毒壅盛，局部红肿灼热，瘙痒流水，服数剂即愈。

疮疡止痛锭　治诸毒恶疮，疼痛肿硬，蝎螯、虫蛇咬伤、夏月毒虫所伤，恶心欲呕，疼痛不止者，涂之立效。

朱砂10g　雄黄6g　轻粉1.5g　枯矾6g　寒水石6g　乳香　没药　铜绿各3g　蜗牛去壳，36个

共研细末，蟾酥 30g 为锭。用醋水各半研成糊状，涂患处。

疗毒夺命丹　治毒痈疽、发背、乳痈、附骨疽、无名肿毒、恶疮脓已成未成，皆可服之。

朱砂　雄黄各18g　血竭　胆矾　寒水石各15g　乳香去油　没药去油　铜绿各12g　蜈蚣3条　蜗牛去壳，48个　轻粉炒　台麝香各3g

共为细末，人乳化和为丸，6g 重。每服 1 丸，白开水送下。

二虎追毒汤　治一切暴发恶疮及疗毒。此方系急救败毒之效方。

全蝎炒，3g　蜈蚣3条　核桃剥开去仁，1个

将前 2 味用手捻碎装核桃内，用线缠紧，再用黄土泥包住用文火烧，烧至摇泥丸有响声为度，去泥皮用瓷钵研细末。忌用铜铁器。用时黄酒 120g 或 150g 煮开冲药末，乘热服下，出透汗就达到救急的目的。

蝌蚪拔毒散　治无名大毒，赤肿灼热，一切火毒温毒，红肿焮痛。

寒水石 60g　芒硝 60g　川大黄 60g

共为细末，用蝌蚪水（初夏时，河里有蝌蚪成群，大头长尾者，捞来收罐内，封口，土埋至秋天备用）一大碗入药末内，阴干，再研匀，收瓷罐内。用时以水调涂患处。

坎宫锭子　治热毒肿痛，诸疮，痔疮肿痛。

胡黄连 30g　京墨 25g　熊胆 15g　台麝香 6g　儿茶 15g　梅花冰片 10g　京牛黄 6g

以上 7 味为末，用猪胆汁、生姜汁、大黄水浸取汁，酒醋各少许，和诸药成锭。用时以凉水磨浓汁，以毛笔蘸涂之。

拔干散　治肚脐疮。

煅龙骨 2g　枯矾 1.5g　冰片 1g

共研细末。擦患处。香油调敷亦可。

金不换锭 治一切无名疔毒，漫肿无头。

血竭 10g　镜面朱砂 8g　胆矾 8g　京墨 15g　台麝香 3g

共为细末，用凉水调后制成锭阴干。用时以凉水、醋各半磨浓汁涂患处即效。

生肌散 治疮疡脓毒已尽，久不生肌长肉。

珍珠（人乳浸 3 日，如夏天须每日换乳）研细末如飞面，3g　血竭 儿茶各 2g　石膏煅，3g　炉甘石（以黄连 2g 煎水煅淬）研细末水飞尽，3g　赤石脂煅，3g　蚕丝初吐者，陈者煅存性，2g　冰片 2g

各研细末和匀再研，瓷瓶收贮勿令泄气。每用少许搽患处。

地丁解毒汤 治疗疮初起，周身酸楚，恶寒发烧，红丝疔游走。

紫花地丁 30g　金银花 90g　川大黄 10g　川黄连 6g　生甘草 10g

清水煎，分 2 次服。

疗疮与疖疮不同。疗疮发病迅速，变化多端。上方可日服 2 剂。如大便秘结加元明粉 9g，分 2 次冲服。

噙化丸 治疗疮初起，无名肿毒。

镜面辰砂 15g　硼砂 15g　血竭 12g　乳香去油，12g　雄黄 15g　蟾酥人乳浸化，12g　重楼 15g　台麝香 12g　冰片 10g

共研细末，用人乳捣和为丸，如小麦大。每服 3 丸，含舌下噙化咽下，汗出，肿即消。如无汗出以热酒助之。

止痒散 治一切恶疮，瘙痒难忍。

硫黄 30g

入铜器内，在灯火上熔化，切忌放灶火及火炉，候冷研细末（以无声为度，如研不细敷之则痛）。用时以好陈醋调敷，其痒立止。如溃烂孔内痒极者，用白蜜调敷。

蛇疮止疼雄蜈蚣散 治蛇心疔，手足指（趾）患毒疮，如蛇眼，疼痛难忍，心烦缭乱。

雄蜈蚣晒干，生研，20g　雄黄 12g　冰片 2g

共研细末，用雄猪胆汁将药拌匀，仍纳猪胆壳内，套在指上立刻止痛。如溃后撒珍珠十宝膏。

此疮忌开刀，开刀即翻花，缠绵难愈。灸则痛苦异常。初起用飞龙夺命丹一二服汗之，如不愈，内服仙方活命饮。

风湿久羁顽疹，疏风清热止痒

梁某　女，中年，教师。

皮肤瘙痒 3 年余，泛发暗红色斑丘疹，始发于两小腿，渐至全身，痒甚，严重时渗水。病初起时用抗过敏药尚能控制，病随日进，以致服药亦不起作用。痒甚时，虽搔破皮肤犹不能解。近 1 年来，症情加重，反复发作，缠绵不愈，每每彻夜不眠，不能正常工作。曾入某医院治疗，效果不显。出院后，又经多方治疗不效，因就诊于余。患者瘙痒难忍，昼夜不得安静，全身不适，疲乏无力，纳谷不香。

全身泛发暗红色斑丘疹，四肢内侧较重，除面部外，全身皮肤粗糙而干，色红灼热，有抓痕血痂，舌质红，苔白腻，脉浮缓而数。证属风湿久羁，蕴成热毒。治宜疏风清热，除湿止痒。

苦参 9g　苍术炒，10g　黄柏 5g　白鲜皮 10g　牛蒡子炒，12g　白芷 8g　荆芥 9g　防风 10g　地肤子 10g　浮萍 8g　蛇床子 10g　羌活 5g　黄连 10g　甘草 5g

嘱患者忌食辛辣之物。

外感风邪与湿热相搏，内不得疏泄，外不得透达，郁于肌肤遂成瘙痒之症。方以荆芥、防风、炒牛蒡子、白芷、羌活、浮萍宣发腠理，解在表之风邪；苍术辛苦温，散风祛湿；黄连、黄柏、苦参苦寒泻热，解毒燥湿；地肤子、白鲜皮、蛇床子清热祛风止痒；生甘草泻火解毒。诸药共成疏风清热、除湿止痒之剂。

二诊：服上方3剂，瘙痒减轻，夜能入睡。再拟祛风除湿、解毒止痒之剂。上方去荆芥、羌活、浮萍，加银花20g，连翘15g，蝉蜕10g。

三诊：上方连服10余剂，瘙痒向愈，已不流水，余症皆可。再服上方。

四诊：服药近1个月，全身皮肤恢复正常，病愈。

本例系西医所谓顽固性泛发性慢性湿疹。病由素体不足，内蕴湿热，又感风邪，郁于肌肤腠理之间，风邪与湿热相搏，故瘙痒；湿者，阴邪也，故瘙痒肢体内侧重；夜半属阴，故夜间痒甚；日久不愈，湿热久羁，酿成热毒，故抓破流水。此为风湿热搏击肌肤，蕴结不散，迁延日久而成，治疗颇为棘手，处方应风、湿、热、毒四者兼顾，视其何淫所胜，轻重缓急，酌情用药。初因风邪较甚，方内率多祛风解肌之品；风邪解半，毒热乃是首敌，故酌减风药而入银花、连翘之属，增强清热解毒之力。患者亦能守禁忌，服药1月病愈矣。

（《中国百年百名中医临床家丛书·许玉山》）

余国俊

凉血散瘀治疗
顽固皮肤瘙痒与重症剥脱性皮炎

余国俊（1947~　），四川乐山市人民医院主任医师

皮肤瘙痒半年

某　女，57岁，1999年5月25日诊。

全身皮肤瘙痒，夜间尤甚，影响睡眠。瘙痒初起时，用西药镇静、抗过敏有效，但停药又瘙痒如故。改延中医，用消风散原方4剂内服，配苦参、蛇床子、地肤子、白鲜皮煎水熏洗，瘙痒止。但半月后复发，再用消风散原方配合熏洗乏效；加入蜈蚣、全蝎、僵蚕等，又服4剂，全身瘙痒有增无减。

经人介绍，远赴他乡求治，处方为麻黄、细辛、附片、干姜、肉桂、桂枝、公丁香、吴萸等，且均超过常用量3倍以上。患者略知医，大骇异之。医者抚慰之曰："火郁发之，放心服用，发出来后，再清解立愈。"服1剂，口干舌燥，瘙痒加剧。医者曰："药已中病，不得半途而废。"又勉强服2剂，全身灼热如火燎，昼夜瘙痒无度。医者改用重剂黄连解毒汤合五味消毒饮清热解毒，连服6剂无效。

不得已复用西药镇静、抗过敏，整天头脑昏沉，仍不时瘙痒，迁

129

延至今已半年。

刻诊：面色暗滞，全身抓痕、血痂历历可见，皮肤粗糙肥厚，口干，便秘，舌质暗红，苔薄黄少津，脉弦沉涩。

本例皮肤瘙痒迭用消风散祛风养血、清热除湿乏效，说明是变证而不是常证。所以有医者才别开生面，尝试使用"火郁发之"的治法。有辨者称：辛热药剂量过大，过犹不及，才造成坏证。

《内经》上"火郁发之"这一治法，指的是火邪郁于内，不用苦寒直折，而是顺其"火性炎上"之性，用轻清扬散之药来发散、发越、发泄郁火。如《兰室秘藏》治疗火郁于内、五心烦热的火郁汤，是在芍药甘草汤滋养脾阴的基础上，加升麻、柴胡、防风、葛根升阳散火；又如《证治汇补》治疗火郁于内、四肢发热、五心烦闷、皮肤发赤的火郁汤，则用黄芩、连翘、栀子泻火，而配用升麻、柴胡、葛根、薄荷升阳散火。观其升阳散火诸味药，用量都很轻。此等用药法度，与本例之重用且独用辛热燥烈药物者，本来泾渭分明，岂可混为一谈！

即使是上述真正意义上的"火郁发之"，本例皮肤瘙痒也是完全不适用的。为什么呢？

本例为年届花甲的老妇，瘙痒时间较长，反复发作，夜间尤甚，应当首先考虑血虚肝旺，试用养血平肝，祛风润燥方药，可选一贯煎合二至丸加味。

至于本例初用消风散原方有效者，我认为全赖消风散中的胡麻仁、当归、生地养血活血，所谓"治风先治血，血行风自灭"。而半月后瘙痒复发，再用原方不效，甚至加入蜈蚣、全蝎、僵蚕等虫药亦不效者，说明瘙痒缠绵日久，阴血耗损已较为严重，而方中祛风除湿清热之药久用之又有暗耗阴血之嫌，用之弊多利少。斯时应当重用滋阴凉血药物，可选一贯煎合大补阴丸之类。考虑为瘀热深伏血分。治宜清热凉血散瘀。

犀角（水牛角代）地黄汤加味。

鲜水牛角另煎兑入药液中, 200g　生地 30g　赤芍 30g　丹皮 15g　紫草 30g　丹参 30g　虎杖 30g　三七轧细吞服, 6g

嘱先服 3 剂, 如有效, 可续服 3~6 剂, 停服西药。

二诊: 服 1 剂后, 全身瘙痒似乎稍减, 喜而续服。服完 4 剂, 白天几乎不痒, 口已不干, 大便正常。因夜难安寐, 不时搔抓, 全身抓痕血痂仍清晰可见, 皮肤粗糙肥厚如前; 但舌质已非暗红, 而是接近嫩红无苔, 脉沉弦细数。

此乃心肾不足、阴虚火旺之象, 治宜养心滋肾、收敛虚火, 用天王补心丹加减。

生地 30g　玄参 15g　丹参 30g　北沙参 15g　麦冬 15g　茯苓 15g　远志炙, 6g　酸枣仁 30g　夏枯草 30g　五味子 10g　珍珠母 30g

三诊: 服 3 剂, 夜间皮肤瘙痒减轻, 睡眠有所改善。但原方连服 8 剂, 夜间仍然瘙痒。

上方合桂枝汤, 即加桂枝 10g, 白芍 12g, 炙甘草 6g, 又服 4 剂, 夜间瘙痒终于停止, 皮肤抓痕、血痂开始消退; 又服 6 剂, 诸症若失。随访 4 个月未复发。

全身灼热如火燎, 皮肤瘙痒昼夜无度, 证属瘀热深伏血分, 当用清热凉血散瘀法, 方用犀角地黄汤。

消风散载于明代陈实功《外科正宗》一书, 方中用荆芥、防风、蝉衣、大力子祛风, 苍术、木通除湿, 生石膏、知母、苦参、生甘草清热解毒, 胡麻仁、当归、生地养血活血。此方之妙, 妙在胡麻仁、当归、生地之养血治血, 何哉? 除了"治风先治血, 血行风自灭"之意, 还有"先安未受邪之地"之意。在一定程度上缓解祛风除湿清热药物化燥伤阴的副作用。本方运用范围很广, 凡风、热、湿邪浸淫血脉而致的风疹、湿疹、疥疮、单纯性皮肤瘙痒等均可用之。患者为青壮年，苦参宜重用 15~20g，再加紫草 15~30g。

其缺点是药味甚苦而难咽，可少量频服；药渣煎水熏洗，奏效尤速。我院中药剂科自制的皮肤病洗剂——"江氏痒速泰"，便是消风散加减，颇受欢迎。

20 多年前我市一位乡村医生擅治神经性皮炎，其药物均粉碎，无人知其组成。其人喜欢饮酒，有好事者轮流劝酒灌之将醉，以言语挑之，竟吐"真言"曰："消风散……加二妙散……加紫草、天麻、水牛角、黑芝麻、霜桑叶。"

需要指出者，皮肤病之属风、热、湿邪为患者，必有一系列脉证可资参验，其中舌象最为真切——舌质红或偏红，苔黄腻或黄厚。若舌质嫩红，苔薄黄欠润或竟无苔者，宜减去方中之苍术、木通、苦参，重加白芍、制首乌、玉竹、桑椹等柔润息风之品。若服数剂乏效，则应当考虑血虚肝旺，及时改弦易辙。

总而言之，皮肤瘙痒的病因病机虽繁，但风热湿与血虚肝旺两种证型最为常见，明辨乎此，思过半矣。

或问：本例全身皮肤瘙痒，因误服重剂辛热药物，导致瘀热深伏血分，已成坏证。我室接诊时经用犀角（水牛角代）地黄汤，且开始便重用鲜水牛角 200g 力挫病势者，为什么水牛角重用到 200g 呢？

此乃有鉴前失。我室曾救治 1 例别嘌醇严重过敏引起的全身性剥脱性皮炎患者，辨证属热毒深入营血的犀角地黄汤证，但按常规用水牛角 50g 乏效，后来加重至 200g 方显卓效。

当然，皮肤瘙痒症使用热药的机会不是完全没有，但像本例这样汇集且重用大队辛热燥烈之药，造成耗血伤阴的坏证，则是临证者的大忌！

二诊时用天王补心丹滋阴清热，养心安神，主要是为了恢复"心藏神"的正常功能。邪热扰心，心烦则神躁，神躁则痒，今者迎神归其窟宅，则神静而藏，藏则不痒矣。

本例继服天王补心丹不能彻底止痒者，必有更深一层的病因，所以要合用桂枝汤。大家知道，桂枝汤是《伤寒论》第一方，群方之祖，该方内寓桂枝甘草汤和芍药甘草汤二方。桂枝甘草辛甘化阳以调阴，芍药甘草汤酸甘化阴以调阳，合为桂枝汤则从整体上调和阴阳。对于人身来说，阴阳即是血气，血气即是营卫。古贤盛赞桂枝汤的功用为："外证得之解肌和营卫，内证得之化气调阴阳"。放眼临床，不少慢性疑难杂证之所以缠绵难愈，病因病机固然复杂，但是归根结底，不是营卫失和于外，便是血气阴阳失和于内，或两者兼而有之。顽固性皮肤瘙痒何独不然哉！

犹记 10 余年前，我院一护士，年 4 旬，患荨麻疹 1 年多，遍用中西药物（包括激素），仅能暂时缓解症状，停药则复发。其人系过敏体质，年轻时曾动过胆囊手术。江老接诊时，按常法投以消风散不效，改投温清饮、丹栀逍遥散、天王补心丹、过敏煎等均乏效。江老思考几天后说："试用桂枝汤加三七。"处方为：

桂枝 10g　白芍 12g　甘草 炙，5g　大枣 10g　生姜 5g　三七轧细吞服，5g

1 日 1 剂。先服 6 剂，似效非效；续服 6 剂，开始见效；坚持不缀，服至 30 余剂，荨麻疹终于完全停止发作。或问这一验案能否重复？我未用过，岂能推测？但我从此受到启发，治疗皮肤瘙痒顽症时，恒在辨证方药中合用桂枝汤调和营卫血气阴阳，确能提高疗效。

本例皮肤瘙痒误服热药而成坏证，认为误治的主要原因是医生对"火郁发之"这一五行治法的具体内涵产生了不同的理解，或者说是误解。五行学说是一种潜科学，中医把它作为一种推理工具。既然是工具，就看你会不会使用了。

先说不会使用。清代叶天士《外感温热篇》名句:"温邪上受,首先犯肺,逆传心包。"为什么会逆传心包呢?章虚谷用五行相克来解释:"心属火,肺属金,火本克金,而肺病反传于心,故曰逆传也。"王孟英驳之曰:"邪从气分下行为顺,邪入营分内陷为逆……苟无其顺,何以为逆?章氏不能深究,而以生克为解,既乖经旨,又悖经文,岂越人之书竟未读耶?"

张仲景在《金匮要略》中的千古绝唱"见肝之病,知肝传脾,当先实脾",深刻地揭示了木与土之间的病理联系,至今仍在有效地指导着临床实践,真是颠扑不破!后世医家释之曰:木旺则乘土,应先补土以防旺木之乘。近代名医张锡纯则曰:木旺乘土,而木虚则不能疏土,兼此二义,方得"当先实脾"之真谛。此诚独具只眼者也。

或问:五行定论,木旺则土虚,然则土虚木必旺乎?不一定。临床不乏眩晕不止而属于"土虚木摇",须用六君子辈健脾和胃以息止眩晕者,土虚木亦虚也。

若拘执《内经》"诸风掉眩,皆属于肝",是死于句下矣。其他如大家耳熟能详的"土不生金"而用"培土生金","木火刑金"而用"清金制木","水不涵木"而用"滋水涵木"等五行治法,其内涵均相当清楚,不得师心自用而随意解释,因而具有极高的临床实用价值。

剥脱性皮炎

某 男,65岁,1998年11月28日诊。

患者因痛风发作,服西药别嘌醇7天后,头身瘙痒;继服10多天后,瘙痒加重,皮肤发红、浮肿、干燥,腰以上尤甚,而急诊入院。西医诊断为全身性剥脱性皮炎(别嘌醇过敏)。经华西医科大学专家会诊，主用进口高效激素甲强龙针，配合抗生素、维生素等静滴及对症治疗半个月。症状无改善，又配服中药消风散加减数剂，大小便不畅。更医用大剂八正散加减，服2剂大小便皆闭，神志不清。家属接到病危通知后焦急万分，急来我室邀诊。

刻诊：面部、全身皮肤发红漫肿，瘙痒无度，多处大面积脱皮；腹胀按之如鼓，大小便俱闭已3天，神志时清时昧。舌体肿大、色红衬紫，苔灰黄厚少津，脉大无力。

全身性剥脱性皮炎表现为全身大面积脱皮，上肢脱皮如脱下一双长手套，下肢脱皮如脱下一双长筒袜，而且可能发生多次脱皮。不过最棘手的倒不是脱皮本身，而是脱皮引起的全身皮肤龟裂，潮湿糜烂，臭秽异常，缠绵难愈。若皮肤感染伴有心肝肾等重要内脏损害，预后极差。某著名医院曾单用西药救治过2例年轻患者，均因肾或心功能较差，救治无效死亡。

本病之始发，因患者体质的差异，或可兼夹湿热，甚者湿热蕴蓄之征显明昭著，容易掩盖热毒深入营血的本质。但其发展转变极为迅速，临证者须先有成竹在胸，及时遣选清营解毒、凉血散血方药。

本例急诊入院后，中医见其体胖、舌苔厚腻便按湿热治之，用消风散加味祛风清热利湿；渐渐耗血伤阴，大小便渐渐不畅。更医用大剂八正散加减清热通利，一误再误，进一步伤阴损肾，肾惫而大小便俱闭，势近于危。

《内经》要求"小大不利治其标"，示人救急扶危，留人治病之大法。而此"治"字，大有讲究，断非教人盲目泻下或通利。观本例湿热内蕴，而阴液大伤，若以常法通利大小便，后果堪虞！

思之再三，毅然投以育阴与利水两擅其长的猪苓汤，加宣通肺气而不伤阴的杏仁、桔梗、枇杷叶等"提壶揭盖"而通利大小便。

综合病史与治疗史，考虑为湿热久羁深入营血，耗血动血，伤阴损肾。本应凉血散血、养阴滋肾。奈何大小便皆闭，危在顷刻，急当育阴利水，宣肺通便。方用猪苓汤加味。

阿胶烊化，20g　猪苓 15g　茯苓 15g　泽泻 30g　滑石 30g　杏仁 15g
桔梗 6g　枇杷叶 30g　车前子包煎，30g　虎杖 30g　莱菔子炒，30g

2 剂，浓煎频喂。西药治疗不变。

二诊：当日 18:00 许开始频喂，翌日 2:00 自行解小便 1 次，18:00 许大便亦通，神志清，转危为安！

改用犀角（水牛角代）地黄汤加味，大清深入营血分之毒热。

鲜水牛角先煎 2 小时，50g　生地 30g　丹皮 15g　赤芍 30g　紫草 30g
旱莲草 30g　益母草 30g　仙鹤草 30g

若效不著，可将水牛角加至 200g。

三诊：上方连服 5 剂，病无进退。因撤减激素过快，病情反弹，全身大面积脱皮，瘙痒难忍，烦躁不安。遂将方中水牛角加至 200g（文火炖 2 小时，滤取 100ml，分 3 次兑入药液中），并逐渐恢复激素用量。

四诊：又服 5 剂，全身大面积脱皮得到控制，皮肤发红、瘙痒显著减轻。

五诊：上方续服至 20 剂，全身皮肤终于恢复正常。惟颜面虚浮，气短乏力，夜梦纷纭，纳差，大便稀，口干不欲饮，舌质淡紫，苔薄白，脉弦弱。此脾虚气陷，纳运不及。改投升陷汤合参苓白术散加减。

服 8 剂后诸症减轻，眠食转佳。

2 年后随访：出院后曾遵医嘱服用强的松 3 个月。曾经几次全面复查，不仅心、肝、肾等内脏功能正常，骨密度亦正常，体健无恙。

中药不能代替甲强龙针。不过，甲强龙针一直在使用，仍不免出现一派危象。而中药一上，便力挽狂澜，截断扭转病势，转危为安，也是不争的事实。

此外，中医药能治疗此病，也要归功于正确的临床思维。为什么此前的中医药治疗效果较差呢？因为，一般认为药物过敏引起的药疹，多属风、热、湿为患，而习用疏风清热利湿方药。而我认为：这一轻车熟路是走不通的！

走此轻车熟路，已非毫厘之差，何止千里之失！通过这一病例，使我们再次认识到，别嘌醇严重过敏引起的全身性剥脱性皮炎，其基本病机是热毒深入营血，耗血动血。我们恪守此法，以大剂犀角（水牛角代）地黄汤为主，重加紫草、仙鹤草、旱莲草等解毒凉血止血之品。其中鲜水牛角每剂用至200g方才显效，足证其营血分热毒之深重。本例热毒深伏营血分之证是药物过敏引起的，而使用重剂水牛角是一石二鸟：既凉血解毒，又抗过敏。近贤有称之为"灵异药"者，服之能令心主复辟，精神内守，魂魄安定，而收"移精变气"之功。据长期临床观察，过敏性疾病的病因相当复杂，但有一条是不容忽视的，精神失内守、魂魄不安定之人，容易发生过敏性疾病。既然如此，水牛角抗过敏之功便可意会了。

救治本例的主要方药，后来又验证过一次。

某 男，36岁。

素体健。因宿患痛风，几年来断断续续服用别嘌醇，疗效尚可。惟偶尔皮肤瘙痒，便停服，并口服抗过敏药物，未尝贻害。1999年春节前，连续服用别嘌醇半月，致头面、全身皮肤发红，剧烈瘙痒，脱皮，乃急诊入院。西医诊断为全身性剥脱性皮炎。西药治疗同前例高某，其时高某尚未出院，乐为之介绍，患者即来我室商治。

因有高某案之治验，急予大剂量犀角（水牛角代）地黄汤加味，水牛角用200g。连服12剂，全身瘙痒逐渐减轻乃至消失，皮肤发红亦大减，脱皮得到控制。因家贫要求出院，出院后遵医嘱服用强的松，续服上方至 30 剂，一切病症完全消失，至今安然无恙。

"提壶揭盖"法应用举一例。

某 女。夜间干咳，大便干燥 1 周；因无法熬中药，乃嘱用炙紫菀 60g、蝉衣 6g 泡开水代茶频饮，服 2 天，大便通畅，夜咳大减，此乃"提壶揭盖"之法。

带 状 疱 疹

某 女，60 岁。

患带状疱疹半个月。半月前左胸胁刺痛并发水疱时即开始输液，药用病毒灵、聚肌胞、阿昔洛韦、维生素 B_{12} 等 7 天，口服中药龙胆泻肝汤 6 剂。配合理疗，似效非效。

刻诊：左胸胁皮肤潮红，簇集水疱如绿豆大，疱浆混浊，呈带状分布，灼热；心烦，口干、口苦，大便干燥，舌红少津，舌边、舌尖密布小红点。苔黄薄欠润，脉弦细数。

带状疱疹的中医名称繁多，如"蛇串疮""缠腰火丹"等，是春、秋季常见、多发的皮肤病。肋间神经区域是胸胁部位，乃肝胆经络循行之地，此处水疱簇集，灼热，疼痛，再参以舌红苔黄，脉弦滑数等，中医辨证多谓"肝胆湿热"，倡用龙胆泻肝汤治之。本例患者连服 6 剂"龙胆泻肝汤"无效者，当属于变证。还有一条：有鉴前失。已经连服龙胆泻肝汤 6 剂无显效，岂能"前仆后继"？必须改弦易辙，另辟蹊径！

所以，临证不仅要"观其脉证"，还要详细询问治疗史。对于较长时间服药不见好转的疑难病患者，要通过详询治疗史而看清楚曾经走过的弯路，以免一误再误。

临床上不时出现这样的病例：患者主诉胸胁疼痛，医者相对斯须，便信口"肝气郁结"，信笔处方柴胡疏肝散，不效；又信口"气滞血瘀"，信笔处方血府逐瘀汤，亦不效，疼痛加剧，发出水疱。此时医者才恍然大悟：原来是带状疱疹！但又从俗套用龙胆泻肝汤，服之不效，便推荐使用西药，致使病情迁延缠绵。有的水疱虽渐消，但后遗顽固性神经痛。

我市一位老医生，年过7旬，素体阳旺，发病之初，颇似外感，但很快出现胸胁疼痛，簇集小水疱，中医投龙胆泻肝汤3剂乏效；改用西药并理疗1周，亦不显效，且又在面部三叉神经区域出现水疱，疼痛剧烈。中、西药合用，继续治疗10余天，水疱渐渐消退，但是肋间神经痛、三叉神经痛难以忍受，白天呻吟不已，夜间号啕大哭。后辗转来我室纯用中药治疗3月余，疼痛才渐渐消失。

我早年遇带状疱疹，也是从俗首先使用龙胆泻肝汤。历验较多，有效有不效，其效差甚至无效者，多有误治或失治病史。

后来翻阅清代名医程国彭所著《医学心悟》，看到程国彭对栝楼散作用机理的诠释："按郁火日久，肝气燥急，不得发越，故皮肤起疱，转为胀痛。经云：损其肝者缓其中。栝楼为物，甘缓而润，于郁不逆，又如油洗物，滑而不滞，此其所以奏功也。"程氏所谓"郁火日久，肝气燥急，不得发越"12个字，不就是带状疱疹的基本病机吗？而栝楼散之主药栝楼的特殊功效，与之完全符合。

我试用栝楼散，不论肝经实火还是肝胆湿热，均投以此方，奏效快捷，且不留后遗症，成功案例不胜枚举。临证体验多年，乃确信此方完全符合带状疱疹之基本病机，完全可以作为专方来使用。若辨病与辨证相结合，专方与辨证选方相结合，必稳收高效。惟方中主药大栝楼，现已难觅，我一般用栝楼仁30~50g，瓜壳15~20g，生甘草、红花各10g，显效后可酌减主药用量。清代医家王学权也盛赞栝楼仁的特殊功效，他在《重庆堂随笔》一书中说："栝楼实（栝楼仁）

润燥开结，荡热涤痰，夫人知之；而不知其舒肝郁、润肝燥、平肝逆、缓肝急之功有独擅也。"治此病，若病人无严重并发症，都是纯用中药。

综合分析患者的治疗史和一系列伴见之症，如心烦、口干、口苦、大便干燥等，证属火毒伤肝阴。治宜泻火解毒，滋肝润燥。方用栝楼散合犀角（水牛角代）地黄汤、一贯煎加减。

栝楼仁炒捣，50g　瓜壳20g　红花10g　生甘草10g　水牛角先煎半小时，30g　丹皮10g　赤芍15g　生地30g　北沙参30g　白蒺藜15g

4剂。停用西药和理疗。

二诊：患处皮肤微红，水疱干瘪过半，胸胁皮肤灼热大减，刺痛稍轻，大便通畅。舌质红，舌边、舌尖小红点减少，苔黄薄，脉弦细。效不更方，上方栝楼仁减为30g，瓜壳减为10g，续服4剂。

三诊：患处皮肤趋正常，水疱消退殆尽，惟胸胁仍刺痛不已。

此乃肝阴亏耗，肝络凝瘀。改用滋肝通络、缓急止痛法。仍服栝楼散合一贯煎、芍药甘草汤加减：

栝楼仁炒捣，30g　瓜壳10g　红花5g　北沙参30g　麦冬30g　生地30g　白芍40g　生甘草15g　白蒺藜10g　僵蚕炒熟捣细药液送服，10g　生三七粉药液送服，10g

上方服6剂，胸胁刺痛逐渐减轻，服至12剂基本消失。

栝楼散载于清代名医程国彭所著《医学心悟》一书，原文是："栝楼散，治肝气燥急而胁痛，或发水疱。大栝楼（连皮捣烂）1枚，粉甘草二钱，红花七分，水煎服。"

第一，栝楼入肺经（辛金），清肺化痰，利气宽胸；又入大肠经（庚金），润肺化痰，滑肠通便。清金制木，令木气畅而木火宁。第二，栝楼又入胃经，除室通塞，使土气不壅，则木气疏泄条达矣。第三，《本草纲目》载栝楼"消痈肿疮毒"，《内经》云"诸痛疮痒，皆属于心"，则栝楼可以泻心火；《难经》云"实则泻其子"，泻心火，即是泻肝火。由此观之，栝楼虽不直接入肝而治肝，却可以治肺、大肠、胃、心而间接治肝，五行生克制化之妙，原可以曲径通幽也。

于己百

越婢汤、麻杏苡甘汤加味治疗皮肤疾病

于己百（1920~   ），甘肃名医

越婢合银翘散加蝉衣、凤眼草治过敏性紫癜

于氏认为，过敏性紫癜多有"夙根"，即常与体质禀赋有关，而其发病与诸多过敏因素密切相关，这又与中医所说的"风毒"相似。由于寄生虫感染，食物或药物过敏，风寒湿热毒邪侵犯人体，肺卫失调，故有发热恶寒、脉浮数等症；风毒、热毒、风热邪毒伤络，血溢脉外，故有腹痛便血、关节肿胀疼痛、尿血等不同的症状表现；而感受风毒肺气失宣，三焦不利，水液潴流，则会发生浮肿，小便不利。

过敏性紫癜症似中医学"葡萄疫""紫癜风"，病因风毒侵袭，热伤血络，肺卫失调，血溢脉外引起。因此于氏即立祛风解毒宣肺、清热凉血止血之法，以祛风解表宣肺的越婢汤为主，合入疏风清热解毒的银翘散，并加蝉衣、凤眼草祛风抗过敏，小蓟、侧柏叶凉血止血，组成临床习用的经验方，治疗过敏性紫癜，常能取得显著疗效。

越婢合银翘散加蝉衣、凤眼草方

麻黄 10g　生石膏 30g　炙甘草 10g　生姜 10g　大枣 6 枚　银花 30g　连翘 30g　蝉衣 15g　凤眼草 30g　小蓟 20g　侧柏叶 30g

水煎，2 次分服。

辨治要点：发病急骤，紫癜多见于下肢，可伴有发热，风疹块，腹痛，关节胀痛，尿血，舌红，苔薄白，脉浮数。

瘀斑、瘀点色较鲜红加生地 15g、赤芍 20g、丹皮 10g 清热凉血散瘀；紫癜色暗加当归 12g、丹参 20g、三七（冲）6g 活血散瘀止血。腹痛加芍药 30g、枳实 10g 缓急解痉，通腑止痛。便血加地榆 20g、槐花 12g，凉血清肠止血。关节肿痛，加白芷 12g、元胡 12g、牛膝 15g 活血散瘀止痛。紫癜肾炎，加赤小豆 15g、茯苓 20g、泽泻 20g 清热祛湿利尿。以尿血为主，加白茅根 30g、三七（冲）6g 清热凉血止血；有蛋白尿，加黄芪 30g、党参 30g 或金樱子 30g、芡实 20g 益气固精收摄。

唐某某　女，9 岁。1998 年 2 月 25 日就诊。

患儿半月前感冒后发热，咽痛，下肢皮肤及臀部紫癜，肢体浮肿，他院检查：血小板正常，尿检：红细胞（+）、蛋白（+），诊为过敏性紫癜，经用脱敏、止血、激素等药物治疗，疗效欠佳，故来于氏处诊治。

刻诊：发热 T 38.2℃，咽喉红肿，双侧下肢伸侧面近膝关节处及臀部散在紫点、瘀斑，压之不褪色，下肢轻度浮肿，舌红苔薄白，脉浮数。于氏辨为风热侵袭，肺气失宣，热伤血络，血溢脉外。治宜疏风清热，凉血解毒，止血散瘀。方用越婢汤合银翘散加蝉衣、凤眼草方加味。

麻黄 10g　生石膏 30g　炙甘草 10g　生姜 10g　白术 10g　银花 20g　连翘 20g　赤芍 20g　赤小豆 15g　茯苓 20g　泽泻 20g　蝉衣 12g　凤眼

草 30g　小蓟 20g　侧柏叶 30g　白茅根 30g

水煎，分 2 次服。

二诊（3 月 5 日）：服药 7 剂，紫癜基本消退，浮肿略有减轻，小便量增，咽痛缓解，尿检：红细胞 5~10/Hp，蛋白（±）。上方去银花，加荆芥穗 12g，黄芪 20g，党参 12g，继续治疗。

三诊（3 月 12 日）：又服药 4 剂，紫癜完全消退，浮肿缓解，尿检：红细胞 5/Hp，蛋白（−）。为巩固疗效，嘱再服上方 7 剂。

四诊（3 月 20 日）：家长诉说服药 1 周，病情稳定，尿检复常，疾病痊愈。随防半年，未见复发。

李某　女，9 岁。1998 年 8 月 31 日就诊。

患儿 1 月前患过敏性紫癜，经治紫癜基本消退，近日又因感冒发热而颜面浮肿，小便量少，尿检：红细胞（++），蛋白（+）。舌红苔少，脉浮数。考虑病为紫癜肾。证属风邪伤络，血溢脉外。治宜祛风解毒抗敏，清热凉血止血。越婢汤合银翘散加蝉衣、凤眼草方加减。

麻黄 10g　生石膏 30g　生姜 10g　大枣 6 枚　银花 20g　连翘 20g　赤小豆 15g　茯苓 20g　泽泻 20g　蝉衣 12g　凤眼草 30g　荆芥穗 12g　小蓟 20g　侧柏叶 30g

水煎，分 2 次服。

复诊（9 月 4 日）：服上药 4 剂，浮肿消退，小便通畅，尿检：红细胞（+），蛋白（−）。原方去荆芥穗，冲服三七 6g，再进 6 剂。

三诊（9 月 11 日）：患儿家长诉说病儿目前无何不适，尿检：红细胞（±）。为巩固疗效，再服上方 7 剂，病告痊愈，随访半年，病未复发。

越婢加术汤合消风散治疗变态反应性皮肤病

变态反应性皮肤病，多见于易感体质患者，病因复杂，起病迅速，发展较快，皮损形态各异，多为红色斑丘疹，亦可为疱疹，瘙痒较甚，由于搔抓，常引起糜烂、渗液、结痂等继发损害。轻者无全身症状，严重时有发热、恶寒、头痛等表证，舌尖红，苔薄白，脉浮。于氏认为，本病应属"风病""风毒"的范畴，病人多有"夙根"，因感受风邪、风毒，致使肺气失宣，气机阻滞，气滞血瘀，郁久化热，腐血坏肉而发病。

既然变态反应性皮肤病属"风病""风毒"的范畴，因肺气失宣、气滞血瘀而成，故于氏立疏风宣肺散瘀、清热利湿解毒之法，用越婢加术汤合消风散加减化裁。

越婢加术汤合消风散方

麻黄 10g　生石膏 30g　甘草 10g　生姜 10g　白术 10g　荆芥 10g　防风 10g　蝉衣 12g　苦参 20g　连翘 20g　赤小豆 20g　凤眼草 20g　白蒺藜 20g

水煎，分 2 次服。

越婢加术汤（去大枣）疏风宣肺，清热利湿，消风散（去牛蒡子、知母、当归、麻仁、生地、木通）消风散邪，解毒祛湿，加连翘、赤小豆、赤芍疏风清热、凉血散瘀、渗湿解毒，蝉衣、凤眼草、白蒺藜祛风散邪、脱敏止痒。全方合用，共奏疏风宣肺、清热利湿、解毒散瘀、脱敏止痒之功，方证合拍，药中肯綮，故变态反应性皮肤病服之效优。

瘙痒较甚，加生首乌、白蒺藜养血祛风止痒；兼有渗出、糜烂，加黄柏、苦参、蛇床子清热燥湿解毒；血分热甚发热、舌绛或有肌衄者，加赤芍、丹皮、紫草清热凉血散瘀；大便干结，加枳实、玉片行气导滞通便。

宋某某 男，43 岁。1996 年 4 月 5 日初诊。

患者自述全身出风团并瘙痒 10 年，逢热遇冷或饮食不慎时加剧，病情时好时坏，西医诊断为荨麻疹。曾用钙剂、抗组织胺类西药及多种中药治疗，均未能治愈。1 周前又遇风吹而出现胸腹背部及四肢瘙痒性风团、丘疹，发无定处，骤起骤退，因惧西药嗜睡等副作用，故来于氏处求治。

刻诊：胸背部风团、丘疹，抓痕累累，大便干结，舌尖红，苔薄白，脉浮数。于氏诊为瘾疹。辨为风湿邪毒客表，肺气失宣，气血失和。治宜疏风解表，除湿止痒，行气和血。方用越婢加术汤合消风散加减。

麻黄 10g　生石膏 30g　甘草 10g　生姜 10g　苍术 12g　荆芥 10g　防风 10g　蝉衣 12g　苦参 20g　连翘 20g　赤小豆 20g　凤眼草 20g　白蒺藜 20g　生首乌 30g　枳实 10g　槟榔 10g

水煎，分 2 次服。

复诊（4 月 20 日）：服药 7 剂，风团、丘疹消退，瘙痒消失，大便变软。为巩固疗效，彻底治愈，将上方去槟榔后改汤为丸，继续治疗。

1999 年 12 月 20 日因感冒来诊，问及荨麻疹治疗情况，诉说服用丸药一料，治疗 50 天，停药半年，至今未再复发，病告痊愈。

荨麻疹相当于中医所说的"瘾疹"，俗称"风疹块"，是皮肤黏膜血管扩张及通透性增加而出现的一种局限性水肿反应，特点是突然发作，发无定处，时隐时现，瘙痒无度，消退后不留任何痕迹。

理论上，本病虽说可分为风寒、风热、风湿及血热、血虚、血燥等证型，但临床上以风热、风寒客表与血虚血燥最为常见。本例即属风邪毒气客表，肺气失宣，气血失和而发病，故治拟疏风解表与行气和血两法以标本兼治，用越婢加术汤合消风散减，另加生首乌、白蒺藜养血、祛风、止痒，枳实、玉片行气散郁并导滞通便。因此治疗 1 周即获显效，守方改汤为丸服药月余，彻底治愈。

王某某 女，23 岁。1999 年 4 月 19 日初诊。

患者诉说 3 天前，洗脸后使用他人新送的护肤品，出现颜面红肿，灼热，瘙痒，自服息斯敏等抗过敏药，症状改善不明显，故来求诊。舌红苔薄白，脉细数。证属风毒客表，肺气失宣，气滞血瘀，蕴结不散。治宜疏风宣肺，清热解毒，凉血散瘀。方用越婢加术汤合消风散加减。

麻黄 10g　生石膏 30g　甘草 10g　生姜 10g　苍术 12g　荆芥 10g　防风 10g　蝉衣 12g　苦参 20g　连翘 20g　赤芍 20g　草河车 20g　丹皮 10g　凤眼草 20g　白蒺藜 20g

水煎，分 2 次服。

服药 4 剂，并外用三煎药水洗敷面部半小时，颜面红肿、发热消退，瘙痒减轻，面部脱皮，稍感发紧。风毒基本消退，症状基本缓解，再进 2 剂善后。

接触化妆品等某些外界物质，而在皮肤或黏膜上因过敏或强烈的刺激所发生的皮肤炎症称为接触性皮炎。接触性皮炎在中医没有统一的病名来概括，常常根据接触物质的不同及其引起的症状特点而命名，如因漆刺激而引起者，称为漆疮；因贴膏药引起者，称为膏药风；接触马桶引起者，称为马桶癣等。于氏认为，本病的发生是因禀赋不耐之人接触某些物质，风毒病邪侵入皮肤，致使肺气失宣、气血失和、蕴郁化热而成。所以立疏风解毒、清热凉血之法，用越婢加术汤合消风散化裁，并加草河车、丹皮以增强祛风解毒、凉血散瘀的作用而取效。

越婢汤加味治疗皮肌炎

侯某 女，23岁。1992年4月11日就诊。

患者于2周前恶寒发热，咽喉疼痛，四肢关节酸痛无力。继而颜面和四肢皮肤潮红发斑、瘙痒，全身肌肉肿胀酸痛，触摸时疼痛明显，双手握力较差，双上肢上举感觉吃力。经住某医院，诊为皮肌炎。因患者惧用激素，故来求予中医治疗。症见舌红，苔薄白，脉弦数。余症如前述。证属风邪袭表，风水相搏，邪郁化热，熏蒸肌肤。治宜宣散风邪，发越水气，解表清热，通络止痛。方用越婢汤加味。

麻黄 10g　生石膏 30g　炙甘草 10g　大枣 6枚　生姜 10g　蝉衣 10g　菊花 12g　连翘 20g　元参 20g　板蓝根 12g　芍药 20g　葛根 20g　桑枝 30g　秦艽 12g　羌活 12g　独活 12g

水煎，2次分服。

复诊（4月13日）：服上药2剂即热退，病缓，握力增强，但颜面、眼睑红肿未除，舌仍红，脉数。属余热未清，仍需增强凉血清热解毒之力，故原方去羌、独活，加水牛角 15g、知母 12g、白芷 12g、元胡 12g，继服4剂，诸症悉减，守方连服10余剂而告愈。

皮肌炎是一种较少见的结缔组织疾病，病变主要侵犯皮肤、肌肉及血管，临床主要诊断依据是肌肉发炎、变性而引起肌肉疼痛，软弱无力，同时还有皮肤毛细血管扩张、对称性充血、色素沉着等皮炎症状，病情复杂时，可借助肌肉活检确定诊断。本病目前尚无彻底治愈的办法，西医多以类固醇激素治疗为主，虽能使部分患者病情暂时缓解，但长期应用，往往副作用也明显。中医采用辨证论治则较西医治疗副作用小。

于氏认为，本病似属中医"痿证""痿躄"的范畴，如《素问·痿论》记载："肺热叶焦，则皮毛虚弱急薄，着则生痿躄也。"其中"筋痿"（肢体关节挛急活动不利或弛纵不收）、"肌痿"（肌肉疼痛、软弱无力或麻木不仁）即与急性皮肌炎、慢性皮肌炎的部分症状相似。本例属急性皮肌炎，故按风邪袭表、风水相搏、邪郁化热、熏蒸肌肤辨治，用越婢汤加味取效。若为慢性皮肌炎，由于其多属气阴两虚，阴虚内热，因此常立益气养阴、凉血通脉法，投补中益气汤、左归丸及青蒿鳖甲汤等方加减化裁治之。

麻杏苡甘合四物，可治面部黄褐斑

黄褐斑是一种色素沉着性皮肤病，发于面部，典型皮损呈蝶状，常为淡褐色至咖啡色斑片，境界明显，日晒后加重。好发于青年女性和孕妇，虽无自觉症状，但有碍美容，常给患者心理上造成困扰。

本病患者常伴有性情急躁、胸胁或乳房胀痛等症状，或有内分泌失调，或有其他慢性病。因此西医学多认为本病的发病原因与性激素失调和卵巢机能不全有关。

本病属于中医学的"面尘""肝斑""黧黑斑"等范畴。中医对本病的记载较早，晋代葛洪《肘后备急方》称"肝黚"，隋代《诸病源候论》称"面黑皯黚"，明代陈实功《外科正宗》称"黧黑斑"，清代《外科证治全书》称"面尘"，《医宗金鉴》称"黧黑肝黚"，名称虽异，其实皆一。后世医家也有以其状如蝴蝶而称之为"蝴蝶斑"的，若见于孕妇者则称为"妊娠斑"。

中医一般认为本病多系气血不和，肾阴不足，肾水不能上承，或忧思抑郁，肝失条畅，致使气机郁滞，痰湿内停，郁而化热，虚火上炎所引起。正如《诸病源候论》说："五脏六腑十二经血，皆上于面。夫血之行，俱荣表里，人或痰饮渍脏，或腠理受风，致气血不和，或涩或浊，不能荣于皮肤，故变生黑皯。"

心主血脉，其华在面；肝主藏血，调节血量。七情郁滞，劳倦内伤，必致心肝二脏失和，气血运行不调。血虚、血滞，均可致血不上荣，而见面色晦滞，或生褐斑。此外，本病生于面部皮肤，皮毛者由肺所主。又，本病多见于鼻柱及鼻之两旁，目眶之下，两颧之上，这些部位都是阳明经循行所过之处，故于氏还认为本病与肺气失宣，湿邪阻遏，阳明经络郁滞不畅等因素有关。

于氏对本病病机认识独具慧眼，故其立法处方亦别开生面，以仲景麻杏苡甘汤为首选方剂，一则宣肺经之气、以助血行，一则利阳明之湿、以畅经络，更配以四物、二至诸得养，褐锈斑逐渐消退，面部色泽，恢复荣润。

张某 女，32岁。1992年4月6日初诊。

患者面部起蝶斑，色褐面暗，病延年余。平素无他症，纳可，便调，微觉时有腰痛，舌红苔薄白，脉弦细。证属心肝血虚，面部失荣；肺气失宣，湿遏肌表，经络郁滞。治宜益心养肝，生血荣面；宣肺利湿，通经活络。方用麻杏苡甘汤合四物、二至加味。

麻黄 10g　杏仁 12g　薏苡仁 30g　女贞子 20g　旱莲草 20g　熟地 20g　当归 12g　赤芍 20g　川芎 12g　制首乌 20g　凌霄花 15g　黄芪 20g　生柏叶 20g　炙甘草 10g

水煎，2次分服。

上方连服 20 余剂，黄褐斑明显减退。为收全功，继以上方加枸杞子 12g，取 3 剂量，共为细末，炼蜜为丸，每丸 10g 重，日服 3 次，每次 1 丸。2 月后随访，服药一料，面斑全褪，面色滋润，精神焕发。

胡天雄

皮肤解毒汤

胡天雄（1921~　　），湖南中医药大学教授

皮肤解毒汤治多种皮肤病

皮肤解毒汤

土茯苓 50g　莪术 10g　川芎 10g　黄连 3g　银花 12g　甘草 5g

本方出《续名家方选》（日本村上图基撰），分量为余所拟定。原名从革解毒汤，据云为治疥疮之有效方。原注云："不用他方，不加他药，奏效之奇剂也。"经多年之临床观察，知本方对多种皮肤病有效，对过敏性皮炎效果尤著，对疮无显著效果，当是误认湿疹为疥疮也。概皮肤疮疡，多湿热为病，而瘙痒则主于风邪，土茯苓解风湿热毒，故为此方主药。凡皮肤病湿热胜而渗出旺盛者，方内有黄连、银花，收效殊佳；其风热胜而为干性者，瘙痒较剧，则以地骨皮、紫草易黄连、银花，大有凉血止痒之功，气血不足者，归、芪亦可加入。因去"从革"二字，改用今名。

火丹（带状疱疹）

黄某某　女，19岁，职工。1993年9月1日初诊。

先是右颈皮肤灼痛，2 日后灼痛处发疱疹，簇聚如葡萄，逐渐向右肩及耳后扩展，鲜红成片，痛如火燎，大便 3 天 1 行。舌质偏红，苔薄白，脉细带数（90 次／分）。

火丹（带状疱疹）。热毒结于血分。治宜清热散结，凉血解毒。

连翘 10g　银花 15g　薄荷 5g　桔梗 10g　生地 20g　赤芍 10g　紫草 15g　丹皮 10g　龙胆草 10g　木通 10g　甘草 5g　柴胡 10g

5 剂，水煎，日 2 服。

复诊（9 月 6 日）：药进 1 剂时觉患部皮肤有麻木感，逐渐减轻，昨日服完 5 帖，疼痛已完全消失。皮疹已结黑干痂，大便通顺，每天 1 行。察其舌尖稍赤，脉细（80 次／分）。此余毒未净，再进凉血四物 5 剂。

生地 20g　赤芍 10g　当归 10g　川芎 10g　丹皮 10g　紫草 15g　银花 15g　连翘 10g　甘草 5g

三诊（9 月 10 日）：上方已服完 4 剂，患部黑痂脱去，遗留淡红色斑痕，有瘙痒感。诉自昨天起，后颈偶有蚁螫样疼痛，视其处，为胆经天柱穴，皮肤完好，并无疤痕，诊其脉细弦有劲意，疑将有疱疹新发，急疏加味皮肤解毒汤，嘱其服完前药，明日赶进此方。

土茯苓 40g　莪术 10g　川芎 10g　黄连 3g　银花 15g　紫草 15g　生地 20g　胆草 10g　甘草 5g

以 5 剂付之，嗣后未再复诊。1 月后，其母因病来诊，告已愈多时矣。

1973 年 4 月，在沅江县小波公社时，有何姓小孩两姐妹，患渗出性湿疹，其姐年 9 岁，患此已 7 年，妹已 3 年，余投此方，妹服 3 剂，即基本痊愈。其姐因腹泻纳差，以此方加白术、陈皮等健脾药，其愈亦在八九剂间。

一小孩因患脓疱疮，诱发急性肾炎，全身水肿，蛋白管型尿，血压增高，予本方，前后两诊，疮愈而急性肾炎亦随之愈。

长沙蓄电池厂何某，患遍身红色丘疹，瘙痒无度，无渗液，缠绵8年不愈。一日，来余诊室，自我介绍是印度尼西亚归国华侨，城市医院分科严，余告以余不治皮肤病，患者坚坐，非索一方不去。乃书皮肤解毒汤，以紫草、地骨皮易黄连、银花，以5剂付之。越数日来，揭衣卷袖示余，则全身皮肤几光滑如常矣。

地骨皮治痒，桔梗消痈肿

地骨皮性味苦寒，通常之用有二：退伏热以除蒸；清肺火而定喘。此外，尚可祛风热以止痒，则不甚为人所注意。一人患疹，遍身瘙痒，胸腹尤甚，久治未效，谭礼初老医师用地骨皮30g，生地30g，紫草15g，猪蹄壳7个煎水服，三帖痊愈。以药测证，知此种瘙痒，当有血分燥热证候之可验。又见一人患脓疱疮，瘙痒流汁，遍请县城诸老医治之不愈。一年轻女医师单用地骨皮一味煎水洗之，随洗随愈，因而声名大噪。

桔梗可以消散痈肿，与升麻同功，肿疡初起，往往加此二药于活命饮中以消之，见于《金鉴·外科》。有谓黄芪、山甲珠托毒催脓，则不尽然，余尝用此二味合以桔梗、银花，用以消散痈肿，有奇效。在双峰二中工作时，学生杜某，男，16岁，因暑假中冒暑抗旱，于右天溪穴发一毒，初起白硬疼痛，经20天始见红肿，已开始化脓。请外科医师诊治，须缴手术费9元，因家庭经济困难，一时难以筹措，乃回校请诊。察其形色，脓未全熟，尚可消散。用黄芪24g，银花10g，桔梗10g，甲珠10支，皂刺10g，归尾10g，甘草3g。进2剂即消。

荨 麻 疹

学生李某患荨麻疹，多方服药，经年不愈，诊得脉弱而疹色不红，予归脾汤一服而瘥，2帖后不再发。

教师王某患荨麻疹，腹痛，寸关浮滑，尺脉沉细，平日饮酒血压高。予桂枝茯苓丸加石决明、夏枯草，2剂愈。

二人患病同，治疗上亦均属"治风先治血"原则范畴。但前者为血虚，故用温补，后者为肝旺，故用清镇。以治王之方治李，李病不能愈；以治李之方治王，王病亦不能愈，尽人而知之。今号于众曰：归脾汤、桂枝茯苓丸治荨麻疹之验方也。不惟举之于口而又笔之于书，昧者不察，以为中医学之精微尽在是矣。

疔 疮

疔疮在中医为大证，而西医不甚措意，仅疖肿之生于颜面危险三角区者予以护理上之注意而已（炭疽为中医疔疮之一种，自当例外）。此非西医不知疔疮，亦非西药疗效优于中药，乃与治疗之得当与否有关。尚忆1946年吾乡谭某之妻，额角生疔，感觉麻木而脚根散漫，延外科某，不究虚实，动手就用黄芪、当归等温托套方，友人谭梓臣在当地设药店，与患者有宗族之谊，适余过其店，遂挽袖一视，诊毕告以疔疮毒火太甚，前方非所宜服，病家以为某医已60岁，时余年才20余，方出专科之手，又是老经验，迳服之。临走时余因嘱梓臣曰：病人服此必危，可速觅蟾酥丸救急，用时，令患者咀葱白若干吐于掌中，以前丸2颗打碎，置葱白中，酒服可救。翌日患者疔疮走黄，面肿如瓜，神识昏沉，药已难进，只得以蟾酥丸研末，以葱白煎水兑酒调灌，患者服后觉一身尽热，然汗出而肿消神清。第三日病家不远数十里来我处求善后方，并详告险情经过如上。

徐宜厚

火热内郁轻宣而泄，六淫邪客诸花可解

徐宜厚（1940~　），武汉市中医医院主任医师

花类药的数量在本草中记载虽少，但历代文献对其功效的阐述颇多。《神农本草经》载花类药 6 种，开创了花类药治疗皮肤病的先河。唐代孙思邈《千金翼方》，治身瘙痒用柳花，悦人面有旋覆花。元代朱震亨《丹溪心法》介绍以花类药为主治疗皮肤病的经验，如凌霄花散治疠风，仅用 3g 凌霄花末，酒调送下治身上虚痒。明代李时珍《本草纲目》集中地反映了花类药治疗皮肤病的重要成就：风热面肿用辛夷花；䯏疱黚黯用紫葳、旋覆花、蜀葵花、马蔺花、李花、梨花、木瓜花、杏花、樱桃花、桃花；面疱用凌霄花、曼陀罗花、桃花，白发变黑用榴花；丹毒用银花；风瘙疹痱用苍耳花、楝花；疣痣用芫花；恶疮用银花、黄芩花；杨梅疮用银花、野菊花、槐花；风癫用杨花、凌霄花；热疮用葵花、荷花；病疮用桃花；软疖用白梅花；秃疮用黄葵花、桃花等。近人赵炳南自拟红花、鸡冠花、玫瑰花、凌霄花、野菊花组成的凉血五花汤治疗玫瑰糠疹、多形性红斑、红斑狼疮等皮肤病，常获良效。

临床实践体会，凡花类药皆是质地轻扬，大多能升能浮，能宣能透，具有轻而扬之的作用，在"十剂"中应属轻剂的范畴。引起皮肤病的原因虽多，但从脏腑辨证的角度，肺主皮毛，心主血脉则是部分

皮肤病辨证论治的主要依据。因此，花类药的轻扬宣达，既能治六淫外邪客于皮毛的疮疡，又能治火热郁抑于心经的皮肤病，使之从汗而泄，或者火散而愈。常用的花类药有杭菊花、金银花、野菊花、绿萼梅、厚朴花、槐花、款冬花、红花、白扁豆花、凤仙花、玫瑰花、月季花、山茶花、白残花、凌霄花、葛花、栀子花、茉莉花、鸡冠花、辛夷花、荷花等。此外，比较少用的有桃花、白茅花、芫花、葵花、石榴花、白槿花、合欢花、密蒙花。根据各种花类药的不同性能，有时单用，有时相须，当视具体病症配伍应用。

1. 酒皶鼻

初期多由肺经郁热，上熏于鼻。所以鼻炎及其鼻翼两侧出现红斑、丘疱疹、脓疱、丘疹，进而肥厚增生如瘤状。治宜清宣肺热法。

栀子金花丸加味

栀子仁6g　枯芩酒炒，6g　升麻6g　红花6g　凌霄花6g　丹皮炒，6g
银花10~15g

2. 红斑性痤疮

痤疮俗称"酒刺"，是青年人常患的一种皮肤病。皮疹通常发生在面颊、口鼻四周，其中以炎性丘疹和弥漫性红斑比较多见，故又称酒皶鼻样痤疮。内因肺经血热，外因触冒风热，以致血热郁滞肤表。治宜宣肺凉血，佐以化瘀法。

枇杷清肺饮加减

枇杷叶6g　黄芩酒炒，6g　桑白皮6g　升麻6g　红花6g　凌霄花6g
槐花炒，10g　野菊花10g　沙参10~12g

3. 口周皮炎

口的周围皮肤，如鼻唇沟、下唇，部分延及颏部，出现红斑、斑丘疹，伴有糠秕状鳞屑，病情时轻时重，缓慢而顽固。此病可能与

《灵枢·经脉》所说"唇疹"一症相近，系由脾经郁热所致。治宜清解脾热。

泻黄散加减

藿香 10g　生石膏 10g　槐花炒, 10~15g　栀子 10g　凌霄花 10g　荷花 10g　防风 10g　荆芥 10g　厚朴花 6~10g

4. 急性荨麻疹

身半以上，特别是头面部位突然发起大小不等的红色风团，小如蚊叮，大如地图，甚则眼睑肿浮，痒感颇重。同时兼有咽喉红肿，发热，口干思饮，脉浮数，舌质正常、苔薄黄。辨为风热客于肺卫。治宜辛凉宣透法。

银翘散加减

银花 12g　野菊花 12g　连翘 10g　牛蒡子炒, 10g　防风 10g　荆芥 6g　蝉蜕 6g　红花 6g　丹皮炒, 6g　凌霄花 6g　甘草 6g　生地 6g

5. 急性点滴状银屑病

湿热病后，部分病人的皮肤上发起点滴状红斑，上覆银白色鳞屑，刮去鳞屑则有筛状出血，严重时皮疹往往遍布全身，兼有咽弓红肿，舌质红，苔薄黄，脉浮数。辨为外感风热，内郁血热，风热相搏，热窜肌腠而成。治宜清营凉血，佐以宣透法。

银花解毒汤

银花 15g　槐花炒, 15g　玫瑰花 12g　玄参 12g　沙参 12g　生地 12g　红花 6g　凌霄花 6g　丹皮炒, 6g　紫草 6~10g

6. 皮肤瘙痒症

瘙痒是皮肤病最常见的自觉症状。对于瘙痒的辨证，沈金鳌《杂病源流犀烛》曾有一段扼要论述："血虚之痒，虫行皮中；皮虚之痒，淫淫不已；风邪之痒，痒甚难忍；酒后之痒，痒如风疮，常搔至血出"。沈氏数语虽然不能概括痒的全貌，但对痒的辨证确是十分中肯，因此，可以作为全身性瘙痒辨证论治的纲要。一般来说，局限性瘙痒以外治为主；全身性瘙痒重在内治，而在内治方中也不能由于痒与风的关系密切，过多地投用散风之品，要防其风药耗损阴血、肤失濡养，否则痒非但不能止，反而更能加重痒感的延续。所以，虚是各种痒之本，风、热、湿则是痒之标。治宜养阴疏表，相兼并行法。

首乌七花汤

何首乌 12g　生地 10g　熟地 10g　钩藤 10g　杭菊花 10g　防风 6g 凌霄花 6g　款冬花 6g　红花 6g　玫瑰花 6g　白扁豆花 6g　鸡冠花 6g

7. 玫瑰糠疹

首次在腋窝或腹股沟处，发现淡红色斑疹，其长轴与皮纹一致，呈椭圆形，上覆少量糠秕状鳞屑，微痒。正因为在发病过程中先有母斑，后出子斑，所以又称为"母子癣"。多由血分风热，扰于肌肤而致。治宜凉血散风法。

凉血五花汤加味

银花 10g　野菊花 10g　玫瑰花 10~12g　鸡冠花 6g　凌霄花 6g　生地 6g　丹皮炒, 6~10g　荆芥炭 6g　土茯苓 30g

8. 日光性皮炎

皮肤在强烈日光的曝晒下，数小时内，面、颈和前臂等部位出现红斑、水肿，甚至发生水泡，呈急性皮肤炎症。中医认为致病的主要因素是阳光的过度照射，故称之"日晒疮"，又叫"夏日沸烂疮"。由感受暑热之气，致气血沸腾，热盛成毒，则伤肤腐肉而暂时成疮。治宜清暑透热法。

白虎五花汤

生石膏 15g　绿豆衣 15~30g　知母炒, 6g　红花 6g　凌霄花 6~10g 银花 10g　槐花炒, 10g　青蒿 10g　山药 10g　野菊花 10~15g

花类药还可在接触性皮炎、药疹（如麻疹样药疹、猩红热样药疹）、红斑狼疮、皮肌炎等疾病中，作为消退红斑、瘀斑、丘疹的主要辅助药来应用，常获得良好效果。

花类药适用于风热、血热所致的各种皮肤病，这是因为花类药的性味，以甘辛性温居多，酸寒次之。血得热则行，风得辛则散，酸能柔肝，寒能胜热。同时，花质轻扬，故对发生于肌腠之疾，皆属正用之理。但在具体应用时要注意审证求因。如肺胃积热配栀子、黄芩、生石膏、大黄；营血两燔应加玄参、丹皮、生地、赤芍；风热初客递增防风、荆芥、炒牛蒡子、蝉蜕；热炽化毒增入紫草、野菊花、土茯苓、绿豆衣（心热用犀角或水牛角，肝热用羚羊角），疗效更佳。

祝味菊

疮疡湿疹与疔疮走黄案举

祝味菊（1884~1951），沪上名医，著名中医学家

疮 疡 湿 疹

一病人腋部红肿疼痛，医生用清热消肿之剂，如金银花、丹皮、赤药、当归、蒲公英之属。服药4帖后，腋部红渐淡，肿转硬，举动困难，换一疡医诊曰：阳症变阴矣，不能再用清凉之药矣，处方：生黄芪、当归、生熟地、川芎、党参、白术、茯苓、甘草、炒白芍、大贝母、陈皮。服药5帖后，寒热早退暮作，腋部肿胀较甚，高高突起，心情烦躁，曰：余病有增无减，此药不对症也。请祝医生诊曰：疡医处方大致不谬，希勿责怪，但手段太小耳。刻诊：腋部肿胀高起，按之软凹，而寒热早退暮作医学上称为弛张热，为化脓之征象，疡医用温托之药，量轻似不够全面，吾于其方酌量修改，当可转愈矣。处方：黄芪、当归、大熟地、人参、炒白术、炒白芍、黄厚附片（先煎）、活磁石（先煎）、柴胡、穿山甲、皂角刺、桔梗。病人见曰，余请祝师诊视，实虑疡医之药太温，岂料君之药胜其数倍，余将何以服下？祝曰：腋部已经化脓，要点在使脓外出，汝体力不足以排脓，故用如此大剂，汝何恐之有，如有他变，当为负责也。病人曰：如是余

即服之。3帖脓出肿消，胃纳增，寒热退，继续服用前方，于桔梗一味加倍，腋部疮口脓白而稠，逐渐出清，肌肉渐增，手部操作如常，精神大增，后改用十全大补丸而愈。病人笑对祝医生曰：人谓医生有割股之心，今遇高明如祝君者，益信此言之不证也。

疔疮走黄

李君年四十五，左腿阴冷牵引疼痛，5天之后，恶寒发热，迁延不退，左腿痛楚又增，肿起包块1个，按之硬中有软，逐渐增大，红肿焮热上午热度37.5℃，下午39.5℃以上，有针刺感，重症面容，食欲不振，四肢软弱无力，不能行路，邀请疡医诊治，一诊即曰：此病为热炽血瘀，病毒不轻，属于疔类，有走黄之危。用清热败毒之药，如野菊花、金银花、蒲公英、赤芍、天花粉、紫花地丁、黄芩之属，服药3帖，毫无效果，反致患处边缘不清，红肿而转硬，行动更难，口淡无味，饮食少进，形神萎弱。医曰热毒已清，可有疔疮走黄之危，前方既效，不须更改，仅于原方中略改一二，但病人心中颇为不解，即对疡医曰："吾全身颇为不舒，饮食日减，倘再迁延，将不起矣，何况红肿虽减，而反僵硬，不能动作，疼痛不止，将为之何！"疡医只得安慰。并嘱其服2剂后再设法等语。适李之友人前来探视，见其病情严重，建议应请有见识之医生力挽危局，否则后果不堪设想。于是邀请祝医生前来诊视：脉息沉细而弱，面色㿠白，语言微，阳气耗伤，阴霾弥漫，患处红肿淡而坚硬，低热上下，均非佳兆。病人甚恐曰："吾日夜均惧疔疮走黄，多服凉药误事，请祝医生竭力救治，当终身不忘。"祝曰："汝病虽重，尚可设法，希听信吾易改变宗旨为要。"

黄厚附片先煎, 12g　黄芪　党参各20g　当归　白术炒　桔梗　川

芎各 9g　活磁石先煎，30g　怀山药 9g　西砂仁后下，6g　茯苓 9g　甲片炙，6g　川桂枝　白芍炒，各 9g

病人一见方颇有难色曰："服如此重药，是否疔疮走黄乎，吾甚胆怯。"祝曰："汝服多剂凉药，毫无胆怯，致使病入膏肓，如惧药不服，岂能转危为安？"再经亲友相劝，服药 3 帖，即有卓效，患处僵硬转软，转动稍便，精神振作，饮食能进，自揣可得重生，于是再邀祝师诊治，病情大有起色，一派悲伤之状，为之一扫。笑曰："幸逢名医如祝君者，真使吾起死回生也。"祝为之再处方如下：

黄厚附片先煎，12g　黄芪 20g　别直参 10g　当归　白芍　川芎　白芥子各 9g　大熟地 12g　活磁石先煎，30g　甲片炙，6g　皂角刺 9g　桔梗 12g　怀山药 9g　白术炒，12g

此药连服 3 帖，精神大振，胃口奇香，晦暗之色渐清，言语甚为有力，患处疮口出脓，色黄白黏腻，局部消毒，脓出已清，逐渐收口，以后用温补之药，调理而愈。

湿　疹

湿疹皮肤疾患，祝医生亦用温药，鼓舞正气，流畅血行，通腑化湿，屡建奇效。有钱君者，年三十余岁，平素嗜酒与膏粱之品，大便经常秘结，为日既久，湿浊内蕴，血行不畅，胸腹部皮肤出现疙瘩，颜色鲜红，瘙痒甚剧，只得用手搔破，皮破血出，始能缓解，以后蔓延全身，辗转反侧，不能入眠，心甚苦之。疡医诊为湿热蕴久化热，入于血分，发为湿疹，用清热化湿凉血之药，如生地、赤芍、龙胆草之属，服药 2 帖，湿疹较淡，瘙痒未减，疙瘩硬结，精神委顿，不思纳谷，心中烦闷，自思湿疹系属小恙，为何不见效果呢？经西医用针药亦乏效，后由友人介绍祝医生诊治，但心有不释：祝君以用温药治内科取胜，外科皮肤病非其所长。另请疡医善治皮肤病者，亦用凉血清热之剂，仍不见起色，不得已，始决心请祝医生诊治。

黄厚附片先煎, 9g　活磁石先煎, 30g　漂苍术　酒军各9g　海风藤 15g　白鲜皮　地肤子各12g　生姜皮 9g　生薏仁　苦参各12g　荆芥 9g　陈枳壳 12g　谷芽 9g

服药 2 帖，湿疹未化，疙瘩硬鼓，瘙痒不减，自信力丧失，彷徨无计，思之再三，仍请祝医生诊治。曰："温药能治温疹乎？而用大热之附子，我大惑不解。"祝曰："汝寒凉多服，阳气受戕，气血凝聚，故用温法耳，大便一畅，湿化则病去，阳气来复，病即可愈。"病人照方服之，4 帖后，大便通畅，湿疹隐退而愈。

弟子问师曰："湿疹大多用清化之法，夫子用温导燥湿何也？又以附子为主，服后湿疹未滋蔓难图，而反消失隐没，其故何在？请有以教我。"师曰："湿疹之为病，肠胃湿浊引起者居多，病人服凉药太过，阳气受折，病发不愈，用附子以鼓舞阳气，帮助气血流通，苦参、海风藤为治湿疹要药，大黄以导便，使病毒下行，其他药达其相辅相成之效。故是病愈矣。"

银屑病

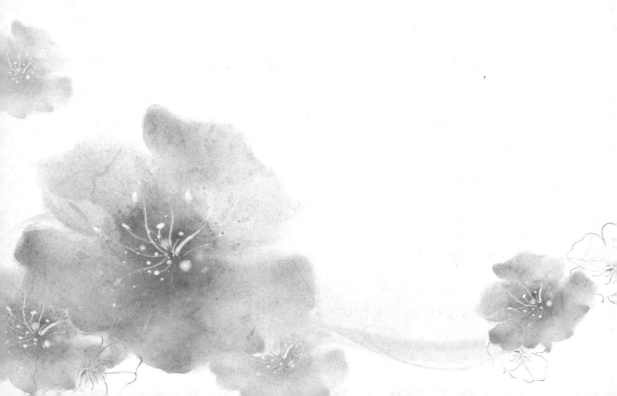

朱仁康

毒蕴风燥看白疕，血热血虚两证分

朱仁康（1908~2000），中国中医科学院研究员，
著名皮肤病学家

血分有热是银屑病的主要原因，若复因外感六淫，或过食辛辣炙煿、鱼虾酒酪，或心绪烦扰、七情内伤，以及其他因素侵扰，均能使血热内蕴，郁久化毒，以致血热毒邪外壅肌肤而发病。根据皮损特点及其舌象脉症，分为血热风燥和血虚风燥两证进行辨证论治。

一、血热风燥证

主要临床表现为皮损基底鲜红或暗红，覆有鳞屑，自觉瘙痒，搔刮后点状出血现象明显，伴有咽痛，口渴，大便干，小便黄，舌质红，苔薄黄，脉弦滑数。病机为血热内蕴，郁久化毒，热盛生风，风盛则燥。据叶天士《外感温热篇》中"在卫汗之可也，到气才可清气，入营犹可透热转气，入血就恐耗血动血，直需凉血散血"之治疗原则，采用清热解毒法，着重清泻气分毒热，气分毒热得以清泻，波及营血之毒热随之消减。

克银一方

土茯苓 30g　忍冬藤 15g　草河车 15g　白鲜皮 15g　北豆根 10g　板蓝根 15g　威灵仙 10g　生甘草 6g

每日 1 剂，早晚水煎各服 1 次。

二、血虚风燥证

主要临床表现为皮损基底暗淡或暗紫，层层脱鳞屑，瘙痒明显，搔刮后点状出血现象不明显，大便正常或秘结，舌质暗或淡，苔薄，脉弦细。病机为风燥日久，毒热未尽，伤阴耗血，肌肤失养。因毒热未尽，阴血已伤，单清热解毒则有苦寒化燥之弊，反而更伤阴耗血；如仅滋阴养血润燥，恐敛邪使毒热难解，故滋阴养血润燥与清热解毒并用，攻补兼施以治之。

克银二方

生地 30g　丹参 15g　玄参 15g　麻仁 10g　大青叶 15g　北豆根 10g　白鲜皮 15g　草河车 15g　连翘 10g

每日 1 剂，早晚水煎各服 1 次。

在使用上述 2 个方剂时，应注意以下几条原则：

1. 辨证准确

银屑病的诊断不难，确诊后关键是辨证准确，依其皮损的特点和舌象脉症，进行辨证论治。

2. 守方不移

只要辨证准确，服药 1~3 周可见效。平均需坚持服药 7~10 周。

3. 改变药量

若服药 1~3 周效不显，可适当加重用量，如土茯苓可用 40g 左右，草河车、白鲜皮可增用到 30g。

4. 调换方剂

血热风燥证经克银一方治疗一段时间后已见效果，再服之皮损变化不大，若皮损已由鲜红转为红褐或淡红，可改用克银二方继续治疗；血虚风燥证用克银二方治疗，但在治疗过程中复感外邪或饮食不当，皮损加重或又有新起的斑疹，可加重克银二方中清热解毒药的用量，或改用克银一方调治。

根据皮损变化和兼症可适当予以加减。若皮损鲜红，面积较大，重用生地，加丹皮、赤芍、紫草以加强凉血作用，或加生石膏、知母，以增强清解气分热势的力量；若皮损紫暗，加赤芍、桃仁、红花，以增加活血之力；血热风燥证之鳞屑较厚者，加黄芩、大青叶；血虚风燥证之鳞屑较厚者，加当归、鸡血藤；若瘙痒较甚者，加白芷；咽痛者，除适当调整北豆根、板蓝根用量外，也可选配锦灯笼、黄芩、胖大海等药；便干是银屑病患者常见症状，可根据不同病情选用生川军、大青叶、火麻仁等药调之；烦躁口渴者，加麦冬、沙参、玉竹等，甚者加石膏、知母、山栀、竹叶等药；小便黄者，加木通、竹叶、生草梢。

俞锡纯

银屑病治疗三法

俞锡纯，天津市长征医院主任医师、教授

辨治银屑病可分三证，即"热证""瘀证"和"燥证"。分别用清热、活血、养血三法。

一、清热法

银屑病在进行期时，大部分是有热象的，但因热邪的性质与病位不同，治疗可分为清热凉血法及清肝胆湿热法。

1. 清热凉血法

用于进行期不断出现新疹，色鲜红，呈点滴或斑片状，全身泛发，表面覆盖银白色鳞屑，剥去鳞屑基底见有出血小点，伴瘙痒，心烦，怕热，尿黄赤，大便秘，舌红苔薄，脉弦滑有力。方用：

土茯苓 30g　槐花 30g　生地 30g　白茅根 30g　紫草 15g　甘草 6g

便秘甚者加川军 10g。若皮疹初起，呈点滴状，疹色鲜红，鳞屑少，口干舌燥、扁桃腺肿大者，加解毒的银花、大青叶、板蓝根各 15g；若皮疹由点滴状丘疹扩大而变为斑块，表面鳞屑较多，以上肢或躯干上部为甚，尤有分布头皮者，加祛风的荆芥、防风、牛蒡子各 10g，蝉蜕 6g。头皮为银屑病好发部位，在该处的皮疹较为顽固，用一般的疏风药无效时，往往加虫类息风药如蜈蚣、乌梢蛇之类。若皮疹以下肢为多，胸脘满闷，四肢沉重，舌苔白腻，有湿浊不化证候者，加利湿的茯苓、薏苡仁各 15g，防己 10g。若皮疹由鲜红逐渐转为暗红之斑块，舌出现瘀斑者，加活血的赤芍、归尾各 15g，红花 10g；若症见口渴心烦，舌苔黄燥，脉洪大，属肺胃邪热未解者，加生石膏 30g，知母 10g。

2. 清肝胆湿热法

用于湿热之邪客于肝胆，皮疹大小不等，基底潮红肿胀，或因搔抓见少量渗液结痂，下肢较多，胸脘满闷，口苦咽干不欲饮，舌红苔黄腻，脉弦滑或濡缓。方用：

土茯苓 30g　茵陈 30g　黄芩 10g　白鲜皮 10g　苦参 10g　栀子 10g　薏苡仁 15g　茯苓皮 15g　银花 15g　甘草 6g

二、活血法

皮疹肥厚，呈地图状斑块，浸润明显，色泽暗紫，舌有瘀斑。方用：

土茯苓 30g　三棱 10g　莪术 10g　皂刺 10g　陈皮 10g　苏木 10g　红花 10g　赤芍 15g　归尾 15g　甘草 6g

若皮疹偏重于下肢，苔黄腻者，用土茯苓、茵陈各 30g，三棱、莪术各 10g，活血兼利湿。

三、养血法

病情迁延日久，热象已消，无新疹发生，皮疹潮红减退，鳞屑覆盖较多，有皲裂，基底浸润肥厚，病损处裂痛，伴瘙痒，咽干，舌淡红、苔白，脉濡细或沉细。方用：

土茯苓 30g　大熟地 30g　蜂房 15g　当归 15g　首乌 15g　白芍 12g　丹参 12g　天麦冬各 6g　玉竹 10g　甘草 6g

辨别皮疹的寒、热、风、湿，对于立法是非常重要的。根据分布、颜色、性质的不同，而作为对银屑病辨证的依据。如皮疹分布在四肢伸面的属阳，屈面则属阴；头面、上肢及躯干上部的多属风，下肢的多属湿；皮疹基底潮红，多属热邪燔于营血等。同时还应结合脉、舌的变化加以全面分析：苔黄燥为热在气分，黄腻为热在肝胆，舌质淡为虚寒，苔白腻为寒湿。脉弦滑为热证、痰证，脉沉细或濡细则为虚寒。前者病位在里，后者病位在表。临床上有时舍症脉舌而重疹，有时舍疹而重症脉舌，具体情况分别对待。

胡建华

详察病机审四证，解毒活血守大法

胡建华（1924~2005），上海中医药大学附属
龙华医院主任医师，教授

银屑病为原因不明的皮肤病之一。以青壮年发病率为最高，有些学者认为本病伴有微循环功能障碍，血液流变学指标也有病理性改变，且随着银屑病类型、病情的不同而异。临床中对部分患者进行肝血流图检查，发现有些患者有明显的肝静脉波及门脉波升高，提示有肝脏血液瘀滞，回流受阻，有机能性门脉高压。据此重用活血化瘀药物，取效较佳。根据临床表现，将本病分为血热、血燥、血瘀、风湿四证以论治。对血热证及有明显感染者，用具有杀菌、抑菌及抗病毒的清热解毒药物；对血瘀证患者，重用活血化瘀药物。这两类药物可调节机体反应性，改善全身及局部的血液循环，直接或间接起到抗炎效果。同时配合外用保护性泥膏或软膏，可获较佳效果，且降低复发率。

一、血热证

皮疹扩散迅速，基底潮红，鳞屑易剥离，自觉口渴烦躁，瘙痒便干，舌质红或暗红，舌苔黄或白，脉弦滑或滑数。证属血分郁热。治宜清热凉血活血。

血热证方

白茅根 30g　生地 30g　大青叶 30g　板蓝根 30g　白花蛇舌草 30g

薏苡仁 30g　鸡血藤 30g　紫草根 15g　生槐花 15g　丹参 10g　当归 10g

赤芍 10g　川芎 6g　陈皮 6g

二、血燥证

病程久，皮肤干燥，色淡红或暗红，鳞屑厚，新生皮疹较少，舌质淡红或暗红，舌苔剥落，脉缓或沉细。证属阴血耗伤，肌肤失养。治宜滋阴润燥，养血活血。

血燥证方

生地 30g　白花蛇舌草 30g　大青叶 30g　板蓝根 30g　薏苡仁 30g

丹参 15g　鸡血藤 15g　当归 10g　麦冬 10g　赤芍 10g　川芎 6g　陈皮 6g

三、血瘀证

病程长，皮肤增厚，色暗红，舌质暗红，有瘀斑或瘀点，脉细缓涩。证属气血凝结，经脉阻滞。治宜活血化瘀行气。

血瘀证方

大青叶 30g　板蓝根 30g　薏苡仁 30g　生地 15~30g　鸡血藤 15g　当归 10g　赤芍 10g　丹参 10g　桃仁 10g　红花（或三棱、莪术）10g　川芎 6g　陈皮 6g

四、风湿证

病程长，周身泛发斑块状皮损，伴关节疼痛或变形（以小关节为主），部分患者血沉增快，苔薄白或腻，脉弦滑或微数。证属风湿毒热，痹阻经络。治宜祛风除湿，解毒通络活血。

风湿证方

大青叶 30g　板蓝根 30g　白花蛇舌草 30g　鸡血藤 30g　秦艽 15g
独活 10g　当归 10g　赤芍 10g　防风 10g　牛膝 10g　陈皮 6g

对重症红皮病型银屑病患者，治宜清营解毒，凉血活血护阴。

大青叶 30g　板蓝根 30g　白花蛇舌草 30g　生地 30g　银花 30g　白
茅根 30g　玉竹 10g　麦冬 10g　生玳瑁 6g　生栀子 6g　川连 3g

以上各型患者均同时配合应用叶酸、维生素 E、C 及外用保护性
泥膏或硼酸软膏。

董某　男，41 岁，干部。

患者于 1 年前头部痒，脱皮，逐渐加重成片，未予重视。2 月前
因感冒、咽痛 2 天后身上起红疹脱白皮，遂去某医院求治，诊为"牛
皮癣"。外用去氯霜、水杨酸、康纳霜等多种药膏，内服去氯羟嗪、
复方青黛丸、安他乐及各种维生素，均无效，且皮疹增多，头部、面
部遍布红疹，情绪不佳，眠差，便干，遂来我院求治。

检查：烦躁不安，皮肤剧痒。躯干、四肢、头面部遍布指甲
盖至核桃大小不等斑状皮损，基底潮红，上覆云母状银白色鳞屑，去掉鳞
屑有点状出血点，并有多处抓伤，部分抓伤处有银白色鳞屑。头皮皮
损基底暗红且明显高出皮面，上覆厚云母状银白色鳞屑，抓伤与毛发
粘结在一起形似帽状。舌质红苔黄，脉滑数。诊为血热银屑病。证属
血分郁热。治宜清热凉血活血。方用血热证方加白鲜皮、首乌藤。

8 剂后炎症减轻，皮损见薄，痒减，夜可入睡。

30 天后，除头部及下肢少许皮损外，余均已消退，不痒，一般状
况良好。

60 天后，除头部有少许皮屑外，余均已恢复正常，残留多数褐黄
色色素斑，头发生长良好，恢复原来形象。

68 天后，除右小腿有小指甲大小皮损，皮肤略粗糙外，余均已恢

复正常。又巩固治疗 1 月。

何某 女，57 岁，工人。

全身出红斑已 24 年，加重 1 年。开始头部出少许红斑，痒，脱皮，逐渐扩大增多。曾在本市各医院诊治。内服、外用多种中、西药，皆罔效。近 1 年来皮疹越来越重，头颈部红斑影响颈部活动，关节疼痛，遂来我院求治。

检查：患者烦躁不安，情绪欠佳，头颈部皮损自两肩间通过头部至前额、两侧至耳下方，为整片边缘清楚、境界明显之皮损，基底厚色暗红，外覆厚厚一层云母状银白色鳞屑，有多数皲裂，颈部活动受限；右大腿外侧、两肘部、外阴、肛门部有同样手掌大至 20cm×30cm 大皮损。手指关节及膝关节略肿大，舌胖暗有剥离苔，脉沉细。肝血流图示肝动脉充盈不良，门脉压力升高。诊为血燥银屑病。证属阴血耗伤，肌肤失养。治宜滋阴润燥，养血活血。方用血燥证方加减。

服药 2 周后痒痛均减轻，皮损较前变平。服药 1 月后，基底明显变薄，颈部下方皮疹消退。服药 2 月后，头颈部大斑块消退，残留小块皮损，不痒不痛。服药 3 个月后，头部皮损基本消退，颈部恢复正常。服药 4 个月后，除右腿残留 1 小块基底较薄皮损外，余皆痊愈，巩固治疗。

石春荣

溯源白疕因毒瘀，剔邪顽疾赖蛇虫

石春荣（1891~1985），吉林省伤科名医

白疕即银屑病，是以红斑、鳞屑为主的慢性顽重症皮肤疾病，临床极难调治。中医亦称之为"疕风""松皮癣""干癣""蛇风"等。其病因病机，总由血热风盛，或营血亏损，生风生燥，肌肤失养所致。银屑病之皮肤损害，远较一般皮肤疾患为重，且缠延反复，顽固难愈。根据其发病过程及局部皮损特点详论之，应着重从"毒"立论，方能切中病机。验于临床，其病因病机多由素体血热蕴毒，或复感外邪，袭人肌表，内外合邪，搏结肌肤，久蕴成毒，瘀而发为白疕顽疾，恰如陈远公《洞天奥旨》所云："皆因毛窍受风湿之邪，而皮肤全无血气之润，毒乃伏之而生癣矣"。治疗银屑病，在辨证的基础上，从"毒"立论，提出清热凉血解毒、祛风止痒解毒、祛湿活络解毒、养血润燥解毒等治法，皆着眼于毒，颇多效验。并认为临床治疗银屑顽疾，草木之品确有一定疗效，但总不尽人意；同时根据本病顽毒深遏肌腠，为害酷烈，难散难除的病机特点，重点选用虫类药物，以虫药毒性之偏以毒攻毒，取虫药善行之性入络剔毒，即《临证指南医案》所谓"辄仗蠕动之物，以松透病根"，直捣病所。其常用虫类药为乌梢蛇、蛇蜕、全蝎、露蜂房、蝉蜕、僵蚕等。并喜用自拟之经验方"乌蛇消疮饮"。

乌蛇消疮饮

乌梢蛇 20~30g　全蝎 5~10g　露蜂房 10g　蝉蜕 10g　苦参 15g　白鲜皮 15g　银花 15g　丹皮 15g　赤芍 15g　何首乌 15~30g　生甘草 10g

将乌梢蛇碎成小段，放入铁锅内，加少许香油，微火烘焙，稍见黄脆即好，碾细末备用；全蝎亦同法制用。余药水煎分 3 次服，送服乌梢蛇、全蝎粉。

临床运用之时，尚当辨证加减，以求全功。如风毒偏盛者，多见皮损迅发周身，此起彼伏，头部多发，瘙痒无度，加疏风止痒解毒之品，如蒺藜、蛇蜕、荆芥、防风，并配鸡血藤、红花等活血药物，所谓"治风先治血，血行风自灭"。热毒偏盛者，多见皮损红赤泛发，痛痒相兼，便秘尿赤，口渴喜凉，苔黄脉数，加清热凉血解毒之品，如重楼、玄参、槐花、连翘。血燥偏甚者，多见肌肤粗糙，大量皮屑，皮损肥厚、瘙痒，咽干便燥，加养血润燥解毒之品，如生地、当归、鸡血藤、胡麻仁。湿毒偏甚者，多见皮损红斑糜烂，或有脓痂，多发于腋窝或腹股沟等处，迁延难愈，加利湿化浊解毒之品，如黄柏、苍术、土茯苓、蜈蚣等。尚有寒滞血瘀挟毒者，皮损紫黯，久治不愈，皮屑较厚，或关节不利，冬寒加重或复发等，加温散化瘀剔毒之品，如白芷、威灵仙、莪术、丹参、鸡血藤、蜈蚣、僵蚕等。

方中蛇虫诸药为攻毒、剔毒之主药，如用量过小或入汤煎，则疗效不满意，每有药不胜毒之虞，故应用一定要足量并用散剂方好。乌梢蛇更是一定要重用，每剂药成人用量应在 30g 左右，方可收到较好疗效。曾治疗几例顽重银屑病患者，最大用量达日服乌梢蛇粉 50g 而收卓效，亦未见任何毒副作用。但具体应用，出于诸多原因，每从小剂量服起，渐增至常量或大量。

综而论之，治疗银屑病顽疾，抓住病因病机的主要矛盾，突出从"毒"立论，以蛇虫药物攻毒剔毒为主药治之，并有针对性地辨证遣药而为辅佐，灵活运用于临床，终收事半功倍之效。

王某 男，26岁，农民。1981年5月3日初诊。

患者于3个月前无明显诱因头身突发红疹，伴瘙痒，遂去某医院诊治，印象为过敏性皮疹，服扑尔敏及外用肤轻松等药物，数日后皮疹愈重，上覆多量白屑，经皮肤科诊为银屑病，治疗效果欠佳，遂投中医求治。现皮疹瘙痒较重，伴口渴、心烦，便秘溲赤。

检查：皮损泛发周身，头部较重，皮疹色红，上覆多量银白色鳞屑，大量脱屑，搔抓剥离后，皮损基底色红并见筛状出血点，舌红苔黄白而腻，脉细数。

患者平素嗜酒，内科检查无异常。证属素体毒热内蕴，复感风热之邪，血热风毒，搏结肌肤，内不得疏泄，外不得透达，伤人肌肤，而发白疕。治宜清热凉血，搜风解毒之法。方用乌蛇消疮饮加重楼15g，玄参15g。10剂水煎服。

二诊（5月17日）：自诉服药2剂时皮疹仍多发，但瘙痒减轻，因先有医嘱，故继服前药，现诸症均见好转，皮损明显减轻，已无新发皮疹，仍见咽干便燥，脉细略数。前药中鹄，继宗前法调治，加生地25g以增凉血养阴润燥之力。继服8剂，皮损全消，临床治愈。随访3年未复发。

（石志超 整理）

周鸣岐

凉血润燥，祛瘀解毒

周鸣岐（1917~1991），原大连市第三人民医院主任医师

病审血热血燥

银屑顽疾，其证百端，临证辨治颇费筹酌，然综论病机，详析证候，由表及里，去粗取精，实可根据病变的标本、虚实、新久、缓急概括为血热、血燥两大类。

一、血热证银屑病

血热证候之主要矛盾为血中热毒燔灼，或挟风、湿、燥、热诸邪，伤人肌腠皮表，多见于银屑病急性进展期。症状为皮疹泛发，发展迅速，呈点滴状、斑块状或混合状。皮疹潮红或深红，新生皮疹不断出现，表面覆有银白色鳞屑，皮屑易于剥离，剥后有点状出血点，瘙痒明显，伴心烦口渴，溲赤便燥，舌红苔薄白或黄，脉弦滑数。治宜凉血解毒，清热祛风，方用自拟之银屑汤1号（又称凉血解毒汤）。

银屑汤1号（凉血解毒汤）

白鲜皮 20g 忍冬藤 30g 白茅根 60g 金银花 20g 生地 20g 丹

皮 15g　苦参 15g　重楼 15g　地肤子 20g　丹参 15g　防风 10g

如热盛者，加黄芩、紫草、栀子；挟有湿邪者，加茵陈、土茯苓、薏苡仁；血瘀重者，加赤芍、红花、鸡血藤；若风盛者，加刺蒺藜、乌梢蛇、荆芥、牛蒡子。

诸药配伍，外散肌表之风毒，内清血中之热毒。

姚某　男，65 岁，教师。1986 年 9 月 27 日初诊。

患银屑病 13 年之久，曾用过多种药物疗效欠佳，症状时轻时重，但终未能痊愈，1 个多月前病情又复加重，头面及全身泛发斑块状红色皮疹，表面覆有较薄之白色鳞屑，易于剥离，基底鲜红有小出血点，新皮疹不断出现，有剧烈的痒感，口干溲赤，舌红苔薄黄，脉弦滑数。血热风盛。治宜凉血解毒，清热祛风。方用银屑汤 1 号加连翘 20g、黄芩 15g。

服 24 剂后皮疹消失大半，瘙痒基本消除，所余未退之皮损色变紫黯。前方加当归 15g，莪术 15g，赤芍 10g。继服 30 剂皮肤恢复正常，遗留色素沉着斑。随访 1 年半未复发。

二、血燥证银屑病

血燥证候的主要表现为久病营血耗伤，阴虚血燥，肌肤失养，多见于银屑病慢性稳定期。症状为久病缠绵，皮损经久不愈，多呈斑块、蛎壳之状，色黯红或淡红，干燥易裂，皮面鳞屑增厚，附着较紧，皮损剥离基底出血不明显，新生皮疹也较少，瘙痒轻重不等，伴口燥咽干，五心烦热，大便秘结，舌红少津，苔薄黄而干，脉沉缓或细数。治宜养血润燥，活血疏风，方用自拟之银屑汤 2 号（又称润燥活血汤）。

银屑汤 2 号（润燥活血汤）

当归 15g　生地 30g　熟地 20g　鸡血藤 50g　玄参 20g　丹参 20g

威灵仙 15g　刺蒺藜 20g　蜂房 15g　白鲜皮 20g　甘草 10g

如阴虚血热者，加知母、黄柏、生槐花、丹皮；脾虚内湿者，加白术、茯苓、薏苡仁；大便秘结者，加何首乌、肉苁蓉、火麻仁。

诸药合用，养血滋阴润燥，活血疏风解毒，能固本疗疮。

魏某　男，30岁，工人。1987年1月25日初诊。

患银屑病9年，曾经多方治疗，用过牛皮癣软膏、乙双吗啉、白血宁及中药、拔罐等疗法，均无效。现皮疹漫布全身，呈斑块及环状，基底色黯红，上覆银灰色较厚的干燥鳞屑，边界清楚，剥离后基底出血不明显，瘙痒时轻时重，纳呆便溏，舌黯红，有瘀斑，脉沉缓。血燥瘀毒。治宜养血润燥，活血疏风解毒。方用银屑汤2号加白术15g，茯苓15g，薏苡仁30g。

连服15剂后，皮疹变薄，依然瘙痒，食欲增进，大便秘，2日一行，前方减白术、茯苓、薏苡仁，加莪术20g、火麻仁15g。服15剂后，大便通畅，瘙痒已除，皮疹明显减少，头部皮疹尚未消失。前方减火麻仁，加白芷15g，蜈蚣4条（研末分冲）。又服15剂后，头部及全身皮疹全部消失。继服20余剂，皮肤恢复正常。随访年余未复发。

综而论之，将复杂纷繁的银屑病病因病机，分为血热、血燥两大类，临床执此二者为纲，则每可执简驭繁。但病多兼杂，虚实互见，变证多端，故临床运用，又当辨证论治，或攻邪，或扶正，或攻补兼施，必能得效矣。

顽重银屑病，从"瘀"论治

临床更有一小部分顽固性银屑病患者，曾用过多种药物不效，病久不愈，皮损常年而发，逐年加重，皮疹紫黯，鳞屑坚硬，形如蛎壳，呈斑块或地图状，或兼痛痒，每伴关节僵痛不利，或指（趾）甲混浊、肥厚、变形，临床调治极难。此属银屑病之特殊、顽重者，必有脏腑受损，血气失和，营卫不畅。久病入络，终致邪毒遏伏肌表腠理，新血无充养，瘀毒难以宣泄，药力不达病所，惟以活血化瘀为正治。盖瘀化新生，并使营卫之气畅达肌表，内外之邪得以疏泄宣散，皮肤腠理得以充养濡润，积年顽疾可望得愈。故临床逢此病患，每在整体辨治的基础上，着重从"瘀"论治，并自拟银屑化瘀汤。

银屑化瘀汤

莪术 20g　三棱 10g　鸡血藤 40g　赤芍 15g　红花 10g　威灵仙 15g 大蜈蚣研末服，3 条　白鲜皮 20g　蝉蜕 10g　生黄芪 40g　生地 30g　生甘草 10g

若皮损头部甚者，加川芎、全蝎、藁本；若皮肤干燥或皲裂者，加黄精、何首乌、当归、芍药，瘙痒严重者，加乌梢蛇、刺蒺藜、地肤子；气血亏虚者，重用黄芪，加党参、太子参；脘闷纳呆者，加白术、鸡内金、焦三仙；合并肝经湿热者，加板蓝根、黄芩、茵陈。

马某　女，42 岁，工人。1987 年 4 月 10 日初诊。

患银屑病已 15 年之久，初病则冬重夏轻，近 7 年皮损常年而发，皮疹紫黯，以四肢躯干为多，表面覆盖灰白色鳞屑，形如蛎壳，头部皮损成片，覆盖头顶，色白而坚硬，剧痒，搔破后基底出血不明显，曾经多所医院均诊为银屑病，内服外擦多种药物未愈，逐年加剧。伴经行腹痛，经来色紫有块，块下痛减，舌黯红隐青，边有瘀斑，脉沉涩。证属邪伤肌肤，营卫失和，毒邪入络，久滞化瘀。治宜化瘀通络，活血疏风之法。方用银屑化瘀汤加减。

莪术 20g　鸡血藤 50g　红花 10g　丹参 15g　川芎 10g　威灵仙 15g 蝉蜕 10g　全蝎研末服，10g　刺蒺藜 40g　白鲜皮 30g

前方连服 20 余剂，瘙痒减轻，头部皮损见软，继按前方加减，增化瘀软坚润燥之品，前方加乌蛇 20g，蜈蚣 3 条研末服、牡蛎 30g，黄精 20g。连服 24 剂后，皮损明显变淡变薄，瘙痒已除，但觉气短乏力，胃胀纳呆。久病虚损，复投攻散之剂，脾虚气弱之象已见，治宜攻补并行之法。前方去威灵仙、白鲜皮、牡蛎，加党参 25g、生黄芪 20g、炒白术 15g、鸡内金 10g。服前方 16 剂，食纳转健，皮损大部分消失，以银屑化瘀汤加生黄芪、何首乌配丸剂，约月量，以调养善后。1 年后追访，诉自服丸剂后，皮损全消，临床治愈，至今未发。

（周惠君　石志超　整理）

金起凤

消银解毒汤，治疗银屑病

金起凤（1922~   ），北京中医药大学东直门医院主任医师

明 辨 证 候

银屑病证分血热证、血燥证。本组病例大多数为血热证属进行期，血燥证属静止期。

一、血热

皮疹散发全身，多呈点滴状或斑片状，色鲜红，银屑多，瘙痒重，皮损基底部呈鲜红或暗红，刮去鳞屑基底有较多出血点，新疹不断出现、扩大。伴口干喜冷饮，溲黄赤或便干，苔黄舌红或绛，脉弦滑或滑数等。证属血热毒盛，兼挟湿热，壅搏肌肤而发。治宜凉血化斑，清热解毒，佐以泄湿消风。用消银解毒一汤。

消银解毒一汤

水牛角片 30g　银花 15~30g　地丁 30g　生地 25g　赤芍 20g　板蓝根 25g　蚤休 30g　白鲜皮 30g　苦参 10g　土茯苓 30g　全蝎 6g　海桐皮 15g

每日 1 剂，水煎 2 次，早晚饭后各服 1 次。

二、血燥

由于病程较久，皮损多浸润增厚、干燥，呈片状、钱币状、环状或地图状，色暗红或浅红，鳞屑较少，瘙痒或轻或甚，新疹很少出现；多伴咽干口燥，苔薄舌红或暗红，脉弦滑或细滑等。乃热毒蓄久，内伏于里，致阴伤血燥，络阻血瘀，肤失所养。拟育阴润燥、凉血清热，佐以活血化瘀。用消银解毒二汤。

消银解毒二汤

生地 30g　玄参 20g　天花粉 30g　水牛角片 30g　银花 15g　赤芍 20g　丹参 30g　紫草 20g　白鲜皮 30g　乌蛇 15g　灵仙 12g

服法同前。

血热型兼咽痛者加北豆根、元参各 15g；下肢痒盛者，加地肤子 30g；大便干秘者，加大黄 6~9g；大便溏薄者，加山药 18g。血燥型咽干乏液明显者，加北沙参 30g、麦冬 12g；如斑块肥厚，日久不消者，上方去乌梢蛇，加蕲蛇 10g，威灵仙 15g，以祛风透络消斑。

部分病例配合外用加味黄连膏，10% 硫黄软膏或黑豆馏油软膏外擦或外涂。

本病多冬春季重、夏秋较轻。据临床观察，基本痊愈患者，不论在何季节发病均在服药后 2~6 周内，皮损变薄变平，疹色红变淡，或由鲜红渐变暗红，银屑变少，瘙痒显著减少或消失；大多数在 8~12 周内皮损全部消退或仅残留个别小片斑，消退处留有较多色素脱失或色素沉着斑；但也有少数病例在 13~16 周内皮损才完全消退。

洞察病机症结，源由血热毒盛

血热与多种因素有关，青壮年阳盛之体，多素体禀有血热，若又外受六淫之邪所侵，郁久则化火化毒，或过食辛辣厚味、鱼腥酒类，或因急躁、心绪烦扰等情志内伤以及其他因素干扰，均能使气火偏旺，郁久化毒，热毒侵淫营血，使血热毒邪外壅肌肤发为本病。所以说内蕴血热是寻常型银屑病初起的主要因素。

多年来，通过临床大量病例观察，发现大多数病人都有血热征象。在进行期，症见红斑泛布，斑色鲜红，续出不已，银屑纷起，渴喜冷饮，溲赤便干，舌红或绛，苔黄脉数。同时本病皮疹布于阳经部位居多，皮损基底部多呈鲜红或暗红，常多年反复发作而不愈。患者多为阳盛体质，皮损处斑色鲜红，舌质红绛、苔黄脉数等征，乃属邪热侵淫营血之征象，这给本病的病机为血热毒盛提供了临床客观依据。

发病诱因为感染者居首位，证明患有感染病灶的病人，平时就蓄有热毒，当病邪侵犯人体后，邪热郁搏而发为本病。这里所指的"毒盛"，是因血热偏盛，再通过化火化毒的过程而形成的，所谓热愈盛则毒愈重。因此说，本病病机的核心是"血热毒盛"。

凉清血热气火，贵在灵活变通

鉴于本病初起以血热型居多，其发病机制为血热毒盛，兼挟湿热，壅搏肌肤为患，故选用凉血化斑，清热解毒，佐以泄湿消风的"消银解毒一汤"。用水牛角片、生地、赤芍、银花、地丁凉血解毒以化斑，取千金犀角地黄汤之意；板蓝根、蚤休、土茯苓以清热解毒；苦参、白鲜皮清热泄湿止痒；全蝎味甘辛、性平、有毒，入肝经，功擅平肝息风定痉，故有镇静止痒作用，又有攻毒通络散结之效，取其以毒攻毒而化消斑片；伍用辛散苦泄、功善祛风除湿杀虫痒之海桐皮，则止痒之效更著。

对全身皮疹泛发，斑色鲜红，烦热渴饮，便干溲赤，苔黄舌绛，脉滑数有力的较重病例，则采用"盛者泻之"的重剂，方中常重用银花、生地，加玳瑁以增强凉血解毒之边，加生石膏、知母清气分炽热、除烦止渴，药后屡获症状显著减轻之良效。如患者兼有胃痛，常寒温并用，原方去苦参、板蓝根、赤芍，加香附、延胡索、高良姜、荜澄茄以疏肝理气，温胃止痛。

血燥型多属于本病的静止期阶段。其病机源由热毒蓄久，内伏于里，致阴伤血燥，络阻血瘀，肤失所养。故选用"消银解毒二汤"以育阴润燥，凉血化瘀，清热解毒。药用生地、玄参、天花粉育阴润燥；水牛角片、银花、紫草凉血清热解毒；赤芍、丹参活血化瘀；白鲜皮清热泄湿止痒；内伍乌蛇、灵仙者，取其味咸辛、性温善走，治大风疥癣瘙痒，擅祛风湿，透骨搜风以消斑。如斑片色黯明显或斑块肥厚，舌暗红有瘀斑或紫暗者，多属血瘀之证，宜酌加三棱、莪术、桃仁之类以增强活血化瘀之效。瘀血不去则新血不生，瘀化血畅，冀斑消块化而获愈。

朱进忠

寒闭热郁银屑病，孰多孰寡首辨析

朱进忠（1933~2006），山西省中医研究院主任医师

银屑病证有急慢之分。急者多见皮损基底呈红赤，外罩白色鳞屑多呈点状；慢者，皮损面积扩大，皮肤增厚呈片状，基底虽亦为红色，但色较黯，鳞屑亦缺乏光泽。从其发病及脉、皮损形态颜色来看，根据白为寒、赤为热的基本辨证方法，应是外寒闭郁、内有实热。由于表寒、实热的比例不同，加之医者多不注意分辨热多寒少或寒多热少，常取效较慢，甚或缠绵岁月而致不治之证。根据多年的临床观察，其分析之法一般有三：一脉象：脉浮紧多寒，弦滑而数多热；二舌象：舌苔白者多寒，苔黄者多热，苔黄燥多实热，黄腻多湿热；三痒：风寒者多发于白天，遇冷反甚；风热者多发于白天，遇热而剧；血燥者多发于前半夜，甚则至抓破出血而不减，即某些医家所谓泄风而后稍爽。

若脉紧而数，冬季甚者，可用葛根汤加减。

葛根汤加减

葛根 30~60g　麻黄 15~30g　桂枝 10g　白芍 10g　甘草 10g　生姜 10g
大枣 7 枚　生石膏 15~30g

若舌苔黄厚燥或黄腻，便秘尿黄，脉浮紧稍滑者，可用防风通圣散加减。

防风通圣散加减

防风 10g　大黄 3~6g　荆芥 10g　麻黄 10g　赤芍 10g　连翘 10g　甘草 10g　桔梗 10g　川芎 10g　当归 10g　石膏 15g　滑石 10g　薄荷 10g　黄芩 10g　苍术 10g

若便秘较重可加芒硝 3g；并同时用艾叶 10g，花椒 10g，苦参 30g，煎汤外洗。

若病程已久，脉缓，苔黄，可用桂枝大黄汤加减。

桂枝大黄汤

桂枝 15~30g　白芍 30~60g　生姜 30g　大枣 12 枚　甘草 15~30g　大黄 6~10g

并用艾叶 30g，苦参 180g，花椒 30g 煎水放入浴盆中浸泡，若能在浸泡时微有汗出更佳。在应用大黄、芒硝时，只可让患者发生微泄，1 日大便 2 次，不可让其大泄，若日大便 5~6 次，即应减量，甚则暂时停用硝、黄，否则其效必然不佳。

邓某　男，59 岁。

银屑病 30 年，开始为小的点状皮损，外罩白色鳞屑，其后逐渐融合成大片，皮肤增厚，近 15 年以来，全身皮肤从头至足均融合在一起，无一处有健康皮肤，不断有白色鳞屑脱落而下。无汗，每日因汗出不能而全身憋胀、烦躁不安，头痛目赤，头发亦脱落近半，曾在数所医院皮肤科住院治疗罔效。脉浮紧稍滑，面目红赤，舌苔黄厚，大便秘结，小便黄赤。证属表寒闭郁，里有实热。防风通圣散加减内服。

并用：艾叶 100g　花椒 100g　苦参 500g

煎汤洗浴。

30 剂后诸症减。50 剂后，目赤消失，全身皮损明显变薄，用热水洗澡时有的部位微有汗出。有的皮肤已变为正常，鳞屑脱落亦明显减少，由每晨从被褥扫出一升减为半茶杯左右，烦躁易怒，食欲不振大见改善，舌苔黄白，脉缓。此病由太阳阳明之热转为脾之太阴挟实。治宜桂枝大黄汤，并以花椒 30g、苦参 180g、艾叶 30g 水煎放浴盆中，洗浴全身，并令微汗出。继服药 20 剂，愈。

王药雨

菝土乌梅汤治愈脓疱性牛皮癣

王药雨（1904~1979），天津名医

王某 女，32岁。某军工厂化验工。1973年12月16日特邀王老诊视。

患全身性脓疱脱屑性皮肤病近4年。2年来伴发全身皮肤潮红。于1969年8月腹部出现一黄豆大小的脓疱，以后脓疱逐渐增多，密集成片，流水，结痂，脱屑，自觉痒甚，至1月余已发展成拳头大小。经几所医院诊治，均诊为"脓疱性牛皮癣"。

曾先后服用四环素、土霉素、扑尔敏、氨苯矾及氯喹等药，外涂黛蛤粉、氧化锌软膏、水杨酸软膏和硫软膏等，但病情仍无好转。于1970年8月继而出现全身红斑伴高烧，住某医院治疗时，诊为"脓疱性牛皮癣红皮症"。住院期间曾用氯化钾、氢化可的松、氟美松、促皮质激素、胰岛素、环磷酰胺、维生素 B_{12}、胎盘球蛋白、多黏菌素等药，但病情仍反复急性发作，脓疱、脱屑等皮损进一步泛发全身。每次发作均以高烧、全身起脓疱开始，二三日后烧退，疱平继而脱屑，最后遗留皮肤潮红和少量细小鳞屑。由于治疗无效于1973年4月出院。出院后急性发作仍未终止。

检查：全身皮肤潮红、干燥，覆有红碎鳞屑及少量粟粒大小的脓疱，头皮部位鳞屑尤为显著。适时正是静止期，故一般情况尚好，体温不高，脓疱不多，但由于长时期应用激素类药物，体型呈柯兴氏征肥胖。只能卧床，不能下地行走。据病家介绍，医院曾经检查患者有骨质疏松及糖尿病。自拟菝土乌梅汤内服。

菝葜 60g　土茯苓 60g　乌梅 30g　甘草 10g

将前 3 味药，水浸 24 小时后再纳入甘草同煎，每日 1 剂，分 2 次服完。服药期间忌茶。同时外涂擦剂：

蛇蜕 1 条　蜂房 1 个　全蝎 2 条　米醋 300g

将 3 味药浸泡于米醋内 24 小时后擦患处。

服药 45 剂后，脓疱消退，鳞屑脱落，红斑处结皮，尿糖也相应降低（24 小时尿糖定量试验微量）。病人不仅能坐起，并能下地散步。1974 年 2 月 10 日原方加胡连，续服剂，皮肤接近正常颜色，能从事简单的家务劳动。3 月 10 日，方中再加薏苡仁，以巩固疗效。服药期间未见任何副反应。3 月 20 日下午，由于劳累、生气，突然高烧至 39.6℃，躯干及四肢又出现脓疱，全身发红。上方去薏苡仁加紫草根 15g，苦参 10g。晚 10 时服药，至半夜热退身凉。翌日脓疱开始消退，鳞屑脱落。

1978 年随访，患者状态良好，病无复发。

脓疱性牛皮癣为牛皮癣中少见的类型，是一种细菌脓疱性损害的牛皮癣病，全身症状严重，可危及生命。目前尚无有效的治疗方法。用菝土乌梅汤内服结合外治法予以治疗，收效显著。方中土茯苓有解毒利尿作用，《本草正》载："疗痈肿、喉痹，除周身寒湿、恶疮"。可用于治疗反复发作的慢性疮疡、慢性湿疹，菝葜与土茯苓为同科属植物，江西《中草药学》载："解毒祛风，为疮痈要药。治历节痛风（类风湿性关节炎），肌肉麻痹，食道癌，牛皮癣"；乌梅于《本草求真》载："入于死肌、恶肉、恶痔则除"，单用即可治疗牛皮癣。今配合土茯苓、菝葜治疗多年不愈的牛皮癣有相得益彰之妙。

（马崇生　整理）

金梦贤

驱虫疗癣汤治疗牛皮癣

金梦贤（1921~1994），天津市和平区中医医院主任医师

　　牛皮癣（俗称银屑病）是以皮肤上呈大小不等的红斑及鳞屑性损害为主的一种慢性皮肤病，反复发作，顽固难愈。由于病因证型不同，治疗方法各异，多数认为脾胃湿热复感风邪，蕴于肌肤，郁久化燥，皮肤失其所养而成。临床上多用燥湿祛风，滋阴润燥，清热解毒，通宣肺气之法，但效果不尽满意。积几十年临证经验，认为在治疗急性期青少年牛皮癣时，除应用上法之外，加用多味驱虫之品，并自拟驱虫疗癣汤，依据年龄、症状、病程长短，随症加减，效果甚佳。

驱虫疗癣汤

　　芥穗10g　蝉蜕10g　蛇蜕10g　大黄10g　乌黑豆30g　黄芩10g　麻黄10g　槟榔30g　使君子15g　雷丸10g　白鲜皮10g　地肤子15g　当归20g　连翘20g　生地30g　丹皮10g　土茯苓30g　防风10g　瞿麦15g

　　田某　女，12岁，学生。

　　周身见微红色隆起斑疹已半年，搔之有银白色鳞屑，痒甚，无发热，饮食、二便正常，舌红，脉滑数。曾多方治疗效果不显。

　　服驱虫疗癣汤1周后，复诊时见斑疹由赤变白，瘙痒明显减轻，

继续服药 2 周，皮屑脱落。又随症加减服药 2 周后，皮屑基本脱净。治疗 3 个月后未见复发，仅留下色素沉着。

（王永进　整理）

荨麻疹

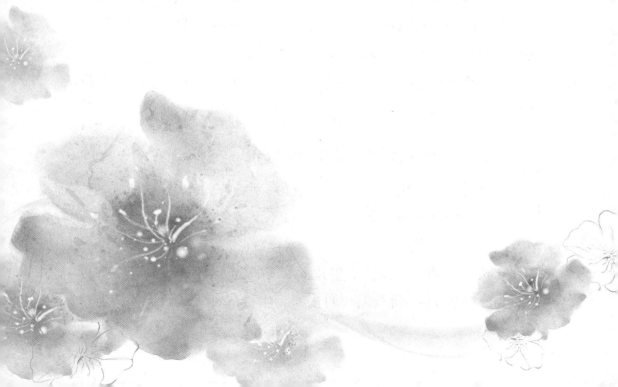

赵炳南

治分四证荨麻疹，寒热滞虚重邪风

赵炳南（1899~1984），原北京中医医院教授，著名中医皮外科专家

赵老认为，荨麻疹分为4个类型。

一、风热型（多见于急性荨麻疹）

全身或暴露部位出现风团样扁平皮疹，稍高于皮面，呈红色或粉红色，剧痒，兼见头痛、发热、心烦口渴、大便干、小溲赤等症。舌质红、苔薄白或白腻，脉滑数。治宜辛凉解表，疏风止痒。方用：

荆芥穗 6g　防风 6g　金银花 12g　牛蒡子 9g　丹皮 6g　浮萍 6g　生地 9g　薄荷 4.5g　黄芩 9g　蝉蜕 3g　生甘草 6g

或：桑叶 9g　菊花 9g　杏仁泥 4.5g　连翘 9g　金银花 12g　薄荷 4.5g　甘草 9g　丹皮 9g　防风 9g

二、风寒型（多见于慢性荨麻疹）

全身泛发粉白色、粉红色风团样扁平丘疹，作痒，遇风、遇冷加剧，或兼有发热恶寒，无汗身痛，口不渴等症，苔白，脉浮紧。法宜辛温透表，疏风止痒。方用：

麻黄 3g　杏仁 4.5g　干姜皮 3g　防风 6g　浮萍 4.5g　白鲜皮 15g　芥穗 6g　蝉衣 4.5g　陈皮 9g　丹皮 9g　生甘草 6g

三、滞热受风型（多见于急性荨麻疹）

风团、风疹持续不已，反复发作，疹块或白或赤，奇痒不眠，并有中脘痞满，纳呆，胸闷，嗳腐吞酸，嘈杂恶心或腹痛等症，大便干燥秘结，小便红赤，舌苔白厚或腻，脉沉涩。法宜表里双解。方用：

防风 9g　金银花 15g　地肤子 18g　芥穗 9g　大黄 4.5g　厚朴 9g
茯苓 9g　赤芍 9g　甘草 9g

四、血虚受风型（多见于慢性荨麻疹）

皮疹反复发作，多见午后或入夜加重，而午前或后半夜则轻。兼见头晕、头重、腰酸、体倦、失眠多梦等症。舌质淡或红润，净无苔，脉沉细而缓。法宜益气养血，疏散风邪。方用：

生地 30g　当归 15g　赤芍 18g　白芍 18g　何首乌 15g　黄芪 15g
防风 9g　芥穗 9g　刺蒺藜 15g　麻黄 9g

以上四型中，风热型较风寒型为急，治疗原则以祛风邪为主，用药都是辛散宣达的。对于外邪未深入，正气未虚者效果较好，风寒型及虚型疗效较差。对于慢性患者虽经治愈，近期已无新生皮疹，但为了减少复发，最好在治愈后再服药一阶段，或较长期服用丸药，才能达到减少复发的目的。在治疗期间或在恢复以后，对饮食的禁忌也必须注意，应忌食鱼、虾、辣椒、酒等刺激性食物。

张某　男，40 岁。1973 年 6 月 9 日初诊。

周身起红色风团伴有发烧 4 天。4 天前，劳动后汗出较多，到室外乘凉受寒，下肢突然出现红色风团，臀部及腰部相继出现。昨天开始发冷、发烧，体温 38℃ 左右。上肢及前胸、后背均起同样大片风团，4 天来时起时落，但始终未能全部消退，头面部及上肢也感发胀、发红。风团初起时色淡，并高出皮肤表面，继而肿胀稍消，留有红斑，痒感特别明显，影响食欲及睡眠，大便干。1969年曾有类似发作，后来关节痛又引起化脓性关节炎，生病前未吃过其他药。

体温38℃，内科检查未见明显异常。全身散在红色风团，新发皮疹高出皮面，陈旧性皮疹留有红斑，皮疹呈大片不规则形，头面、躯干、四肢等处泛发，有明显瘙痒抓痕，头面部及上肢明显肿胀。舌苔薄白，脉弦滑稍数。诊为急性荨麻疹。证属内有蕴热，风寒束表，发为痦瘰。治宜散风清热通里。

荆芥9g 防风9g 黄芩9g 栀子9g 白鲜皮30g 地肤子30g 苦参15g 刺蒺藜30g 车前子包,30g 泽泻15g 大黄9g 全栝楼30g

6月11日，服上方2剂后，体温恢复正常，全身皮疹大部分已消退，但仍有新起的小片风团，肿胀已消。再接前方去大黄，继服3剂。6月12日皮疹全部消退，夜间仍有散在新起小风团，其他均属正常，后又继服3剂以巩固疗效，随访未见复发。

李某 女，41岁。1971年2月10日初诊。

10余年来全身不断发生红疙瘩，痒甚。多发于躯干、四肢部位，时起时落，每早晚发疹较重，特别是冬季晚上入寝后更重，夏日亦不间断，曾经多方治疗不效。四肢有散在指甲大或铜元大不完整之大片扁平隆起，淡红色。舌质淡苔白，脉沉缓。

诊断为慢性荨麻疹。证属蕴湿兼感风寒之邪化热，风寒湿热交杂，缠绵不去，发于皮肤。治宜调和阴阳气血，兼以清热散寒，疏风祛湿。

五加皮9g 桑白皮9g 地骨皮9g 丹皮9g 干姜皮9g 陈皮9g 扁豆皮9g 茯苓皮9g 白鲜皮9g 大腹皮9g 当归9g 浮萍9g

二诊（2月17日）：进服上方7剂，皮疹明显减少，只是早上外出后仍有少数皮疹，晚上也基本不发。

三诊（2月26日）：又继服4剂后，皮疹即完全不发。又服3剂，临床治愈。

朱仁康

风瘩瘰六证

朱仁康（1908~2000），中国中医科学院研究员，著名皮肤病学家

荨麻疹中医称风瘩瘰，有外因引起者，有内因产生者，也有内、外因相合者。

急性期多见风热、风湿两型，投以疏风清热或祛风胜湿之法，易于收效。

慢性荨麻疹多顽固难愈，必须仔细审证求因，方能得治。如风邪久郁未经发泄，可重用搜风药祛风外出。又如卫气失固，遇风着冷即起，则宜固卫御风。又有既有内因，复感风邪触发者，如饮食失宜，脾虚失运，复感外风而致胃疼、呕吐、腹痛、泄泻，应予温中健脾，理气止痛。此外也有内因血热、血瘀致病者，血热生风，亦不少见。常见皮肤灼热刺痒，搔后立即掀起条痕，所谓外风引动内风，必须着重凉血清热以熄内风。血瘀之证，由于瘀血阻于经络肌腠之间，营卫不和，发为风疹块，应重活血祛风，即"治风先治血，血行风自灭"。更有寒热错杂之证，又当寒热兼治。总之，病情比较复杂，当审证求因，庶能得治。

一、风热证

一般见于急性荨麻疹，亦见于慢性者。由于风热外袭，客于

199

肌腠，伤及营血。症见风疹发红，成片，瘙痒不止，重则面唇俱肿。汗出受热易起，或有咽干心烦。舌红苔薄白或薄黄，脉弦滑带数。治宜疏风清热，佐以凉血。方用消风清热饮或疏风清热饮加减治之。

消风清热饮

荆芥 9g　防风 9g　浮萍 9g　蝉蜕 6g　当归 9g　赤芍 9g　大青叶 9g　黄芩 9g

疏风清热饮

荆芥 9g　防风 9g　牛蒡子 9g　白蒺藜 9g　蝉蜕 4.5g　生地 15g　丹参 9g　赤芍 9g　山栀炒, 9g　黄芩 9g　银花 9g　连翘 9g　生甘草 6g

又有风热之邪久郁，未经发泄，以致风瘩瘰、风疹发作一二年不愈。症见疹发大片焮红，舌质红苔黄。治宜搜风清热，用乌蛇祛风汤加减治之。

乌蛇祛风汤

乌梢蛇 9g　蝉蜕 6g　荆芥 9g　防风 9g　羌活 9g　白芷 6g　黄连 6g　黄芩 9g　银花 9g　连翘 9g　甘草 6g

二、风寒证

相当于冷激性荨麻疹。由于卫外失固，风寒外袭，营卫不和。受风着凉后，即于裸露部位发病。症见风疹块色淡红或苍白，舌淡苔薄白，脉紧或缓。治宜固卫和营，御风散寒。以固卫御风汤加熟附子治之。

固卫御风汤加熟附子方

黄芪炙, 9g　防风 9g　白术炒, 9g　桂枝 9g　赤芍 9g　白芍 9g　生姜 3 片　大枣 7 枚　熟附子 3g

三、风湿证

见于丘疹性荨麻疹一类，小儿患者较多见。由于脾运失健，外受风湿之邪，周身散发丘疹水疱或大疱，晚上痒重。治宜祛风胜湿汤。脾虚失运，加枳壳、白术。

祛见胜湿汤

荆芥 9g　防风 9g　羌活 9g　蝉衣 6g　茯苓皮 9g　陈皮 6g　银花 6g　甘草 6g

四、脾胃失健证

相当于肠胃型荨麻疹。由脾胃失健，外受风寒所致。症见身发风块，胃纳不振，腹痛腹胀或恶心呕吐，大便溏泄，苔白或腻，脉弦缓。治宜健脾理气，祛风散寒。以健脾祛风汤或搜风流气饮加减治之。

健脾祛风汤

茅苍术 9g　陈皮 6g　茯苓 9g　泽泻 9g　荆芥 9g　防风 9g　羌活 9g　木香 3g　乌药 9g　生姜 3 片　大枣 5 枚

搜风流气饮

荆芥 9g　防风 6g　菊花 9g　僵蚕 9g　白芷 2g　当归 9g　川芎 6g　赤芍 9g　乌药 9g　陈皮 6g

五、血热证

多见于人工荨麻疹（皮肤划痕），中医称为风瘾疹。由于心经有火，血热生风。一般起风块较少，每到晚间皮肤先感灼热刺痒，搔后随手起红紫条块，越搔越多，发时心中烦躁不安。舌红苔薄黄，脉弦滑带数。治宜凉血清热，消风止痒。方用凉血消风散治之。

凉血消风散

生地 30g　当归 9g　荆芥 9g　蝉蜕 6g　苦参 9g　白蒺藜 9g　知母 9g　生石膏 30g　生甘草 6g

六、血瘀证

由于瘀阻经隧，营卫之气不宣，风热或风寒相搏。症见风疹块暗红，面色晦暗，口唇色紫，或风疹块见于腰围、表带压迫等处，舌质紫黯，脉细涩。治宜活血祛风为主。方用活血祛风汤或通经逐瘀汤加减。风热加银花、连翘；风寒加麻黄、桂枝。

活血祛风汤

当归尾 9g　赤芍 9g　桃仁 9g　红花 9g　荆芥 9g　蝉蜕 6g　白蒺藜 9g　甘草 6g

通经逐瘀汤

地龙 12g　皂刺 9g　刺猬皮 9g　桃仁 9g　赤芍 9g　银花 9g　连翘 9g

董某　男，32岁。1970年9月10日初诊。

皮肤瘙痒，搔后起条痕，已半年有余。皮肤发热瘙痒，搔后立即呈条状隆起，尤以晚间为甚，稍有碰触，亦立即发红隆起。背部皮肤划痕试验（＋）。舌质红紫，苔净，脉弦滑带数。诊为风瘾疹（血瘀型）。证属瘀滞阻络，血瘀生风。治宜活血祛风。

归尾 9g　赤芍 9g　桃仁 9g　红花 9g　荆芥 9g　防风 9g　蝉蜕 6g　丹皮 9g　银花 9g　五味子 9g　生甘草 6g

3剂，水煎服。

二诊（9月14日）：药后皮肤瘙痒已轻，搔痕已不明显。

嘱继服前方加茜草 9g、白蒺藜 9g。3剂后治愈。

张某　女，17岁。1975年8月23日初诊。

皮肤瘙痒，搔后条索状隆起已 1 年多。全身皮肤瘙痒，搔后即起成片风团或隆起成条索状，尤以晚间受热时为甚，曾服抗过敏西药及中药多剂，未见效果。遍体搔痕累累，皮肤划痕试验（＋）。舌质红，苔薄黄，脉沉细弦。诊为风瘾疹（风热型）。证属风邪久郁，未经发泄。治宜搜风清热。方用乌蛇祛风汤加减。

乌梢蛇 9g　荆芥 9g　防风 9g　蝉蜕 6g　羌活 9g　白芷 6g　黄芩 9g　马尾连 9g　银花 9g　连翘 9g　生甘草 6g

3 剂，水煎服。

二诊（8 月 30 日）：服药后皮肤痒已减轻，搔后风团亦少起。嘱继服原方 6 剂。

三诊（9 月 9 日）：共服药 9 剂，皮肤已不痒，风团、划痕亦完全不起。

郭某　男，29 岁。1969 年 5 月 15 日初诊。

反复起风痦瘰 4 月余。去冬开始，每逢寒冷刺激，即于颜面、四肢裸露部位起风疹块，近 4 个月来几乎每日发作，伴有关节酸楚不适。曾服抗过敏西药，注射钙剂，内服中药浮萍丸、紫云风丸、防风通圣丸及凉血消风等中药汤剂，均未奏效。苔薄白，脉弦细。

诊为风痦瘰（风寒型）。证属营卫不和，风寒外袭。治宜调营固卫，祛风散寒。固卫御风汤加减。

当归 9g　丹参 9g　赤芍 9g　黄芪 9g　防风 9g　白术炒，9g　麻黄 9g　桂枝 9g　蝉蜕 6g　羌活 9g　甘草 6g

水煎，每日 1 剂，二煎分服。

二诊（5 月 19 日）：服前方 4 剂后，风痦瘰已少起，关节疼减轻，脉舌同前。前方加生姜 3 片，水煎服。

三诊（6 月 1 日）：服前方 8 剂，于手臂、头面裸露部位，稍有冷热不调，仍起风团，前方赤芍改用白芍 9g。服药 4 剂后，有明显好转，风团已基本不发。

四诊（7月1日）：于阴湿天气，两手腕处，尚起少数小片风团，原方去黄芪加荆芥9g、赤芍9g。服药5剂后，痊愈。

顾丕荣

瘾疹祛风应别新久，祛消熄御治分四法

顾丕荣（1912~2009），上海市第四医院主任医师

顽固性瘾疹主要有初病风从外袭，久病风自内生 2 种病机。因风毒之邪，初客腠理，搏于血络，此时当须祛其外风。若久恋不去，风气内通于肝，且屡经耗散，营血内馁，肝阴暗汲，则虚风内生，治当潜熄内风。病机不同，治则自异。自订祛风、消风、息风、御风四步治法，疗效显著。

初病风湿客腠，祛风活血，表里分消

大凡瘾疹初病，由于风湿之邪，外客肌腠，而邪之所客，一由汗出肌腠疏松，一由肠胃内挟宿滞，外邪与内滞交搏，以致营卫不和，一身风块奇痒，脘腹不舒，苦楚难名，舌苔薄腻，脉濡滑，尤在泾所谓："血为风动，则身痒而瘾疹"。治当祛风活血，表里分消，俾风祛则血无所扰，里和则邪无所依，内外廓清，瘾疹乃瘥。

防风通圣丸分吞, 12g　浮萍 6g　牛蒡炒, 9g　蝉蜕 6g　晚蚕沙 15g　白鲜皮 15g　槟榔 12g　枳壳炒, 12g　土茯苓 30g　赤芍炒, 12g　丹皮 9g　生甘草 6g

延月风邪袭络，消风和血，疏养结合

病延匝月，进服祛风化滞、和营凉血之剂，身痒不减，皮肤干燥，逢夜发作更甚，每伴头晕目眩便燥等症，舌红苔薄，脉来弦细，此系外风淫气客于肤腠，而日渐侵袭血络，血属阴，夜亦属阴，所以逢夜为甚，苔腻已薄，外邪祛犹未净，而肤燥目眩，血虚营涩，已具端倪。治当消风和血，所谓"治风先治血，血行风自灭也"。

牛蒡炒，9g 豨莶草 15g 蝉衣 6g 白蒺藜 12g 晚蚕沙 15g 当归 12g 赤芍炒，12g 丹皮 9g 生地 15g 何首乌 15g 木通 3g 土茯苓 30g 白鲜皮 15g 生甘草 6g

积年营虚风动，息风养血，潜养相兼

瘾疹缠绵年余，肤燥目眩，头晕头痛，性情焦躁，迭进祛风化湿和营活血之剂，未能获效，此缘风气内通于肝，外来之风羁久不解，内耗阴血，而祛风之剂久服，亦消烁肝营。积年瘾疹，外风虽解，而肝阴内损，虚风内生，所以舌红苔少，脉来虚弦，邪少虚多之候，若再辛散，非但耗营，且疹发更甚。治当息风养血，久病调益，毋图速效。

天麻 6g 钩藤 12g 桑叶 12g 白蒺藜 12g 当归 12g 生地 15g 白芍炒，10g 制首乌 12g 胡麻仁 15g 煅龙牡先煎，各12g 山药 20g 稽豆衣 12g

历久遇寒易发，御风实卫，养营固表

瘾疹多年，发作有时，每于天寒地冻，头面手足外露之处，一受朔风，遂奇痒不堪，风块突起，至春暖则其病自愈，伴见面㿠肢冷畏寒，手足麻木，目眩头晕，舌质淡苔薄白，脉来濡细，由于病久气血俱虚，营馁于内，卫虚于外，运行乏力，遂致瘀涩于络，每因感触风寒，内外合邪，瘾疹乃发，虽属小恙，但常法难效，宜大剂调护卫阳以御虚风，补养营阴以通血脉，营卫调治，气血冲和，则风寒难犯，风疹何起？

黄芪 20g　焦白术 15g　防风 6g　桂枝 9g　赤芍炒，9g　白芍炒，9g　当归 15g　细辛 3g　木通 6g　红花 6g　川芎 9g　甘草炙，6g　鲜生姜 3 片　红枣 7 枚

陈绍酒小杯兑煎。

苑某　女，50 岁，职员。

一身奇痒，抓处红纹隐约，起于 20 年前荨麻疹后，由于风动于血，久病不已，邪风变为虚风，时有头眩失眠，肝虚风动之证，舌淡红苔薄少，脉细。宜养血息风治之。

天麻 6g　桑叶 12g　黑芝麻 15g　当归 15g　制首乌 15g　生地 15g　生龙牡打，先煎，各 30g　丹皮 9g　蝉蜕 6g　晚蚕沙包，15g　白鲜皮 15g　甘草炙，6g

上方加减，连服 15 剂，身痒已止，红纹渐消，乃嘱长服桑麻丸，1 次 6g，1 日 3 次。2 个月后随访，皮肤润泽，纳眠均安，身痒未再复发。

王某　女，22 岁，农民。

入冬朔风扑面，头面奇痒，块瘰叠起，手足受寒则痒延肢体，舌质淡嫩苔薄白，脉浮迟无力，病历 14 年。夫阳气卫外，阳虚则卫失外护，营为寒凝，以致络血痹阻，疙瘩蜂起，若作风寒疏散，腠理反开，治当护卫阳以祛寒，畅营血以消瘰。

生芪 30g　焦白术 15g　防风 10g　桂枝 10g　淡附片先煎，10g　当

归 15g　鹿角片 10g　细辛 3g　木通 3g　甘草炙, 6g　鲜生姜 3 片　细枣 9 枚

　　上方连服 12 剂，痒瘰即失，宿恙告瘳，半年后随访，未曾复发。

（汤叔梁　整理）

周凤梧

荨麻疹夹斑毒，热壅阳明
清邪热透斑疹，重用石膏

周凤梧（1912~1997），山东中医药大学教授

杨某 男，45 岁，采购员。于 1969 年 8 月 26 日初诊。

该患因外耳道疖肿注射青霉素月余而愈，嗣后患遍身瘾疹，疹块焮红肿胀，奇痒难忍，诊断为荨麻疹，曾服中药不应，且紫斑遍身，瘙痒益甚。晚 10 时，患者身覆厚被，围坐床笫，忽又去被下床，坐卧不安，精神烦躁，呻吟不已，恶寒身烧，热可炽手，头面焮肿成片，红斑、紫黑斑遍及四肢后背，奇痒之势，不可名状。由于热敷不慎，两手腕部均起疱流水。胃不思纳，口渴引饮，一日间曾饮开水 5 暖瓶，大便 2 日未行，小溲短赤如闭，脉数急而长大，厚苔满布，中心黄燥。此乃风邪外袭，伏暑内发，阳明热极酿成瘟毒发斑之候。亟宜大清阳明邪热，透解斑毒。

生石膏先煎，60g 肥知母 12g 大玄参 15g 忍冬藤 15g 金银花 15g 蒲公英 15g 飞滑石 15g 生大黄后入，9g 淡竹叶 9g 生甘草 6g 粳米 15g

水煎，2 次分服。

二诊（8 月 29 日）：药后无甚影响，周身奇痒，通夜未能入睡，口渴身烧，精神烦躁，起坐不宁，六脉数急，苔黄已退，仍白厚满

布。推当前病情，应以止痒为先务。并嘱多食西瓜，渴则食瓜代饮。爰内外两方：

内服方：白鲜皮 12g　净蝉蜕 9g　地肤子 12g　海桐皮 12g　南薄荷 6g　荆芥穗 6g　青防风 6g　银花 18g　赤芍药 9g　生大黄后入，9g　生甘草 6g

水煎 2 次分服。

外用方：生大黄 60g　香白芷 30g　青黛 15g

上 3 味共研细粉，茶水调涂斑痒处，日三四次。

三诊（8 月 30 日）：内外双调，并吃西瓜 5kg，瘙痒略减，仍身热口渴，大便黑褐如酱，日三四行，腕腿部疹块渐消退，惟胸部又重新出现，咽喉如阻，夜能入睡 4 小时，脉仍六至而大，舌尖部白苔已退，中心及根部亦稍薄，乃热毒已有涌散下泄之势。仍以清热解毒为治。

生石膏 45g　肥知母 12g　大玄参 12g　苦桔梗 9g　牛蒡子 9g　射干片 6g　南薄荷 6g　金银花 15g　净蝉蜕 9g　白鲜皮 12g　飞滑石 12g　淡黄芩 9g　生甘草 6g

水煎 2 次分服。

四诊（8 月 31 日）：腿臂背等部斑疹均消失，惟头面胸部未消净，胃思纳谷，渴喜冷饮，仍恶寒身热，粪色如酱，小溲色黄量多，脉仍数，舌苔根部已退薄，嘱继食西瓜。再宗前义加减续进。

生石膏 45g　肥知母 12g　大玄参 15g　南薄荷 6g　净银花 15g　忍冬藤 15g　淡黄芩 9g　净蝉蜕 9g　淡竹叶 9g　荆芥穗 4.5g　白鲜皮 12g　大青皮 9g　生甘草 4.5g

水煎 2 次分服。

五诊（9 月 2 日）：斑疹渐消尽，仍感瘙痒，胃思纳谷，仍口渴饮冷，下午身烧，大便转赤，日三四行，脉数苔白腻。拟清利暑湿。

生石膏 30g　肥知母 12g　金石斛 12g　青竹茹 9g　扁豆花 15g　净

银花 18g　淡黄芩 9g　生黄柏 3g　飞滑石 15g　南薄荷 6g　白鲜皮 9g
地肤子 9g　生甘草 3g

水煎 2 次分服。

六诊（9 月 4 日）：斑疹全消，口渴减轻，仍欲饮冷，身微热，皮肤瘙痒，脉略数，苔转薄白，大便转黄。再宗前方加北沙参、麦冬、青蒿、白薇，减黄芩、黄柏、滑石、竹茹等继服 4 剂而全瘥，此时胃口大开，嘱其少量多餐，防止食复。

本证较为复杂，患者平素嗜酒，每餐必饮，饮辄一醉方休，加之疠毒暑毒，隐潜内伏，一感风凉，随即暴发。当初见疹块之时，即宜透疹清热解毒为急务，倘误投辛温腻补，则温毒得辛温而愈炽，得腻补而弥盛，是以毒势益张，壅滞肌肉而发为斑。盖温热之毒，抵于阳明，发于肌肉而为斑，其色红为胃热者尚轻，紫为热甚已重，黑为热极而危。及至诊治时，斑色已现黑紫，如再热毒内陷，必致神昏痉厥矣。故一着手即以大清肺胃暑热透解斑毒为主治，冀其温毒潜消，暑热尽除。迨至病之后期，此时须滋养肺胃气阴，以复津液，因温病之后，必有余热留于肺胃之间，总宜清解，除热务尽。如以为病后必虚，早用参芪补益，反留其邪，不仅元气不能骤复，反而愈补愈虚。

周鸣岐

内风外风均伤正，治表治里皆治风

周鸣岐（1919~1992），原大连市第三人民医院主任医师

据多年临床经验认为，顽固性荨麻疹多由急性荨麻疹迁延而来，其特征为风团反复发作，剧烈瘙痒，且多伴有头晕头痛，失眠多梦，腰酸和乏力等症。很多人定时发病，有的在春秋或冬季，有的在上午或晚上，有的与月经来潮有关。祖国医学认为，其致病多系阴血不足，阴虚生内热，血虚生风，或反复发作，气血被耗，复为风邪所袭，或病久风邪深入营血脏腑，或冲任失调，肝郁不舒。因此本病之治疗，既应抓紧祛邪，更当留心扶正，详审其阴阳气血之盛衰，以燮理阴阳，调和营卫，固卫御风等法为治。血虚宜益气养血，药用黄芪、党参、当归、生地、白芍、川芎、首乌等；血瘀宜活血化瘀，药用桃仁、红花、丹参、鸡血藤等；挟风宜疏表祛风，药用荆芥、防风、刺蒺藜等。又有风邪久羁，疏之不应，则又当行搜风之法，药用蝉蜕、僵蚕、蜈蚣、乌梢蛇等。对于冲任不调，逢经期而发作者则宜调冲任，和气血，药用肉苁蓉、仙灵脾、巴戟、柴胡、当归、川芎、赤芍、生地、丹参等。本病缠绵不愈，每致精神紧张，情绪抑郁，故镇静安神之法宜相辅而用，药用酸枣仁、夜交藤、合欢花等。胃肠蕴热不清，必熏蒸肌肤，故大便干者又宜润肠通腑、泻热导浊，药用栝楼仁、火麻仁、何首乌等药。此外，苦参、白鲜皮、地肤子三味，清

热燥湿，祛风解毒止痒效果颇佳，亦常用于本病。

王某 男，23 岁。1979 年 3 月 21 日初诊。

患荨麻疹已 4 年，每至春秋即发。近年以来，发作加剧，全身泛发风团，瘙痒无度，夜寐不宁，颇为痛苦，大便燥结，舌红，苔薄黄，脉弦细。治宜养血活血，祛风清热利湿。

当归 15g　川芎 10g　生地 15g　白芍 10g　何首乌 15g　栝楼 15g　火麻仁 15g　丹参 15g　荆芥 10g　防风 10g　刺蒺藜 15g　苦参 15g　白鲜皮 30g　地肤子 15g

服药 5 剂，瘙痒大减，风团亦消失大半，大便通畅，又以上方去栝楼、火麻仁，加夜交藤 25g、合欢花 15g。续服 7 剂，诸症悉除。

（郑连成　周平　整理）

林鹤和

瘾疹难求一方治，惟取辨证以应机

林鹤和（1928～　　），萍乡市中医院主任医师

荨麻疹为免疫性疾病，由于过敏原使机体致敏引起，中医称"瘔瘰""风疹块""风瘾疹"。《医宗金鉴》云，"此证名鬼饭疙瘩，由汗出受风或露卧乘凉，风邪多中表虚之人，往往因当风饮酒，或其他病后而发病，病起皮肤作痒，次则发遍全身疙瘩，形如豆瓣，堆累成片"。从病程来看，本病有急性和慢性两种。急性者在除去病因后，选用桂枝汤调和营卫，佐用凉血息风药，一般多能取效，但也有不获效者。慢性者可反复发作数月，甚至数年，因体质差别甚远，过敏反应所累及的脏腑各异，兼症亦不尽然，既使是同一症状也有轻重缓急之分。因此，治疗本病仍需突出辨证，难能一方一法概括之。正如《医宗金鉴》所述，"风邪"是本病的诱发因素，然风与肝的关系密切，并指出"瘙痒"是本病的主要症状，所以在辨证施治的基础上，有选择地加用息风止痒、平肝凉血之药，对提高疗效有不可忽略的作用。兹就临床棘手案例举述如下。

张某　女，44岁，医生。1981年3月28日会诊。

去年冬患荨麻疹，发疹期间，病情急重，愈后数日继发肌肤恶风，皮肤上出现粟粒状风疹，全身瘙痒，抓后融合成环状，潮红灼热，夜卧被覆，灼热瘙痒更甚，昼夜少眠，历时4月。经中西医治疗

罔效，故邀会诊。检查：体温、血压正常，血常规嗜酸性粒细胞占比16%，舌苔黄白稍腻有津，脉微浮紧。诊断为荨麻疹。寒邪郁表，荨麻疹余毒内蕴。宣散表邪为主，佐以清利凉血法。方用麻黄连翘赤小豆汤加味。

麻黄 9g　连翘 9g　杏仁 9g　赤小豆 15g　生地 9g　丹皮 9g　防风 9g　蝉蜕 6g　生甘草 3g　生姜 6g　大枣 7 枚

3 剂。嘱其第三煎取浓汁外擦。

复诊时得知，服 1 剂后显效，疹块大部分消失，仅见上肢及胸部有散在风疹，瘙痒大减，皮肤无灼热，被覆能入睡。脉缓，舌苔净而少津。守上方去麻黄、杏仁、生姜，加太子参、山药、薏苡仁各 10g。再进 4 剂病告痊愈。随访数年未复发。

麻黄连翘赤小豆汤，出自《伤寒论》263 条："伤寒瘀热在里，身必黄，麻黄连翘赤小豆汤主之"。为治湿热在里兼表发黄证，具有解表散邪，清利解毒之功。本案为壮年出荨麻疹，乃疹毒未尽，余毒内蕴，寒邪郁表，伤及营卫，内外相合，故发疹块灼热瘙痒。用麻黄、杏仁宣散外邪，连翘、赤小豆清利余毒，皮肤灼热选丹皮代生梓白皮，加生地清热凉血，防风、蝉蜕为搜风止痒之要药，生姜助麻黄以散表邪，大枣助丹皮、生地以益营阴，生甘草解毒兼调和诸药。历时4月之顽疾，所以能取得疗效，关键把握住了疹毒未尽，内外相合之病机。

何某　男，40 岁，干部。1989 年 5 月 13 日初诊。

患荨麻疹反复 12 年。每吹风或下冷水，或饮酒后即全身瘙痒，起淡红色风疹，继而彼此融合成不规则状，抓之益甚。伴汗出恶风，头痛腹痛，胃脘隐痛。若用开水待温后擦身则可止痒，半小时许诸症缓解。舌苔薄白，舌质嫩，边有齿印，脉沉细弦。脾胃阳虚，风木乘之。治宜温中补脾，和里缓急，佐以息风止痒。黄芪建中汤加味。

生黄芪 30g　白芍 18g　桂枝 9g　生姜皮 9g　防风 9g　蝉蜕 9g　蕲蛇 9g　刺蒺藜 15g　全蝎 6g　大枣 7枚　甘草炙，5g

服 3 剂后，瘙痒仅局限于胸腹部，余症若失。查血常规嗜酸性粒细胞占比 3%。守方半月，而竟全功。

从遇冷水诱发和疹色淡红，头痛腹痛，胃脘隐痛可知里虚，汗出为里虚不能固表，宜用黄芪建中法。风与辛散之酒性均助风木，故触之而诱发诸症。蕲蛇搜风通络之力颇强，为治内风而首推；全蝎平肝息风力专；刺蒺藜平肝止痒效佳。诸药合用，补脾建中，抑肝息风，故能取效。

彭某　男，22岁，学生。1989 年 7 月 20 日初诊。

昨日因食鲜虾过敏，始下肢出现米粒大小红疹，瘙痒难忍，继而波及全身。静注葡萄糖酸钙和肌注非那根，口服扑尔敏症状缓解。今晨风疹复作，颜色鲜红，融合成片，高出皮肤，伴有剧烈灼热刺痛，发热 T 39.2℃，口渴饮冷，舌质红绛少津，苔薄黄，脉弦细数。诊断为荨麻疹。证属邪热传营，气阴两伤。方用白虎加人参汤合清营汤。

北参须 9g　石膏 60g　知母 9g　大生地 30g　玄参 9g　丹参 9g　紫草 9g　麦冬 20g　钩藤 30g　连翘 9g　银花 15g　生甘草 6g

服 1 剂，体温下降至 38.2℃，风疹大部分消退，舌质红，舌面津液来复。再服 3 剂愈。

本案为食鲜虾过敏的急重证候。热毒炽甚，入营伤及气阴，故以大剂甘寒，佐以甘苦而治之。并根据叶氏"入营犹可透热转气"的理论，加用辛凉的银花和连翘，使邪毒有出路。紫草凉血止血，钩藤平肝息风止痒，均有一定的协同作用。

（李超医　林斌玉　整理）

李寿山

顽疾㾦瘰症，养阴搜风汤

李寿山（1922~2013），大连市中医院主任医师

㾦瘰症即今之荨麻疹疾患，顽症者经年累月迁延反复而难瘳也。其所以难瘳之因，约有两端，一是禀赋不足，易感风邪，或饮食不当而诱发㾦瘰，病后邪风乘虚内潜血分，郁而化热，燥盛伤阴，血虚伏风而根深蒂固，不易蠲除；二是久病入络，风邪内伏营血，郁久化热，耗伤气阴，导致阴虚内热，血燥伏风之本虚标实的病理状态，而缠绵难解。

其症见皮疹平坦成块，色淡红或色同皮肤，瘙痒缠绵，反复发作，迁延日久不愈，午后或夜晚加剧，过劳后加重或发病，伴有心烦易怒，寐少梦多，手足心热，口干不多饮，不耐冷热，舌淡红少津，脉沉细弦。本病用一般疏风透表、宣肺散邪之法，不易奏效。需养阴清热，补血润燥，活血搜剔伏风为法，据临证多年体验，拟养阴搜风汤，用于临床多能获效。

养阴搜风汤

何首乌 15~25g　全当归 10~15g　白鲜皮 10~15g　粉丹皮 10~15g　白薇 10~15g　蚕沙 15~30g　乌蛇肉 10~15g　白僵蚕 10~15g

方中何首乌、全当归养阴补血润燥，而前者又有解毒之效，后者有活血之功，为方中主药；白鲜皮、粉丹皮能清热透邪，而白鲜皮燥

湿解毒，粉丹皮凉血而祛瘀，二药合用清血分之燥热而无留瘀之弊；白薇、蚕沙清热解毒，白薇入血分消痈肿火毒，蚕沙行气分化湿浊疗风痹瘾疹，二药相伍清热化湿祛风透邪；乌蛇肉、白僵蚕善搜剔血中伏风，二药相辅相成增强祛风止痒之效。诸药合用，养阴补血润燥以扶正，清热祛瘀搜剔伏风以蠲邪，为治疗顽症瘩瘰有效方剂。

兼表虚遇风加重者，加黄芪、防风；气虚过劳加重者，加黄芪、党参；阳虚遇寒加重者，加淫羊藿、桂枝；痒甚者加全蝎、蝉蜕，剧者外擦百部酒（百部 100g，烧酒 500ml，浸泡 3 昼夜外用）。

钱某 女，40 岁，工人。1984 年 10 月 7 日诊。

患慢性荨麻疹 10 余年，每因过劳或经期即发，疹块平坦色淡红，奇痒难忍，入夜尤甚，烦热失眠，手足心热，倦怠短气，口干便秘。今又发病 3 月余，迭经中西医药治疗，效皆不显，甚苦。检查：诊脉弦细，舌淡红少津、苔白薄，面色不华，皮肤失调，搔之即起疹块而痒。此为瘩瘰顽症。阴虚气弱，血燥风伏。方用养阴搜风汤加味。

何首乌 30g　全当归 15g　黄芪 20g　党参 15g　白鲜皮 15g　粉丹皮 15g　白薇 15g　蚕沙 30g　乌蛇肉 15g　白僵蚕 15g　黑芝麻 25g

进药 6 剂。疹块减少，瘙痒减轻，便畅，得眠，但未稳定，原方加减，续服 20 余剂，诸症消失，仅在经期小发。原方加川芎，赤、白芍，熟地，经期前水煎服。连治 3 个经期，未见发病。观察半年，一切良好。

乔某 男，50 岁，干部。1985 年 3 月 10 日诊。

患顽固性荨麻疹 5 年多。禀赋体弱，不耐冷热，遇寒冷或过劳即发瘩瘰或加剧，缠绵不已。今又发病 5 月余，屡经中西医药治疗未瘳。疹块色淡红，昼轻夜重，痒不释手，影响睡眠，背寒怕冷，面色不华，脉沉细无力，舌质淡嫩无苔。诊断为顽症瘩瘰。气阴两虚，卫阳不振，风邪久伏营血。方用养阴搜风汤加味。

何首乌 25g 　全当归 15g 　黄芪 25g 　防风 10g 　淫羊藿 15g 　白术 10g 　白鲜皮 15g 　粉丹皮 15g 　白薇 15g 　蚕沙 20g 　乌蛇肉 15g 　白僵蚕 15g 　全蝎 6g 　蝉蜕 7.5g

水煎服，日进 1 剂，临睡前擦百部酒以止痒。

进药 6 剂。疹块减少，瘙痒大减，继进 10 余剂，诸症消失。嘱常服补中益气丸、金匮肾气丸，以扶正巩固疗效。观察 1 年未见复发。

（王春玲　李益民　整理）

李今庸

瘾疹痒疹治疗体会

李今庸（1925～　），湖北中医药大学教授，国医大师

瘾　疹

瘾疹以皮肤上经常发疹，瘙痒，其疹或形如麻疹，或大如豆瓣，成块成片为主要临床特点。因其时隐时现，故又名瘾疹；又因其遇风易发，故又名风疹块。临床上有属风寒，有属风热，少数病例常缠绵数月数年，难以根治。

一、风热证

外感风热，症见皮肤上突然出现大小不等、形状不一的皮疹，成块成片，色红，灼热，瘙痒，此起彼消，心中烦乱不适等。

风性善行数变，风热外袭，血气郁滞，运行不畅，故见皮肤突然出现皮疹，瘙痒，此起彼消；《灵枢·五色篇》说："黄赤为热……，赤甚为血"，故皮疹色红，灼热；风热内扰，心神失宁，故见心中烦乱不适。此乃风热外袭肌腠所致，法当行血，凉血，祛风散热。拟方：

当归 10g　川芎 8g　赤芍 10g　荆芥 10g　防风 10g　连翘 10g　薄荷

10g　甘草 10g　茯苓 10g　紫背浮萍 10g

上 10 味，以适量水煎药，汤成去渣，取汁温服，日 2 次。方中取荆芥、防风、连翘、薄荷、紫背浮萍疏风散热；治风先治血，血行风自灭，故取当归、川芎、赤芍养血活血；取茯苓宁心安神；取甘草调和诸药。

二、风寒证

1. 荆防败毒散证

症见皮肤上突然出现大小不等、形状不一的皮疹，成块成片，色白，瘙痒，此起彼伏。

风寒外袭肌肤腠理，且风性善行数变，故肌肤突然出现皮疹，瘙痒，此起彼伏；《素问·举痛论篇》说："视其五色……白为寒"，病因风寒，寒则阳气少，血不能上荣于色，故疹色白。此乃风寒外袭肌腠所致，法当疏风散寒，治宜荆防败毒散。

荆防败毒散

羌活 10g　独活 10g　柴胡 10g　前胡 10g　茯苓 10g　枳壳炒,10g
防风 10g　荆芥 10g　桔梗 10g　川芎 8g　甘草 8g

上 11 味，以适量水煎药，汤成去渣，取汁温服，日 2 次。方中取荆芥、防风、羌活、独活疏风散寒；取柴胡之升，前胡之降，一升一降搜尽周身上下之邪；取枳壳、桔梗疏利气机，以助荆芥、防风、羌活、独活等疏风散邪之力，取茯苓宁神，甘草调和诸药；取川芎以行血中之气。

2. 桂枝汤证

症见皮肤上突然出现大小不等、形状不一的皮疹，成块成片，色白瘙痒，此起彼伏，并兼见汗出、恶风等。

风邪袭表，营卫气血运行不畅，且风性善行数变，故皮肤上突然出现皮疹，瘙痒，此起彼伏；《素问·举痛论篇》说："视其五色…白为寒"，病因风寒，寒则阳气少，血不上荣于色，故疹色白；风邪袭表，营卫不和，肌腠疏松，故见汗出、恶风。此乃风寒袭表、营卫不和所致，法当疏风散寒、调和营卫。方用桂枝汤加味。

桂枝汤加味

桂枝 10g　白芍 10g　甘草炙，8g　生姜 10g　莪藘 10g　枳实炒，10g　大枣擘，3 枚

上 7 味，以适量水煎药，汤成去渣，取汁温服，日 2 次。

《伤寒论·辨太阳病脉证并治》说："欲救邪风者，宜桂枝汤"。因桂枝汤祛风散邪，和调营卫；枳实《神农本草经》卷一谓其"主大风在皮肤中如麻豆，苦痒"，用之以祛风止痒，莪藘活血善治瘾疹，古代医家屡用之。

另有外用单方。

（1）枳实 30g

上 1 味，以适量水煎药，汤成去渣，取汁浴洗周身。

（2）明矾 30g

上 1 味，放于适量开水中溶化，待水变温，以一洁净布巾蘸药水浴洗患部。

痒　疹

痒疹是好发于春季的一种皮肤病，多为风邪为患。症见皮肤上突然出现形如粟粒或针头样高于皮肤的小丘疹。或散在，或成片，摸之碍手，疹色正红或浅红，瘙痒难忍。

风邪袭表，营卫气血运行不畅，故皮肤上出现形如粟粒样丘疹，摸之碍手；风性善行数变，故来势快，瘙痒；气血瘀阻，故疹色红。

此为风邪侵袭肌肤所致，法当养血活血、疏风解表。

当归 10g　赤芍 10g　枳实炒，10g　川芎 10g　荆芥 10g　防风 10g　桔梗 10g　茯苓 10g　甘草 8g

上 9 味，以适量水煎药，汤成去渣，取汁温服，日 2 次。若兼见体弱脉虚，加党参 10g。

方中取荆芥、防风祛风散邪；取桔梗、枳壳疏利气机；肝藏血主风，血虚则生风，故取当归、川芎、赤芍养血活血；取茯苓宁神；甘草培土，意在先安未受邪之地，且甘草调和诸药。若兼见体弱脉虚，则加党参匡扶正气而助祛邪之力。

某　女，17 岁，武汉市武昌区学生。1992 年 4 月某日就诊。

发病 3 天，全身散在性起芝麻样红色小丘疹，发痒，苔薄，脉虚。风邪外袭，结于皮肤。治宜活血祛风。

防风 10g　荆芥 10g　枳实炒，10g　茯苓 10g　川芎 8g　桔梗 10g　当归 10g　赤芍 10g　甘草炙，10g　党参 10g

上 10 味，以适量水煎药，汤成去渣，取汁温服，日 2 次。

治风先治血，血行风自灭，以当归、川芎、赤芍养血活血；荆芥、防风祛风散邪；枳实、桔梗疏利气机；茯苓宁神，甘草调和诸药。共奏活血祛风之效。加党参者，以其脉虚，故加之以助正气而去邪也。服药 2 剂而愈。

湿疹

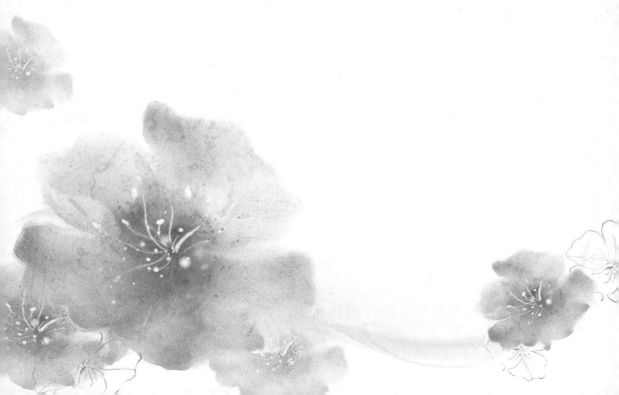

朱仁康

重内因病表治里，详外治殊途同功

朱仁康（1908~2000），中国中医科学院研究员，著名皮肤病学家

湿疹为皮肤最常见的一种病，大致可分为局限和泛发两大类。湿疹证分两类四型，治分内外，重在内因，病因心火、脾湿为主，治分内外，重在内治。如泛发于全身、浸淫遍体的叫"浸淫疮"；身起红粟，瘙痒出血的叫"血风疮"；局限一处，发于耳边的叫"旋耳疮"；发于掌指间的叫"痾疮"；发于腿足的叫"湿毒疮"；发于阴囊初起名"胞漏疮"，日久称"肾囊风"。婴儿湿疹有"干敛""湿敛"之分。但不论所发部位在何处，总以辨证论治为准。

湿疹虽属体表病，但本源于内因。中医着重于内治，其次辅以外治。内因以心火、脾湿为主，可因心绪烦扰，心火内生，导致血热；又由于饮食不慎，脾失健运，湿从内生。湿与热合，外走肌肤而病生焉。

内治分四证

一、湿热证

此系血热脾湿，浸淫肌肤而成，多见于急性湿疹、脂溢性湿疹

以及慢性湿疹急性发作期。症见发病速，皮肤灼热红肿，或现大片红斑、丘疹、水泡，渗水多，甚至黄水淋漓，黏而有腥味，结痂后如松脂。可因瘙痒太甚而皮肤剥脱一层。大便偏干，小便黄或赤，舌质红、苔黄或黄腻，脉滑带数。此种类型最多见，治则以利湿清热为主，用龙胆泻肝汤加减。出现脓疱加银花、连翘；大便偏干加大青叶。

二、血热证

由于内蕴湿热，外受于风，热重于湿而成，相当于丘疹性湿疹。症见身起红粟（以红丘疹为主），搔破出血，渗水不多，剧烈瘙痒，致搔痕累累，尤以夜间为甚。舌质红，苔薄白或薄黄，脉弦带数。此种类型是热重于湿，以血热为主，治则以凉血消风为主，除湿清热为辅，用皮癣汤加减。

皮癣汤

生地　丹皮　赤芍　黄芩　苦参　地肤子　白鲜皮　丹参　生甘草

三、脾湿证

由于脾失健运，湿从内生，浸淫成疮。多见于亚急性湿疹或泛发性湿疹。症见皮肤黯淡不红，成片水窠（隐在皮肤内的水泡），搔痒才见渗水，后期干燥脱屑。面色无华，饮食不香，纳差，大便溏薄，小便不黄，或有腹胀等脾胃症状。舌质淡、苔薄白或白腻，脉缓滑等。此型表现为脾虚湿胜，热象不显，治以健脾理湿为主，以除湿胃苓汤加减。

除湿胃苓汤

苍术　陈皮　茯苓　泽泻　六一散　白鲜皮

胃呆纳差加藿香、佩兰芳香化湿；腹胀加川朴、大腹皮。

四、阴伤证

病延日久，长期渗水过多，致伤阴耗血，血燥生风；亦可因长期服用苦寒燥湿，或淡渗利湿之品，造成伤阴耗血。多见于亚急性、泛发性湿疹。症见皮肤浸润，干燥脱屑，瘙痒剧烈。主要的辨证指标是舌红苔薄（伤阴），或舌淡苔光（耗血），见到此证时，用滋阴除湿法治疗。

生地　玄参　当归　丹参　茯苓　泽泻　白鲜皮　蛇床子

本方生地、当归、玄参、丹参滋阴养血而不助湿，茯苓、泽泻除湿而不伤阴，用于反复不愈的湿疹及慢性阴囊湿疹（肾囊风）疗效较好。对此证型，切忌重用燥湿或利湿之品，以免重伤其阴，病情越来越坏。

外　治　法

1. 溻渍法（相当于湿敷）

适用于急性渗水多者。用黄柏或马齿苋或生地榆，每用 30g 煎水取汁，置于盆中，待凉，用纱布 6~7 层或小厚毛巾浸汁，稍拧，然后湿敷于皮损上，每 5 分钟重复 1 次，每次共 20~30 分钟，每日约 3~5 次。可达到收敛、清热、解毒作用。

2. 药膏

急性、亚急性期，渗水不多，当选用缓和性的药膏，不宜敷刺激性强的药膏。

湿疹膏

青黛 60g　黄柏末 60g　氧化锌 620g　石膏末煅, 620g　麻油 620g
凡士林 930g

湿毒膏

青黛 150g　黄柏末 310g　煅石膏 310g　炉甘石末 180g　五倍子末 90g

皮湿一膏

地榆末 620g　煅石膏 620g　枯矾 30g

皮湿二膏　刺激性强，用于慢性期，皮损肥厚浸润。

密陀僧末 930g　地榆末 460g　凡士林 2800g

薄肤膏

密陀僧末 620g　白及末 180g　轻粉 125g　枯矾 30g　凡士林 1870g

利肤膏

雄黄　枯矾　松香各125g

狼毒膏　用于皲裂性湿疹。

狼毒 90g　槟榔 90g　川椒 90g　蛇床子 90g　大枫子仁 90g　硫黄 90g　五倍子 90g　朴硝 90g　黄蜡 250g　猪胆 10 个　麻油 1300ml

3. 粉剂

用于隐性或亚急性期，一般用药粉加植物油调成稠糊状，比药膏稍薄，涂于皮损上，此剂型比药膏易于渗透。

青白散

青黛 30g　海螵蛸末 90g　煅石膏末 370g　冰片 3g

湿疹粉

煅石膏末 310g　枯矾末 150g　白芷末 60g　冰片 15g

赵炳南

要在湿热互结，主用全虫验方

赵炳南（1899~1984），原北京中医医院教授，著名中医皮外科专家

内外相因，湿热为主

湿疹是皮科常见病、多发病之一，以红斑、丘疹、水疱、渗出、糜烂、瘙痒和反复发作为主要特点。古代医书中虽然没有"湿疹"的病名，但是对于某些病症的描写与湿疹相符。例如"奶癣""旋耳疮""四弯风""绣球风""瘸疮"等，不下数十种之多，分别相当于现代医学的婴儿湿疹、耳周湿疹、肘腋窝部湿疹、阴囊湿疹、盘状湿疹等。根据这些病的特点和中医的理论，统称之谓"湿疡"。"湿"是从其发病的主要因素来考虑的，因为本病的发生条件是各种因素所造成的内湿。湿邪蕴久必然化热，所以湿热互结，渗出流津是其矛盾的主要方面。"疡"是皮、外科疾病的总称。其读音近乎"扬散"的"扬"和"瘙痒"的"痒"，反映了湿疹的弥散、泛发和瘙痒的基本特点。急性湿疹称为"风湿疡"，慢性湿疹称为"顽湿"，湿疹合并感染称为"湿毒疡"，其他特殊部位的湿疹：足底部的称之为"田螺疮""臭田螺"，掌跖部皲裂性湿疹包括在"鹅掌风"内，足胫部与手背部的慢性盘形湿疹称为"痈疮"。

本病的发生，虽形于外而实发于内，多由饮食伤脾，外受湿热之邪而致。饮食入胃，由脾所运化，如过食腥发物动风，炙煿厚味、烟、酒、浓茶、辛辣，以致脾为湿热所困，运化失职。更兼腠理不密，经常涉水浸湿，外受湿热之邪，充于腠理，发为本病，所以内在的湿热与外邪湿热相搏结，是本病的实质。从其临床特点来看，湿若与风邪兼挟则游行善变，皮损多泛发，瘙痒明显；湿重于热者，皮损肥厚，色泽暗红，渗液较多；热重于湿者，皮损焮赤，继发感染比较多见。又因湿为重浊有质之邪，湿性黏腻，故缠绵不愈，经常复发。

标本兼顾，内外并治

湿疹的治疗，应本着标本兼顾、内外并治的整体与局部相结合的原则。既重视湿热的表现，又重视脾失健运的根本原因。所以对于热盛者，则用龙胆草、黄芩、栀子、连翘清湿热火邪；黄柏、泽泻、茵陈、车前草（子）除湿利水；槐花、生地凉血解毒；白鲜皮、地肤子、苦参祛风止痒。对于湿盛者，则用厚朴、陈皮、茯苓、木通健脾燥湿利水；泽泻、茵陈、车前子、黄柏利湿清热；甘草和中。临证时多佐用白术以健脾补气，运化水湿。顽湿不化，则用全虫方息风止痒，除湿解毒。在治法的运用上，当先治其标，待湿热消退之后，则理脾助运以治其本。故理脾化湿为治本病之根本。湿疹可分为热盛型、湿盛型以论治。

一、热盛型（湿热之中以热为主）

发病急，病程短，身热口渴，心烦，大便秘结，小便短赤，局部皮损初起潮红，状如云片涂丹，焮热，轻度肿胀，继而粟疹成片或水疱密集，渗液流津，瘙痒无休，搔抓后有痛感，舌质红，舌苔黄腻，脉弦数洪大。治宜清热利湿，佐以凉血。

龙胆草 6g　黄芩 9g　黄连 6g　泽泻 9g　栀子 6g　生地 15g　车前草 15g　木通 3g　连翘 9g　槐花 9g　生甘草 3g

内热盛，大便干燥者，加大黄、枳壳；下焦湿盛者，加黄柏；渗液多者，加滑石块、茵陈；发于面部者，加菊花；发于头部者，加藁本；发于腰背部者，去龙胆草，加杜仲；发于上肢者，加姜黄；发于下肢者，加牛膝或木瓜；瘙痒明显者，加白鲜皮、地肤子、苦参。

二、湿盛型（湿热之中以湿为主）

多由前型迁延而成，或反复发作，病程日久，缠绵不愈，时轻时重。全身多无明显症状，偶见便溏溲清，舌质淡，周边有齿痕，苔白腻，脉沉缓。局部皮损增厚变粗，有抓痕及搔起之皮屑，色暗褐，渗液较少或无渗液，顽固瘙痒，抓后无痛感。治宜健脾利湿，佐以清热。

厚朴 9g　陈皮 6g　泽泻 9g　黄柏炒, 9g　茯苓 9g　猪苓 9g　枳壳炒, 9g　薏仁炒, 9g　白术炒, 9g　车前子包, 9g

湿象明显者，加苍术；若湿热郁结日久，则应加用祛风解毒止痒的药物或用全蝎方加减。

全蝎 6g　猪牙皂角 6g　皂刺 12g　黄柏 9g　枳壳 9g　苦参 6g　白鲜皮 15g　威灵仙 12g　生槐花 15g

外　治　法

一、急性湿疹

1.马齿苋、黄柏或鲜枇杷叶煎汤湿敷

适用于急性期有渗出者。

药液：选用马齿苋、黄柏或鲜枇杷叶其中一种，毒热盛有继发感染者，加地丁 30g 放在盆内，加水约 2000~3000ml，煮沸 15~20 分钟，待冷却后备用。

敷料：纱布 6~8 层，大小与皮损面等大。

操作方法：将纱布在药液中浸透，取出后稍拧挤，干湿合宜，然后将湿纱布平放在皮损面上，稍加压，使之与皮损面均匀密合，5~6 分钟后取下。反复操作 30~60 分钟，每日 2~4 次。结束时用棉球轻轻拭去残留之药液，洗净纱布，置于药液中煮沸 10 分钟，冷却后备用。

注意事项：药液温度要适宜。皮损面积过大时，应分区湿敷。发际与手足部湿疹，可改用泡洗法，每次 30~60 分钟，每日 3~4 次。

2. 鲜芦荟蘸药外涂

用鲜芦荟叶断面蘸祛湿散或明矾粉，有继发感染者加少许化毒散外涂皮损处。

3. 甘草油调祛湿散外敷

注意事项：换药前一定要用甘草油或植物油将残留的药物清拭干净。若有继发感染可于祛湿散中加入少许化毒散或按 0.5%~1% 的比例加入氯霉素粉剂。

二、亚急性湿疹

普连软膏、止痒药膏各半混合外用，换药时一定要用甘草油清洁皮损后再上药。或用花椒油（香油 50ml 滚开后，放入花椒 6~10 粒，待凉后备用）清拭皮损面。若仍有渗出液者，可加龟甲散少许。

三、慢性湿疹

1. 皮肤增厚但角化不明显者，用大枫子油、冰片鸡蛋油、甘草油混合外用，外扑五倍子粉。痒感明显者，加 10% 止痒药粉或 5%~10% 古月粉混于五倍子粉中。

2. 皮肤角化明显者，局限性者可用稀释拔膏，皲裂性湿疹可用熏药疗法或用梅花针局部针刺，以不见血为度，或用海螵蛸块摩擦。痒感明显者可外用止痒药膏加 5% 止痒药粉、古月粉或银粉散；角化明显而且顽固局限性的皮损可外用 5% 京红粉软膏或豆青膏。阴囊湿疹可用熏药疗法，烟熏以后对于皮损干燥者可外用大枫子油；局部潮湿者可用五倍子粉加古月粉外扑。

徐某 男，30 岁。

身上起红疙瘩，瘙痒流水已半个多月。半月前腹部出现红色疙瘩，瘙痒，晚间尤甚。搔后皮疹增大，流黄水，局部皮肤大片发红，逐渐延及腰部、躯干等处。诊断为急性湿疹。曾口服苯海拉明，静脉注射溴化钙，用醋洗，均未见效。大便干，小便黄，口渴思饮。

检查：胸、背部皮肤轻度潮红，有散在红色小丘疹，自米粒大至高粱米粒大，下腹部及腰部呈大片集簇性排列，并掺杂有小水疱，部分丘疹顶部抓破，有少量渗出液及结痂，臀部也有类似皮疹。舌苔薄白，脉沉细稍数。诊为急性湿疹。因湿热蕴久化热，发为急性湿疡，热重于湿。治宜清热凉血利湿。

龙胆草 9g　黄芩 9g　栀子 9g　生地 30g　赤芍 15g　茵陈 15g　紫草根 12g　地肤子 15g　茅根 15g　生甘草 6g

上方服 21 剂后，皮疹逐渐消退，疹色变淡，腹部、股内侧偶尔出现红色小丘疹，兼见有风团样损害。按前法佐以养血凉肝之剂。

龙胆草 9g　黄芩 9g　生地 30g　赤芍 15g　当归 12g　茵陈 15g　女贞子 30g　旱莲草 12g　刺蒺藜 15g　生甘草 6g

上方继服 15 剂，皮损消失，临床治愈。

侯某 女，21 岁。

四肢皮肤起红疙瘩流水瘙痒已 3 年。3 年前四肢皮肤起红色皮疹，痒，搔抓后流水结痂，以后逐渐加重，经多次治疗未愈。近日来皮疹急性发作融合成片，糜烂渗水，瘙痒不已。大便不干，小便清长。

检查：四肢伸侧散发指盖至铜元大的斑块状浸润性皮肤损害，境界清楚，表面轻度糜烂，微量渗出液，部分皮损附着菲薄之灰白色鳞屑。舌质淡苔白，脉沉缓。为慢性湿疹急性发作。内有蕴湿，复感风邪，风湿相搏发为湿疡，湿重于热。治宜利湿散风，清热止痒。

茯苓 9g　猪苓 15g　泽泻 9g　陈皮 6g　薏苡仁 30g　生黄柏 6g　生枳壳 6g　全蝎 9g　滑石块 30g　车前草 30g

外用 5%~10% 黑豆馏油软膏。

上方连服 6 剂，糜烂面平复，渗出止，痒轻，残留肥厚皮损。继服药 21 剂，基本治愈。

附方

祛湿散

川黄连 24g　川黄柏 240g　黄芩 144g　槟榔 96g

化毒散

乳香醋炙　没药醋炙　川贝母　黄连　赤芍　天花粉　大黄　甘草　珍珠粉　牛黄　冰片　雄黄粉

普连软膏

黄柏粉 30g　黄芩粉 30g　凡士林 270g

止痒药膏

止痒药粉 30g　祛湿药膏或凡士林

龟甲散

龟甲（砂：烫醋炙）600g　黄连 30g　红粉 15g　冰片 3g

五倍子粉

五倍子研粉

止痒药粉

老松香 30g　官粉 30g　枯矾 30g　乳香 60g　轻粉 15g　冰片 6g　密陀僧 15g　炉甘石 30g

古月粉

胡椒适量，研粉。

稀释拔膏

每 500g 药油加官粉 210g　樟丹 30g　药面 30g　松香 60g（药油及药面详见《赵炳南临床经验集》）

银粉散

黑锡 36g　水银 60g　淀粉 60g　朱砂 12g　轻粉　冰片每 30g　药粉加 1.2g

京红粉软膏

京红粉 45g　利马锥 15g　凡士林

豆青膏

白降丹 3g　巴豆油 4.5g　青黛粉　适量羊毛脂　凡士林

张志礼

急慢湿疹治分三证，湿热血燥脾虚湿停

张志礼（1930~2010），北京中医医院皮肤科中西医结合主任医师

湿疹为皮肤科最常见的一种病，以其发病部位及范围不同而名称各异，其皮损出现红斑、丘疹、水泡、脓疱、渗出、糜烂、结痂为特点，剧烈瘙痒，反复难愈。分急性、慢性两类，其分型不尽一致，但多与湿热、脾湿、血虚风燥有关。

湿热互结，热重于湿

急性发作，皮肤局部焮红肿胀、灼热痒痛，表面有密集的红色粟疹或粟粒大小水疱，严重时可有糜烂，津水渗出不止。患者常有心烦不适，口渴思饮，胸脘痞闷，身重懒言，小便黄赤而少，大便燥结或数日不行，脉象弦滑或数，舌质红、舌苔黄腻或白腻。治宜清热凉血，利水消肿止痒。药用生石膏、山栀、黄芩、龙胆草以清热除湿；生地、丹皮以凉血；车前草、车前子、冬瓜皮、马齿苋、六一散以清热利水消肿。局部治疗可用马齿苋30g，黄柏30g，加水3000ml，煮沸后冷却，进行湿敷。待皮损稍干燥时，则可用祛湿散、花椒油或甘草油调成糊状，涂患处。

脾虚湿盛，湿蕴肌肤

皮肤瘙痒、脱皮屑，或局部皮肤肥厚、色素加深，皮损表面常有粟粒大丘疹或小水疱，有时有轻度糜烂和结痂，时轻时重，反复缠绵发作。常自觉有胃脘满闷，食纳欠佳，口中黏腻，不思饮，大便多不成形或先干后溏，脉象缓，舌质淡，舌体常胖嫩而有齿痕，舌苔厚腻。治宜健脾除湿，养血润肤。药用白术、苍术、薏苡仁、枳壳、厚朴以健脾除湿；车前子、泽泻、茯苓皮、冬瓜皮、猪苓以利水除湿；马齿苋、苦参以除湿止痒；当归、丹参、赤白芍以养血润肤。

局部外用黄连膏、5%~10% 黑豆馏油软膏等。

阴虚血燥，气血瘀滞

皮肤粗糙，甚则肌肤甲错，自觉痒甚，皮损有时呈大片融合形成红皮，有大量秕糠状脱屑，有时亦可见红色粟粒大丘疹或小水疱，病程缠绵，日久不愈。自觉有手足心发热，有时可见颧部发红或午后潮热，口干不思饮，大便干，脉象细数或沉数，舌质红或淡，苔少。治宜育阴滋燥，养血润肤，除湿止痒。药用生熟地、天麦冬、女贞子、旱莲草、玄参以育阴滋燥；当归、赤白芍、桃仁、红花、丹参、何首乌以养血润肤；白鲜皮、泽泻、茯苓、苦参以健脾除湿止痒。局部外用黄连膏、清凉膏等。

分型大略如前，临症时当辨证求本，灵活施治。

李某 男，40岁。

3天前不明原因出现上肢及面部灼热瘙痒，迅即潮红肿胀，并出现密集米粒大红色丘疹及小水疱。发病前未接触过和食用过特殊物品和食物，但有日晒史。患者家居潮湿，过去有类似病史。自觉口渴思饮，心烦，大便 2 日未行，小便黄赤而少，脉洪大而数，舌红苔黄腻。

急性湿疹。素有蕴湿，复感热邪，湿热互结，发于肌肤，热重于湿。治宜清热除湿，利水消肿止痒。

生石膏 30g　黄芩 10g　龙胆草 10g　山栀 10g　生地 30g　丹皮 10g　马齿苋 30g　车前草 30g　冬瓜皮 15g　木通 6g　白鲜皮 30g　六一散包，30g

局部用马齿苋、黄柏各 30g，煎水冷敷。

二诊：上药服 3 剂，肿大消，渗出亦止，部分区域仍有糜烂，部分区域已干燥脱屑。再以前方去冬瓜皮、木通，车前草改车前子，加地肤子、泽泻。局部改用祛湿散、甘草油调敷，干燥皮损用黄连膏外擦。

三诊：上药服 5 剂，皮损基本平复，大部脱屑。以龙胆泻肝丸清解余热而愈。

常某　女，40 岁。

双手及双下肢发生皮损已 10 余年，时轻时重。局部皮损肥厚，有色素沉着，表面轻度脱屑，左下肢皮损有轻度糜烂。平时下肢感沉重，有时浮肿，口淡无味，不渴，时有腹泻，脉象沉缓，舌体胖有齿痕、苔白略腻。此为慢性湿疹。脾虚运化失职，水湿蕴阻肌肤。治宜健脾除湿，润肤止痒。

白术炒，10g　茯苓 10g　薏苡仁炒，30g　枳壳炒，10g　车前子包，15g　泽泻 10g　白鲜皮 30g　厚朴 10g　防己 10g　苦参 15g　丹参 15g　片姜黄 10g

局部外用 5% 黑豆馏油软膏加黄连膏等量混匀外擦。左下肢糜烂处用祛湿散、甘草油调敷。

二诊：上药连服 10 剂，局部皮损变薄，已无糜烂渗出，痒已减轻。继服上方去车前子、白鲜皮，加当归、赤芍各 10g。外用药同前。

三诊：又服上药 10 剂，皮损基本平复，已不痒，继以除湿丸调理而愈。

附方

祛湿散

大黄粉 30g　黄芩粉 30g　寒水石粉 30g　青黛粉 3g　研细混匀外用。

黄连软膏

黄连粉 10g　冰片 1g

凡士林加到 100%。

5% 黑豆馏油软膏

黑豆馏油 5g 凡士林加到 100%。

清凉膏

当归 30g　紫草 6g　大黄粉 4.5g　黄蜡 120g　香油 480g

先将当归、紫草浸入香油内 2~3 天，然后放文火上煎炸至枯黄，去渣，待油温凉后加入大黄粉、黄蜡，搅匀备用。

除湿丸

威灵仙　猪苓　山栀　黄芩　黄连　连翘　归尾　泽泻　丹皮各 30g　紫草　茜草根　赤苓皮各 45g　白鲜皮　干生地各 60g

共研细粉，水泛为丸，每服 6g，1 日 2 次。

周慕新

辨幼儿湿疹，重在内虚
祛风湿热毒，法莫拘泥

周慕新（1902~1979），著名儿科专家

　　湿疹是婴幼儿夏秋季的一种常见皮肤病，类似中医学"浸淫疮"等。本病与患儿素质有关。内虚是发病的先决条件。肤腠不密，卫外不固，外邪容易侵入。风、湿、热、火、毒，乘虚内侵；饮食失节，过食腥发动风之物，伤及脾胃，脾失健运，湿蕴化热。内外相感，相互搏结，乃病所由来。

　　禀赋不足，肝肾阴亏，肝火偏旺，耗血伤阴，化燥生风，缠绵不已，以致反复发作。皮红起疹，多属火盛；瘙痒灼热，多属风邪；肿而浸淫，融合成片，汁液量多，湿邪偏盛，或脾胃湿热；溃烂日久，阴亏血耗，肝火上扰。病在上者，多为风盛；病在下者，多为湿盛。

　　本病的主要特点是痒。初起如粟，皮肤红热，或肿，或流黄水，或脱皮屑，或结痂皮，反复发作，日久皮厚为特征。兼见哭闹摇头，手搔蹭痒，哭啼不安等表现。经云："诸痛痒疮，皆属于心"，故本病责之心火炽盛，脾胃湿热与风邪相搏而成。其治疗可概括为"祛风、清热、化湿、凉血、解毒、脱敏止痒"诸法。后期辄采用"养阴、润燥"等法。重在辨证论治，不拘一格。

　　本病应加强护理，避风寒，适温暖；乳母和患儿一定要节饮食，

241

戒荤腥厚味及刺激性食物，尤当忌食鱼、虾、鸡、蟹、羊肉等。

陆某 女，3岁。

头面部散在红斑丘疹，搔之流黄水，部分融合成片，奇痒。夜间啼闹不安，逐渐蔓延全身，此起彼伏，缠绵不已，诊为湿疹。西药治疗3月不愈。舌苔薄白，脉浮弦。诊为浸淫疮。为风邪偏重。治宜疏风为主，化湿清热佐之。

地肤子12g 白鲜皮12g 荆芥6g 栀皮炭12g 凌霄花12g 丹皮12g 银花15g 连翘15g 浮萍6g 蝉蜕3g 黄柏6g 滑石12g 生甘草12g

服3剂，皮疹减少，瘙痒大减，安然入睡。脉浮，苔薄白。效不更方，又服2剂愈。

赵某 男，2岁。

从耳后及腋部起丘疱疹，发痒，逐渐蔓延至两腿内侧，遍及全身。搔之流黄水，结痂，渐次浸淫，融合成片。昼夜哭闹不止，黄水粘满衣被。舌质红，苔黄腻，脉沉弦滑数，诊为湿疹，屡治罔效。诊断为浸淫疮。证属脾胃湿热，湿重于热，加以风邪相搏，致成浸淫疮。治宜燥湿，疏风清热解毒。

黄连3g 黄芩3g 黄柏6g 栀皮炭6g 青黛3g 木通3g 丹皮9g 紫草15g 草河车10g 银花15g 连翘15g 滑石粉15g 苍术12g 苦参15g 荆芥3g 白鲜皮6g 茯苓皮15g 泽泻2g 甘草6g

另用青黛15g、黄柏15g、滑石20g研极细粉外涂。

守方6剂，内外兼治，湿邪渐化，毒热渐退，疮面敛收，瘙痒渐除，苔薄黄稍腻，脉弦滑。原方去芩、连，苍术改为15g，加薏苡仁、生山药。又服6剂病愈。

张某 女，4岁。

生后2月患湿疹。多方治疗3年余，黄水渐少，疮面已减。手足指趾间隙、腋窝部、小腿内侧，仍浸淫成片，稍有湿润，皮肤肥厚，干燥皲裂，仍奇痒，舌红少津而干，脉细数。诊为慢性湿疹。阴虚血燥证。治宜养阴清热，润燥止痒。

生地 15g　生白芍 15g　白薇 15g　紫草 15g　丹皮 6g　黄柏 3g　白鲜皮 6g　荆芥 6g　青黛 6g　玄参 15g　广犀角 3g　赤芍 3g　草河车 15g　生草 6g

守方加减治疗月余，服药 20 余剂。阴液渐复，湿邪已化，皮疹消失，苔脉复常。原方去荆芥、白鲜皮，又服 4 剂病愈。

（孙克良　整理）

马莲湘

婴儿湿疹热毒伏，内外合治干湿分

马莲湘（1907~1992），浙江中医药大学教授，主任医师

婴儿湿疹，俗称"奶癣"，中医古籍中也有称"胎癣"。

其顽固者虽无危及生命之严重，但奇痒难忍，缠绵不愈，常至二三岁才渐趋好转或停止，少数至儿童期，甚则青春期亦不愈，严重影响小儿健康成长。

本病起于1~6个月的婴儿，病变以头面部为主，初见面颊痱子样小红粟粒疹，分布密集，随后融合成片状红斑。

根据临床所见，有干型、湿型两种。干型皮损干燥起白屑，擦之皮肤樱红脱屑，多发生于先天不足，后天失养或早产、人工喂养等羸弱婴儿；湿型皮损以斑丘疹上发生水泡、糜烂，流脂水为著，严重者连成片，颜面除两眼外几无健康皮肤，皮色鲜红灼热，有腥气，多见于肥胖或饮食过量高糖、高蛋白及有渗出性体质之婴儿。无论干型、湿型均有瘙痒不宁，哭闹少寐，以致患儿日久饮食减少，消化不良或腹泻迁延，或咳喘反复而影响生长发育。

本病的发生与婴儿先天素质有关，是一种全身情况的局部反映，故以内外结合的整体治疗为好。内服用养血祛风，清热解毒法。方用：

何首乌 30g　徐长卿 9g　干蟾皮 6g　银花 6g　野菊花 9g　苦参 6g

生甘草 5g　　地肤子 9g　　白鲜皮 6g　　薏苡仁 9g　　茯苓皮 9g

湿型加苍术 6g，黄柏 4g，豨莶草 9g。内服每日 1 剂，每剂煎 2 次，药液混合约 150ml 左右，分 4~6 次服。

另配以外用药：野菊花 9g　　银花 9g　　蛇床子 9g　　生甘草 6g

干型浓煎湿敷患处，每日 2~3 次，湿型煎汤清洗患处后涂以黄柏软膏（黄柏粉 3g，煅石膏粉 9g，枯矾 4.5g，青黛 3g，加菜油适量调和），每日 3~4 次。

诸某　男，10 个月。

头面、眉间、耳后湿疹 8 月余，近月来加剧，烦躁不宁，瘙痒流脂水，并已蔓延至颈项，头面部皮肤红色斑丘疹夹水疱、脂水、干痂，几无健康皮肤，经中西药治疗至今未见好转，纳、便正常，舌苔薄黄，指纹淡紫。治宜养血祛风，解毒清热。

何首乌 30g　　干蟾皮 6g　　徐长卿 9g　　野菊花 9g　　地肤子 9g　　白鲜皮 6g　　薏苡仁 9g　　茯苓皮 9g　　苍术 6g　　豨莶草 9g　　黄柏 3g　　生甘草 5g

7 剂。另配银花 9g、野菊花 9g、蛇床子 9g、生甘草 6g，煎汤外洗患处后，涂以黄柏软膏，日 3 次。

复诊时湿疹多数结痂，蔓延停止，脂水已减，患部缩小，仍处原方 7 剂，配以外用，药尽而愈。

中医学对湿疹病机多着重于湿、毒、风。而顽固性湿疹病机关键在血分内伏热毒，日久阴血暗耗，血虚生风，故投以生首乌养血祛风为君药；配伍干蟾皮、徐长卿清解血分之热毒为臣药；佐以野菊花、地肤子、白鲜皮、薏苡仁、茯苓皮、苍术、豨莶草、黄柏利湿止痒；生甘草解毒，调和诸药为使药。共奏养血祛风，清热解毒之功。

（盛丽先　整理）

张子琳

血中湿热是其因，四物清疹建奇勋

张子琳（1894~1983），山西省名中医

张老认为湿疹的病机为血中湿热兼挟外风。本病常由吃五辛和鱼虾海鲜、牛肉、羊肉、奶制品等发物引起，以发病局部皮肤潮红、肿胀及丘疹、丘疱疹、水疱等多形性损害相兼并见，搔抓后呈现糜烂、流滋等现象，均提示证属湿热。而本病病发于肌表，瘙痒难当又提示有风邪的存在。本病冬重夏轻，夜重昼轻，又提示病在阴分、血分。

湿疹虽然常见，但治疗颇为困难，张老勤求古训，从《医宗金鉴·外科心法要诀》当归饮子得到启发，结合验方清疹止痒汤，经过多年反复实践验证，制定出"四物清疹汤"，专治该病。其方由川芎、当归、生地、赤芍、苦参、白鲜皮、蛇床子、地肤子等组成。方中四物汤养血和血，既有润燥止痒之效，又有行血灭风之功。苦参能泄血中之热，善治湿热生虫之病，故善治癣、疥、疮、疡等瘙痒性疾病。白鲜皮味苦性寒，苦以燥湿，寒以清热，善除湿热疮毒、风疮疥癣。地肤子甘苦而寒，清热利水，善治皮肤湿疹、疥癣、疮毒。蛇床子辛苦性温，《神农本草经》谓其善治"妇人阴中肿痛，男子阴痿湿痒。"实以其辛可散寒祛风，苦可燥湿杀虫之性也。其性温，又可制约苦参、地肤子、白鲜皮等大苦大寒之弊。诸药合用，确有养血润燥，清热燥湿，杀虫止痒之功，治疗湿疹屡试屡验。

应用四物清疹汤，张老有习惯的加减法，可供临床参考：上肢有痒疹者，加荆芥、防风；下肢有痒疹者，加苍术、牛膝；疹块色红者，加丹皮、浮萍；有热象者加石膏、知母；瘙痒难忍者，加蝉蜕、白蒺藜；皮肤干燥起屑者，加何首乌；搔破滋水淋漓者，加生苡仁、木通；疹块肿痛，色红者，加银花、连翘；恶风自汗，疹块色白者加黄芪；服药过敏者，重用银花、连翘、甘草，并应避免接触致敏药物。

赵某 男，31岁，农民，五台县人。门诊号：69080。1973年4月13日初诊。

全身性湿疹瘙痒已4年，初于两下肢发生癣疮，发痒，搔破后流水，多方治疗，中西药品往往是初有小效，继则无效，再则痒疹蔓延发展。4年来逐渐延及全身，瘙痒无度，影响睡眠，食欲、二便尚可，脉沉。此为湿邪下受，久则入血，进而血燥风伤，肌肤失养。治以养血活血，利湿祛风。四物清疹汤加味。

归尾10g　川芎6g　赤芍10g　生地12g　苦参10g　白蒺藜12g　白鲜皮12g　蛇床子12g　地肤子12g　荆芥10g　防风10g　苡米仁15g　苍耳子10g　蝉蜕6g　甘草6g

水煎服。

二诊（4月23日）：上方服6剂后，湿疹显著减轻，已无滋水，瘙痒轻微，患者情绪饱满，如释重负，脉稍弦。上方地肤子、蛇床子均改为15g继服。

三诊（6月4日）：上方服10余剂，全身癣疮已完全消退，瘙痒停止，4年宿疾完全治愈。继以原方调整剂量，2剂，水煎服，以善其后。

本案病例病程4年有余，张老用此平淡之方加减治疗月余痊愈，可谓"四两拨千斤"。能取得这样的成果关键是思路和方法的正确，此外善于在变化加减的过程中守方也是取效的保证。四物清疹汤初为湿疹而设，但临证实践中，张老认为，只要病机符合，一切湿热为患的皮肤瘙痒性疾病皆可加减使用，诸如湿疹、诸癣、荨麻疹、皮肤瘙痒症等。

（《中国百年百名中医临床家丛书·张子琳》）

高体三

顽固湿疹寒湿为病，温补脾肾透邪有方

高体三（1921～　　　），河南中医药大学教授

湿性属阴，顽固性湿疹性质属于寒湿。本病系常见难医病之一，一般多从肌表皮肤论治，着眼于内在因素论治者少。湿疹症状虽表现在皮肤，但其病根内连脏腑，究其病理机制，实为卫气内陷而营血寒湿不能外透为病。盖脾主生化气血，气血循行周身内外，内行脏腑称气血，外行经络名营卫，营卫即经络之气血也。营卫如气血之枝叶行于表；气血似营卫之根本发于里。气血是营卫之后盾，气血内足则营卫外发；气血内虚则营卫内陷。阳气内虚致卫不外发，阴寒内盛致营郁不达，卫陷营郁发为寒湿顽疹。然湿归于脾，寒司于肾，脾肾阳虚不能温化内外寒湿，寒湿郁滞经络肌表营分，卫气内虚无力温营透邪外出，此乃形成顽固性湿疹之关键所在。由此可知，表为卫虚营寒，里系脾肾阳虚。治以温肾健脾利湿，补气充卫透表。以真武汤、五苓散、黄芪桂枝五物汤合用。

茯苓 20~30g　白术 10~15g　附子 10~15g　白芍 10~20g　猪苓 10~15g　泽泻 10~20g　黄芪 30~60g　桂枝 10~15g　生姜 10~15g　大枣 3~6 枚

上方为成人量，儿童酌减，每日 1 剂，水煎分 2 次温服，早晚各服 1 次；服后药渣，也可煎水熏洗患部。

初诊寒湿重者，可加干姜 10~15g；如肌表有郁热者，可加少量麻黄及连翘、赤小豆各 10~15g。服药后湿证减轻者，可去猪苓、泽泻。服至症状消失为止。

邹铭西

辨证辨病，明缓明急

邹铭西（1933~　），中日友好医院皮肤科主任医师

湿疹分急性和慢性。急性湿疹发病急，表现掀红赤肿、水疱、糜烂、渗水，痒甚，此为湿热浸淫肌肤，治以清热利湿，用龙胆泻肝汤加减；或龙胆泻肝丸每服 10g，1 日次；若黄水淋漓，除用大量利湿药外，仍需加用清热药；如结黄痂或沿皮糜烂，仍需用祛湿药，但忌用散风药；若仅有红粟，瘙痒，日轻夜重，抓破出血，随结血痂者，此为风热，以清热凉血散风为主。慢性湿疹病程缓慢，疮形肥厚黯淡，有的干燥脱屑，此多半为脾湿。治以健脾利湿为主，用除湿胃苓汤加减。

内　治　法

1. 婴儿湿疹（胎敛疮）

若头面皮肤灼红，流水多，结黄痂，痒甚，治以清热利湿。

金银花 10g　黄芩 6g　连翘 10g　茯苓 10g　泽泻 10g　木通 3g　白鲜皮 10g

忌用散风药。

2. 面部单纯糠疹（面游风）

皮肤灼红，脱屑少许，微痒。在春季发于妇女，又称"桃花癣"，治以散风清热凉血。

荆芥 10g　薄荷 10g　牛蒡子 10g　浮萍 10g　菊花 10g　蝉蜕 6g　白蒺藜 10g

3. 口唇湿疹

因脾开窍于口，故病位在脾经，治以健脾利湿。

苍术 10g　白术 10g　陈皮 10g　茯苓 10g　六一散 10g　薏苡仁 10g

4. 睑缘湿疹

若慢性病程久而不愈，睑缘略肥厚，干燥脱屑少许，因肝开窍于目，治以养血散风祛湿。

当归 10g　白芍 10g　熟地 10g　何首乌 10g　菊花 10g　浮萍 10g　荆芥 10g　牛蒡子 10g

5. 阴囊湿疹（肾囊风）

若慢性者以祛湿为主，可配合行气药。

豨莶草 10g　秦艽 10g　海桐皮 10g　晚蚕沙 10g　青木香 10g　陈皮 10g　川草薢 10g

6. 女阴肛周湿疹

因肾开窍于二阴，若慢性者，治以健脾利湿，滋阴补肾。

熟地 10g　女贞子 10g　旱莲草 10g　枸杞子 10g

7. 异位性湿疹（四弯风）

自幼患湿疹，病程缠绵，时轻时重，渗水日久，顽固不愈，宜用滋阴除湿法。

沙参 10g　天冬 10g　麦冬 10g　玄参 10g　石斛 10g　玉竹 10g

中成药：知柏地黄丸每服 1 丸，日 2 次。

8. 小腿湿疹（臁疮）

伴静脉曲张者，治以健脾利湿，活血化瘀。

归尾 10g　丹参 15g　赤芍 10g　桃仁 10g　红花 10g　泽兰 10g　鬼箭羽 10g

外 治 法

治疗急性和慢性湿疹外治法至关重要，需根据不同皮疹，谨慎选用药物。

1. 急性湿疹

水疱、糜烂、渗水者，用黄柏 10g，或马齿苋 10g，或生地榆 10g，任选一味药，水煎湿敷；如伴有脓疱者，每味药可达 15~30g。

止痒洗剂　红粟瘙痒，搔破出血者。

酚 2ml　生石膏 10g　氧化锌 10g　白矾 2g　甘油 5ml

蒸馏水加至 100ml，外用。每日外擦 4 次。

也可用生石膏 30g、白矾 10g，凉开水 1 杯约 300ml，调匀外擦，日 4 次。

青白散　用于水疱渗出不多，皮肤灼红赤肿，糜烂结痂者。

青黛 15g　海螵蛸 36g　煅石膏 120g

与冰片共研细末，以麻油调敷，日 2 次。

湿疹膏一号

蛤粉 80g　黄柏 80g　氧化锌 80g　酚 20ml

液体石蜡适量，凡士林加至 1000g，调成膏外敷，日 2 次。

湿毒膏

青黛 150g　黄柏 300g　煅石膏 300g　炉甘石 180g　五倍子 90g

先研前 2 味药，再共研细末，调成 30% 软膏外敷。

2.慢性湿疹

疮形肥厚黯淡者，外用5%~10%黑豆馏油膏，或外用慢性湿疹膏。

慢性湿疹膏

硫黄 15g　雄黄 10g　广丹 8g　白矾 5g　胆矾 3g　轻粉 5g　蛤粉 20g　五倍子 15g　石膏煅，15g

共研细末，配成20%软膏。

皮肤一号膏

硫黄 30g　雄黄 30g　五倍子 50g　石膏煅，50g　白矾 20g　轻粉 10g

共研细末，无水羊毛脂100g，液体石蜡适量，凡士林加至1000g。

薄肤膏

密陀僧 30g　白及 10g　轻粉 6g

研细末，加凡士林调成50%油膏。

兰油膏　用于皮肤干燥皲裂者。

青白散 20g　凡士林 80g

调成药膏。

外洗药有：紫背浮萍、土大黄、土槿皮、苍耳子、白蒺藜、苦参、白鲜皮、地肤子、蛇床子、石菖蒲，任选上药2~4种，水煎外洗。

3.伴有脓疱、疖、黄水疮

外敷金黄膏，或玉露膏，或黄连膏。

金黄膏

如意金黄散，加凡士林配成20%软膏。

玉露膏

芙蓉叶研细末，加凡士林配成20%软膏。

黄连膏

川连粉加凡士林配成 20% 软膏。日 2 次。

细菌性湿疹可用以上任何一种膏与湿疹膏一号等量合用，外敷，日 2 次。

赵思兢

湿疹奇效方

赵思兢（1914~ ？ ），广州中医药大学教授

赵思兢教授治疗湿疹有方。数十年来不断实践，自有独特经验。

湿疹又名浸淫疮、血风疮等。春夏之间，南方湿盛，本病多发，俗称湿毒。有干（多为慢性，患处皮肤粗糙、干燥）、湿（多为急性，患处肿胀、糜烂、渗液）2种，吾师将其称为干痒、湿痒。在治疗上，总以祛风止痒、清热去湿为原则。干痒者，宜先用干痒汤浸洗，再涂上干痒散（每次涂药前均先洗）；湿痒者，先用湿痒汤洗（只需洗一次）后，擦上湿痒散。有过敏性皮炎症状者，宜用桉叶洗剂洗后，撒上桉叶散，对于干痒、湿痒均有效。如全身瘙痒者，则先用火炭母500~1000g煎水洗浴。病情迁延日久，宜用汤洗后，撒上阴香散。

干痒汤

毛麝香　大飞扬草　土荆芥　如意花叶　过塘蛇　紫苏叶　九里明　落马衣各适量

煮汤，在500ml药液中加入10g枯矾末再煮至矾溶，作洗剂。一般病人用水煮汤洗，剧痒者用醋水各半煮汤洗。

干痒散

如意花叶　入地金牛　苏叶　毛麝香　薄荷叶　扁柏　白花蟛蜞菊各等份

研为细末。一般用酒水各半调涂，剧痒者用醋水调涂。1 日换药3 次。

湿痒汤

毛麝香、大飞扬草、如意花叶、一枝香、入地金牛、紫苏叶、薄荷、老虎朋、半边莲各适量，煮汤法同干痒汤。洗 1 次净后不需再洗。

湿痒散

毛麝香、扁柏、滑石、紫苏叶、薄荷、一枝香、入地金牛各 30g，蛇床子、五倍子各 15g，雄黄、枯矾各 9g，共研为细末。如洗后仍流渗出液则用湿痒散掺上至结痂为度；如洗后已无渗出液流出，则先涂花生油或茶油后再掺药粉。不须换药，药掉脱则补上；药痂干裂则裂口涂油后再掺药粉。外覆盖消毒纱布，候药痂自然脱落，切忌强行剥落。

桉叶洗剂

大叶桉叶、黑面神各适量捣碎，煮浓汤候微温浸洗患处，洗后有渗出液者掺桉叶散，无渗出者用醋水各半调桉叶散涂敷，溃烂者用花生油或茶油调涂。

桉叶散

处方同桉叶汤剂。

加工研为细末。

阴香散

阴香皮 12g　如意花叶 6g　枯巩 3g

共研细末。

本病治疗过程中，忌食鸡、鹅、鸭、虾、蟹、鲤鱼、鳝鱼等发物，并戒饮酒、辛辣食物、糖水等。如接触污水易引起本病复发者，宜于开工前、收工后用白花矾水汤浸洗以作预防（白花矾水汤：白花咸虾花全草 500g，切碎，加清水 1500ml 共煮沸，加入白矾末 60g，候溶匀，可供 5 人 1 次抹洗）。

（张俊荣　整理）

王静安

黄连消风散治疗小儿顽固性湿疹

王静安（1922~2007），成都市中医医院主任医师

小儿顽固性湿疹的主要原因，乃因小儿素体脾肺两经蕴伏湿热，外受风邪入侵，湿热与风邪相搏、客于皮肤、郁结于腠理、发于肌表而成，《诸病源候论》说："夫内热外虚，为风湿所乘，则生疮，所以然者，肺主气，候于皮毛，脾主肌肉，气虚则肤腠开，为风湿所乘，内热则脾气湿，脾气湿则肌肉生热也。湿热相搏，故头面身体皆生疮，其疮痛如疱，须臾生汁，热甚者则变为脓，随瘥随发。"因此，内有湿热，外受风侵为湿疹的主要原因。造成小儿素体脾肺两经蕴伏湿热的原因有二：其一为先天禀赋偏颇，其母怀胎之时，食物辛、燥，遗热与儿；其二为后天饮食不当，嗜食肥甘厚味、香、燥之品，使湿从内生，而成夙根。复因小儿形气未充，肌肤薄嫩，易于感受外邪，风邪入侵肌体，与湿热相搏，经久不愈，而成顽症。临床所见，风、湿、热三者程度不同，其疹形不同，症状亦有差异。其风偏盛者，皮疹多而瘙痒重，热偏盛者则红肿明显，湿偏盛者则易于糜烂流黄水。因此，在治疗上应从风与湿热入手，抓住这个关键。在临床上对小儿顽固性湿疹，针对其皮疹、瘙痒、糜烂、渗水四大主症处方用药，在清热解毒、祛风除湿治则指导下，自拟"黄连消风散"治疗久治不愈的湿疹，收效甚佳。

黄连消风散

黄连 10g　大青叶 30g　紫草 10g　苦丁茶 30g　白鲜皮 15~30g　土茯苓 15~30g　蜈蚣 5 条　全蝎 5g　僵蚕 10g　丹皮 10g　赤芍 9g　虫壳 30g

方中以黄连为主药，以清热燥湿、泻火解毒，黄连味苦，导湿毒从大便去，使湿毒解，夙根除；配以大青叶、紫草、丹皮、赤芍，既清热解毒，又凉血消斑，使疹去皮肤复原；白鲜皮、土茯苓、苦丁茶、虫壳等祛风渗湿，使湿去痒止；再配蜈蚣、全蝎、僵蚕以祛风通络解毒，使风祛疹消。三组药物相辅相承，共奏清热解毒、祛风除湿之效。

古今皆称小儿脾素不足，苦寒伐胃，中病即止，此言病势衰减其大半而止，或谓病证十去其七为中病。苦寒方药治病，不必尽愈而止。而验证于临床，对于小儿顽固性湿疹，多需应用苦寒解毒泻火之品，方能取效（黄连、大青叶、紫草、赤芍、丹皮皆苦寒之品）。若遵苦寒中病即止之戒，湿疹稍退而停用苦寒，往往造成余热余毒久久不愈，或稍时又而复燃，此皆治病不彻底之故。在苦寒之品中佐以益阴扶脾之品，也未必克伐脾胃，此为"有病病受，无病人受"之故。因此，对苦寒药的使用应针对具体病证具体分析，不可一概而论。小儿顽固性湿疹，长期反复发作，久治不愈，乃风邪侵袭人体络脉，而非单纯袭于肌表，因此，用普通的祛风、解表药取效较差。可选用虫药类的蜈蚣、全蝎、僵蚕，取其搜风通络之效，使深入络脉之风邪得解。若湿盛者尚可加茵陈、苦参、连翘；风盛者可加乌梢蛇；热盛者可加银花、蒲公英等品。

杨某　女，4 岁，住成都市东城区。于 1989 年盛夏就诊。

患儿于 1987 年初皮肤部分出现湿疹，逐渐扩大到四肢、头面部，瘙痒、流黄水，经成都某医院等治疗，其湿疹仍时发时止，并蔓延到躯干，症状减轻时，皮肤颜色加深，干燥，脱皮后新皮完好，不留任何斑痕，舌质淡红，苔白腻；反之，症状加重时，皮肤无完好，流黄水，舌质红，苔黄厚腻。患儿就诊时，全身皮肤有血疱疹，奇痒难忍，抓破流黄水，黄水流到哪里，就烂到哪里，干后结痂，舌质红，苔黄厚腻，脉濡数。此证为湿毒壅盛。方用黄连消风散加减。治疗近半月余，症状消失。以后以扶正固本的方法治疗而获痊愈。

朱进忠

久病湿疹，扶土以调升降
血中燥热，养血而慎辛温

朱进忠（1933~2006），山西省中医研究院主任医师

湿疹有急、慢之分。急性者，糜烂渗出明显的，称浸淫疮或黄水疮；丘疹播发于全身称粟疮；婴儿湿疹称奶癣。慢性者，称为湿毒疮或湿气疮。又因发生的部位而有不同：

发于耳部的称旋耳疮，发于手部的称病疮，发于乳头的称乳头风，发于脐部的称脐疮，发于阴囊部的称肾囊风，发于下肢弯曲部的称四弯风。因其多与湿、风有关，故医家多以除湿清热散风治之而取效。然而此法用于急性者尚可至，若慢性顽固性湿疹，多因脾虚清阳失升、浊阴失降，或由气入血，血中燥热所致。若徒予祛邪则正气愈虚，血燥更甚，风湿更盛，而病证反加，因此补气助脾，升阳益胃，养血活血才是正治之法。

张某 男，50岁。

头面、颈项反复发作湿疹14年，经用西药与中药祛风除湿清热、健脾利湿清热等法，萆薢渗湿、加味二妙、防风通圣等加减治疗，非但不效，而且更加严重，并经常胃脘疼痛，泄泻，纳呆食减，心烦心悸，汗多，反复感冒。

头、额、颈、项散在性湿疹，有的数个融合成片，外罩黄色脓

痂，掀掉后有少许黄水流出，痒而不痛，舌苔黄腻，脉弦稍大。脾肺俱虚，肝木失达，清阳失升，浊阴失降。方用升阳益胃汤。

黄芪 15g　党参 9g　白术 9g　黄连 9g　半夏 9g　甘草 9g　陈皮 9g　茯苓 9g　泽泻 9g　防风 9g　羌活 9g　独活 9g　生姜 3g　大枣 3 枚

服药 26 剂，皮疹竟全部消失，他症亦除。

细辨其症，脉弦而大，此气血俱虚或虚寒相搏，胃痛、泄泻、纳呆食减为脾虚所为，心烦、心悸、脉象见弦乃肝木失达。综其脉证，乃脾肺俱虚，肝木失达，清阳失升，浊阴失降。因忆升阳益胃汤，内有四君子汤助阳补脾除痰，重用黄芪益气固胃，羌活、独活、柴胡除湿升阳，泽泻、茯苓泻热降浊，加芍药和胃敛阴，少佐黄连以退阴火，使发中有收，补中有散，甚称合拍。

耿某　女，成年。

全身散在丘疹，小如针尖、大如高粱 10 余年，曾在某院皮科反复住院治疗，效果不显，或者药后反见瘙痒更甚。

细审其症，瘙痒甚于前半夜，有时奇痒难忍，非抓破出血不得稍事减轻，舌苔白，脉沉细。综合脉证，夜者阴时也，血者阴类也，此必血燥生风所致。养血活血，凉血散风。

丹参 15g　当归 10g　川芎 10g　生地 10g　白芍 10g　银花 12g　连翘 12g　薄荷 10g

方用：服药 4 剂，奇痒大减，继服 6 剂，愈。

某医询云：此方立法为养血活血，凉血散风，何仅用薄荷 3g，而前用防风等味何其痒更甚？答曰：本病乃血中燥热而生风，即血虚燥热为病之本，风乃血虚所生，即风为标，《内经》云："治病求本"，故仅用少许薄荷以佐之，至于加防风辛温之反甚，因防风虽为辛温诸药中之润者，然其毕竟为辛温之品，辛温之品用于血中燥热之证，必动其血燥之风，使燥热更甚而痒加剧，故不可用之，亦本方用辛味之薄荷甚慎重之故耳。

硬皮病

赵炳南

气血凝滞硬皮病，补益肾脾用温通

赵炳南（1899~1984），原北京中医医院教授，著名中医皮外科专家

吴某 男，42岁。1971年7月20日初诊。

右小腿有一块皮肤发硬，色淡红，已4个多月。2月间发现右小腿下方有一块皮肤变硬，色淡红，有时稍痒，小腿有时抽筋，范围逐渐扩大。曾经某医院诊断为"限局性硬皮病"。经治效果不显。现纳食不香，便溏泄，夜寐不安，失眠多梦，全身无力。

检查：右小腿伸侧中1/3处有一块约为7cm×8cm硬皮，右侧足背有一块约4cm×6cm大小之硬皮，色淡红，表皮有蜡样光泽，触之坚实，皮肤之毳毛脱落，皮损四周可见毛细血管扩张。舌质淡红，苔薄白，脉沉细而弱。诊断为限局性硬皮病。辨为脾肾阳虚，气血两亏，风寒外袭，经血痹塞不通。治宜补肾养血，益气健脾，温经通络。

全当归9g 党参15g 黄芪30g 川芎9g 白术15g 茯神9g 龙眼肉15g 远志9g 桂枝9g

外用：黑色拔膏棍（方见神经性皮炎），加温外贴包紧。

服上方2周后，失眠情况好转，饮食稍增，局部皮损色转淡粉红，周围粉红晕渐退，全身疲乏已好转。按前方加鹿角霜6g，菟丝子15g，补骨脂15g。外用药同前。

服前方2周后，局部皮损转淡色，渐软，有时局部微微出汗，继

服前方。又进上方 2 周，共治疗 6 周后，全身情况基本恢复正常，局部皮肤蜡样光泽消失，接近正常皮肤色，触之柔软，有皮纹出现，并见新生之毳毛，证获显效。

栗某 女，37 岁。1970 年 8 月 26 日初诊。

余年来，眉间有一条皮肤发硬，并逐渐变长，颜色也逐渐变暗。经某研究所诊为"限局性硬皮病"，经多种治疗无效。

检查：眉间发际至鼻梁骨约 6~7cm 长沟形病灶，凹陷，皮肤粗糙较硬，边界清楚。舌质淡苔薄，脉沉细。

西医诊断：限局性硬皮病。中医辨证为脾虚湿蕴，经络阻隔，气血凝滞。治宜健脾除湿，通经活络、软坚。

方用阳和丸、人参健脾丸、人参归脾丸。

外用：脱色拔膏棍 30g。

服药 10 天后，硬皮变软，变红，内服与外用药 20 天后，硬皮红软，中间凹陷变浅，自觉发痒。仍服前药 2 个月后获效。

本病多为脾肾阳虚，卫外不固，腠理不密，风寒之邪乘隙外侵，阻于皮肤肌肉，以致经络阻隔，气血凝滞，营卫不和而痹塞不通，故称之谓"皮痹疽"。脾主肌肉，主运化水谷之精微，以营养肌肉四肢；若脾运失职，则肌肉失养，卫外不固，腠理不密，则易感受外邪而得病。本病的治疗，多以健脾助阳，温经通络，佐以软坚为法。在具体施治时，还要根据全身情况，具体分析。吴某案开始见症以脾虚、血虚为主，所以用归脾汤作主方进行加减，而后加用温肾之鹿角霜、菟丝子、补骨脂；局部用黑色拔膏棍，活血破瘀。栗某案用丸药，取其势缓而持久的特点，经过一阶段治疗均获得一定的疗效。

临床中尚可用下述验方治疗。

怀山药 30g　生黄芪 30g　云苓 12g　鸡血藤 30g　伸筋草 30g　全丝瓜 15g　白芥子 15g　贝母 9g　三棱 9g　莪术 9g　鬼箭羽 30g　刘寄奴 9g

徐长卿 9g

肾阳不足者加肉桂 3~6g，附片 6g，炮姜 9g，鹿角胶 9g，淫羊藿 6~9g。

局部可用浸浴方：

伸筋草 30~60g　　透骨草 15~30g　　艾叶 15~30g　　刘寄奴 9~15g　　自然铜 30g

取水 2500ml 至 5000ml 煎 20 分钟后浸浴。或用虎骨酒局部按摩，或用脱色拔膏棍加温外贴。

朱仁康

治疗硬皮顽症，主用独活寄生

朱仁康（1908~2000），中国中医科学院研究员，著名皮肤病学家

硬皮病临床上可分限局性硬皮病和系统性硬皮病两种类型。限局性硬皮病皮损为硬化性斑疹，表面光滑发亮如蜡，消退后可呈菲薄萎缩，色素沉着或脱光，其形态大小、数目不等；系统性硬皮病，初起皮损呈实质性水肿，以后渐硬化而干燥，最终皮肤、皮下组织和皮肤附属器均呈萎缩。相当于中医痹证范围，有"皮痹""风痹""风湿痹"之称，治疗颇为棘手。

王某 女，34 岁。1974 年 10 月 30 日初诊。

1 年前，先从左大腿屈侧上端 1/3 处皮肤肿胀，后向小腿至足踝部伸展，呈带状，皮肤发紧发硬。平卧时躯体转侧不利，伴有腰痛，日常行走不便，影响工作。检查：从左大腿屈侧上端起，伸向足踝部有 50cm×10cm 大小皮肤硬化光泽之损害，捏之皮肤发紧，不能上提，大腿屈伸困难，皮肤未见萎缩。脉细滑，舌质红，苔白腻。西医诊断：限局性硬化病。中医诊断：皮痹。证属风湿着于肤腠，气血痹滞。治宜祛风除湿，通络和血。

独活 9g　当归 9g　赤芍 9g　桑寄生 9g　桂枝 9g　杜仲 9g　川断 9g　狗脊 9g　地骨皮 9g　红花 9g　仙灵脾 9g　仙茅 9g

水煎服，每日 1 剂，2 煎分服。

二诊（1974 年 12 月 3 日）：服上方 30 剂后，左下腿硬化皮损渐见软化，但仍见腰痛，转身不利，肢倦无力。脉弦细，苔薄布。治拟益气活血，补肾扶腰。

当归 9g　川芎 9g　党参 9g　赤芍 9g　白芍 9g　红花 9g　地骨皮 9g　川断 9g　狗脊 9g　怀牛膝 9g

水煎服，隔日 1 剂，2 煎分服。

三诊（1975 年 1 月 3 日）：较前改善，但仍感下肢乏力，宗前方加苍术 9g、五加皮 9g 以健脾益气。仍隔日服 1 剂。

四诊（1975 年 1 月 19 日）：皮肤渐见软化，在二诊方中加桃仁 9g、伸筋草 9g。水煎服，隔日 1 剂。

五诊（1975 年 2 月 14 日）：腰痛已瘥，已能工作半日。

左小腿屈侧皮损软化，已趋正常，局部色素加深，脉细弦，舌净。

方用：当归 9g　川芎 9g　赤芍 9g　地骨皮 9g　红花 9g　伸筋草 9g　鸡血藤 30g　怀牛膝 9g　杜仲 9g　川断 9g

水煎服，隔日 1 剂。

六诊（1975 年 4 月 17 日）：左下腿原有皮损除足踝上角有小块约 3cm×3cm 大小皮肤稍见硬化外，大部分已恢复正常，局部留有色素沉着，嘱继服前方，以竟全功。

马某　女，4 岁半。1973 年 4 月上旬初诊。

患儿寄居外祖母家，1971 年 3 月来京，发现左少腹部有一片银元大小皮肤硬化斑块，发亮，未加处理。1973 年又来京，见左少腹部有 8cm×5cm 大小皮肤硬化斑块，同时在背部又有 3 片约 5cm×5cm 大小之皮肤硬化斑块。经会诊，诊断为限局性硬皮病。辨证属于风湿阻络，气血痹滞。治宜祛风胜湿，通络活血。

独活 30g　桑寄生 30g　当归 60g　川芎 30g　赤芍 60g　鸡血藤 60g　伸筋草 30g　红花 30g　仙灵脾 30g　地骨皮 30g

研为细末，炼蜜为丸，每丸 6g，每日早晚各服 1 丸。

1975 年 4 月上旬追踪，其母携带患儿来复查，称服上列丸方，持续半年，皮肤即逐渐变软，检视皮肤已完全正常，留有色素沉着斑。

刘某 女，3 岁。1975 年 5 月 8 日初诊。

患者于去年 8 月出水痘后，左足外侧出现条状皮肤硬化，今年 1~2 月又发现右小腿内侧皮肤发硬，左足由于皮肤发硬，致行走不利。曾在某医院治疗，口服维生素 E、复合酶，肌注胎盘组织浆，效果不显。

检查：患儿消瘦，营养不良，左足外侧沿小趾以上至踝稍上有 2cm×10cm 带状皮肤变硬，呈蜡样光亮，摸之坚硬，捏之不起。右小腿内侧从足踝上至腘窝可见 15cm×4cm 大小皮肤硬化，触之坚硬。在胸部右侧有一 2cm×5cm 的类似损害。脉细无力，舌淡，苔薄布。

西医诊断：限局性硬皮病。中医诊断：皮痹。辨证为先天不足，经络痹阻，营卫不和。治宜补气行血，通经活络。

独活 60g　桑寄生 60g　黄芪 30g　当归 60g　川芎 30g　赤芍 60g　红花 30g　地骨皮 30g

共研细末，炼蜜为丸，每丸 6g。早晚各服 1 丸。

二诊（1975 年 7 月 29 日）：药后部分皮损逐渐变软，但左小腿后侧又出现一片 3cm×3cm 皮肤发硬。从前方加党参 30g、陈皮 30g，炼蜜为丸，每丸 6g，日服 2 丸。

三诊（8 月 26 日）：患儿未来，其父代诉，皮肤大部分变软，嘱配前方丸药 1 料，继续服用。

四诊（11 月 6 日）：随访复查，右胸部及右小腿皮损大部变软，左足背外侧条状皮损亦基本恢复正常，后起的左小腿一片亦已变软，未见新起损害。嘱配初诊时药方加桂枝 15g，配成丸药继服，以竟余功。

石某 女，27 岁。1964 年 4 月 25 日入院治疗。

脸面、肢端皮肤发硬、紫绀 5 年。1958 年第一胎足月顺产后，约经半年，当时适居东北，气候寒冷，双手指关节肿胀，但未见紫绀。1960 年每遇寒冷肢端即现紫绀，握拳时不能紧握，且肢端皮肤亦见发硬。1962 年指端皮肤发硬，扣衣扣时亦觉困难，且脸部皮肤发紧，伴有轻度浮肿。1963 年第二胎分娩后，病情加重，脸部皮肤发硬缺乏表情，尤以脸下半部为明显。当时某医院诊断：肢端性硬皮病，雷诺氏征。经用维生素 B_{12}、普鲁卡因、维生素 B_2、EDTA 等药治疗，未见明显改善。

入院时查见：脸面皮肤紧张、发硬、光泽、失去弹性，举眉时前额尚见皮肤皱纹，鼻及双颊下面部肌肉活动受限制，脸面缺乏表情，上唇变薄但尚可闭口，耳廓皮肤亦现紧硬，双手握拳不紧，双手背、前臂、上臂伸侧发硬不能捏起、有蜡样光泽。脉沉细，舌质淡，苔净。

西医诊断：弥漫性硬皮病。中医诊断：皮痹。辨证为风寒湿之邪，阻于经络，以致痹滞不行；营卫失和，阳气虚不能达于四末，以致肢端凉而发紫，脸面手臂等皮肤发硬。治宜温经通络，和营活血。

桂枝 9g　干姜 3g　白芥子 3g　白术炒, 9g　羌独活各 9g　桑寄生 9g　防风己各 9g　伸筋草 9g　桑枝 15g　丹参 9g　赤芍炒, 9g　怀牛膝 9g

后以上述基本方加减，如当归、鸡血藤、连翘、桃仁等。住院 3 个月，服药 80 余剂。

同时外用：桂枝 30g　松节 30g　赤芍炒, 15g　细辛 9g　桑枝梗 30g 煎水 2000ml，乘热浸渍患处，1 日 2 次，每次 20 分钟。

出院时病情已有好转，笑时脸部皱纹增多，加深，且较前自然。双前臂及手背部皮肤亦较前软润，双手握力正常，能从事正常工作。

1974 年复查，皮肤已基本变软，参加工作已多年。

　　硬皮病之发病机制多为气血亏虚，肾阳不足，卫外不固，腠理失密，复因风寒湿邪乘虚外侵，凝涩于经络肌表血脉之间，导致营卫不和，气血凝滞，痹阻不通而致皮肤顽硬，形如制革，关节屈伸不利，手僵足挺，重则状如尸蜡。其治疗方法依据类型不同而有区别。若气血凝滞型，当活血化瘀，通络理气；肾阳虚损型，当温肾壮阳，主要从痹证角度来考虑，以治痹证的主方——独活寄生汤化裁。常用当归、川芎、丹参、赤芍、红花活血祛瘀；独活、桑寄生、防己补肝肾祛风除湿；鸡血藤、伸筋草、牛膝、桑枝通行经络；地骨皮以皮行皮。肢端紫青发凉，重用温补肾阳之品，如巴戟天、仙茅、仙灵脾、胡芦巴、菟丝子。后期病情稳定，或现萎缩，宜补气活血，温经通络，前方加用太子参、黄芪、熟地、熟附、桂枝之类。

　　重在辨证论治，故收到预期效果。

（《朱仁康临床经验集》）

张锡君

肌痹通经络，在肾治肾
皮痹调气血，在脾治脾

张锡君（1913~1999），重庆市中医院主任医师

皮痹（硬皮病）

房某 男，4岁。1965年7月19日初诊。

3个月前不明原因出现全身轻度浮肿，2个月前浮肿渐退而肢体消瘦，面色苍白，上肢皮肤逐渐变紧，经某医务室治疗无效。半月前发现颈背、前胸和上肢皮肤肿胀僵硬难以捏起，光滑如涂蜡，活动受限，呼吸困难。拟诊为硬皮病。

检查：患儿面色苍白，颈背、前胸和上肢皮肤肿胀僵硬，肌肤麻痹，不知痛痒，难以捏起，光滑如涂蜡，肤色淡褐，呼吸困难，四肢不温，纳食减少，舌淡胖嫩，舌苔白，脉沉细。诊断为皮痹。证属脾肾阳虚，气血瘀滞，血脉不荣。治宜温补脾肾，调和气血，化瘀软坚。方用二仙汤合乌蛇蝉衣汤加减。

黄芪30g　党参30g　仙茅10g　仙灵脾30g　补骨脂18g　土鳖虫9g
丹参15g　蜈蚣米炒研冲，2条　乌梢蛇15g　蜂房9g　蝉蜕9g　砂仁6g
红花9g

6剂。同时口服蜂王浆，每日早晚各5ml。

复诊（1966年7月26日）：服药后诸症同前。遂于上方去补骨脂、红花，加穿山甲9g、当归尾9g、虎杖20g。10剂。

三诊（8月10日）：药后四肢渐温，皮肤颜色由淡褐转黄，饮食增加，舌质胖嫩，舌苔白，脉沉细。

黄芪30g　党参30g　熟地15g　仙灵脾30g　仙茅10g　土鳖虫9g
丹参15g　乌梢蛇15g　蜂房9g

10剂。配合服金鸡虎丸，并早晚各服蜂王浆5ml。

九诊（1967年2月7日）：精神较佳，面色转好，皮肤变软，已能活动，饮食如常。仍四肢欠温，夜尿较多，舌淡苔白，脉缓。继续温肾阳，补气益精，化瘀通络。

制附片先煎2小时，10g　干姜10g　肉桂5g　黄芪15g　山药15g　仙灵脾15g　仙茅9g　当归尾9g　土鳖虫9g　夜关门30g

并服用金鸡虎丸、胚宝片。

十诊（2月20日）：四肢转温，夜尿减少。效不更方，仍守三诊（1966年8月10日）处方继服半年而愈。1980年9月13日随访，愈后未见反复，身体健壮。

肌痹（系统性硬皮病）

张某　男，23岁，学生。1980年7月27日初诊。

四肢末端发冷、溃烂，冬季加剧，已2年，两上肢乏力已1年。患者于2年前不明原因面部起红斑，四肢末端发冷，以上肢为甚，继之双手指发生溃疡，同时两上肢乏力。年前曾先后在中、西医院就诊，并服扩张血管药和中药，疗效不显。20天前赴渝治疗。在市某医院检查：鼻两颊部隐见蝶状分布红色斑点，见毛细血管扩张，双上眼睑浮肿，面额及胸上部有蜡样光泽，胸及上腹部广泛毛细血管扩张，腹部系裤带受压处见一带状褐色色素沉着，皮肤触之稍硬。双手指甲苍白，温度较正常人低，指端皮肤僵硬，两小指尖有溃烂愈后瘢点损害，指呈尖削，双足皮肤及趾甲苍白。诊断为系统性硬皮病；皮肌炎。

除上述体征外，常感四肢不温，手指疼痛，肢体倦怠，精神不振，大便溏薄，小便清长，舌淡苔白，脉象沉涩。肾阳虚弱，血瘀脉络。治宜温补肾阳，化瘀通络。以煎剂、散剂、针剂等配合治疗。

仙茅 10g　仙灵脾 30g　巴戟天 10g　桂枝 10g　鹿胶蒸化, 10g　熟地 15g　香附 10g　丹参 15g　蜂房 9g　鸡血藤 30g　虎杖 30g

10~30 剂。

毛冬青注射液每次肌注 2ml，日 2 次。复方丹参针每日肌注 4ml。归芪蜂王浆上下午各服 1 支。

二诊（1980 年 9 月 9 日）：服用上方药 30 余剂，怕冷减轻，大便稀溏，日 2 次，余症同前。

仙茅 10g　仙灵脾 30g　巴戟天 10g　桂枝 10g　熟地 15g　当归 10g　鹿胶蒸化, 10g　乌梢蛇 15g　蜂房 9g　丹参 15g　鸡血藤 30g

当归针剂，每日上午肌注 4ml。丹参针剂，每日下午肌注 4ml。归芪蜂王浆，每日上下午各服 1 支。龟龄集 4 瓶，共分 24 包，每天服 1 包。并嘱每天练习太极拳 1 小时以上，禁生冷，注意保暖。

三诊（11 月 4 日）：用上方药 50 日后，四肢渐温，手指疼痛减轻。舌质淡，苔薄白，脉细。上方加阿胶 10g、香附 9g，再进 1 个月。鹿茸针剂 3 盒，每日肌注 1 支。

四诊（1981 年 2 月 16 日）：用上方药 30 余日后，自觉肢体冷进一步好转，皮肤弹性有所恢复。

仙茅 9g　仙灵脾 30g　巴戟天 12g　桂枝 9g　鹿胶蒸化, 10g　黄芪 30g

黄精 30g　当归 10g　山楂 30g　鸡血藤 30g　红藤 9g

丹参针剂，每日肌注 4ml。参芪蜂王浆，每日服 2g。龟龄集 3 瓶，分成 36 包，每日服 1 包。

五诊（9 月 25 日）：以上方药连续服用半年，病情改善较大。因患者上学，看病不方便，故改以丸剂和酒剂。

仙灵脾 200g　鹿胶 150g　乌蛇肉 200g　制附片 100g　三七粉 100g　黄芪 200g　九香虫 100g　土鳖虫 100g　桂枝 100g　蝉衣 60g　当归 150g　红花 100g　蜂房 100g　僵蚕 100g　丹参 200g

共研细末，蜂蜜为丸，每丸重 10g，每次服 1 丸，每日 3 次。感冒停服。

药酒方

麻黄 30g　桂枝 50g　川乌 30g　骨碎补 30g　细辛 30g　地鳖虫 30g

共研细末，泡白酒 1kg，1 周后每天用酒擦患处 10 余次，禁内服。每次擦前先将患肢用热水浸泡，然后用棉签浸药酒涂擦，涂后用手心摩擦 50~100 次。

鹿茸针剂，每 2 天肌注 2ml。当归针剂每日肌注 4ml。

以上两种针剂交替注射。

六诊（1982 年 4 月 24 日）（信函）："自服丸剂和注射针剂后，手冷明显减轻，冷的范围缩小，腰部褐色基本消失。胸部毛细血管扩张亦消失，精神转佳，体力增加。"遂嘱仍以五诊丸剂和酒剂加减治疗，针剂停用。

七诊（8 月 13 日）（信函）："现情况更好，精神较佳，饮食睡眠均正常，手指已转红润，胸部毛细血管扩张完全消失，皮肤已恢复正常。"仍处以丸药善后。

党参 100g　麻黄 100g　桂枝 100g　三七粉 100g　当归 150g　细辛 100g　乌梢蛇 150g　蜈蚣 50 条　全蝎米炒，30g　地鳖虫 50g　鹿胶 150g　枸杞

子 200g　鸡血藤胶 100g　仙灵脾 150g

共研细末，蜂蜜为丸，每丸重 10g，每日服 3 丸。

根据临床表现，硬皮病属祖国医学"肌痹""皮痹"和"脏腑痹"的范畴。《诸病源候论》云："痹者……，其状肌肉顽厚或疼痛，由人体腠理开，故受风邪也。"二案均具阳气虚弱，气血运行不畅，脉络瘀阻等特点。但前案之病机脾肾阳虚，气血瘀滞，血脉不荣，故治以温补脾肾，调和气血，化瘀软坚，方以仙茅、仙灵脾、补骨脂与黄芪、党参、蜂房、蜈蚣等药配伍；后案是由于肾阳虚衰，血脉瘀滞所致，故治以温补肾阳，化瘀通络，方以仙灵脾、仙茅、巴戟天与虎杖、鸡血藤、蜂房等药配伍。

（余朋千　张大国　整理）

丁济南

从痹论治硬皮病，乌头桂枝方建功

丁济南（1913~2000），上海市第二医科大学教授

硬皮病属于痹证范畴，症见皮肤干槁而发硬，状如制革，张口闭目受阻，合于经文所述之"皮痹"；肌肉消瘦，不能屈伸，合于"筋痹""肉痹"；全身骨节酸痛，骨萎缩变形，合于"骨痹"。临证以乌头、桂枝为主进行治疗。基本方是：

制川乌 9g　制草乌 9g　桂枝 9g　羌活 4.5g　独活 4.5g　秦艽 6g　防风炒, 6g　汉防己 9g　伸筋草 12g　连翘 12g　白芥子 15g　生黄芪 12g　全当归 9g　桑寄生 9g　川牛膝 9g　玄参 9g

加减：雷诺氏征明显者减玄参，加附子、丹参、泽兰、漏芦；肌肉关节酸痛麻者加泽兰、丹参、白薇、贯众；咳嗽加麻黄、前胡、桔梗；尿蛋白阳性者加白术、黑料豆、玉米须、薏苡仁；肝脏损害者加黄芩、香附、丹皮。

胡某　女，36岁。

发病已4年，曾在多处住院，用各种中西药物无效。

年初来医院住院时，先用大剂量强的松治疗3周，但全无起色，四肢关节活动均受阻，不能活动，近乎尸蜡，口仅能轻度张开，需由他人喂饭。乃停去一切药物，改服用上方，4剂后自诉有全身松动感；8剂后两手开始能动，一手能摸到对侧上臂；14剂后能起坐；40剂后

能自行翻身；3个月后能梳头及料理自己生活。

葛某 女，45岁。

1979年开始出现雷诺氏征，以后面部和胸部皮肤变硬，脸色发黑，伴有偏头痛、阵咳、乏力。曾服过多种中药，1978年秋至1980年还在某处住院1年半，服用蛇类药物治疗，但均无明显好转，且面部出现多数红斑。1980年月起服用本方，同时停用其他药物。半年后皮肤开始变软，脸部的黑色和红斑也开始减退。服药2年余，面色已与正常人相同，偏头痛和阵咳已不再发作，雷诺氏现象减轻，目前皮肤已完全变软，张口幅度从服药前的2指增至3指半。

耿某 女。

1972年因硬皮病来医院住院，因惧怕乌头之副作用，不肯服用，故方中未加入，虽配合强的松等西药同用，但好转甚微，出院后旋又加重。经说服患者后，在方中加入乌头，此后病情即渐趋稳定，至今皮肤已全部变软，由连续服药减为间断服药以维持。此例似可提示乌头的重要性。

硬皮病属于痹证范畴，其治疗颇难，今以乌头、桂枝为主而治愈。方中制川、草乌为大辛大热之品，能祛寒湿，散风邪，治风寒湿痹，《珍珠囊》谓川乌"去寒湿风痹，血痹"，《药类法象》谓草乌"治风痹血痹，半身不遂"，故重用以收功。桂枝辛温入血分，可除"肢节间痰凝血滞"，助二乌以逐风寒湿之邪；佐以秦艽、防风、羌独活、汉防己、伸筋草以祛风除湿；白芥子、连翘消痰散结；黄芪、当归培气血；桑寄生、牛膝益肝肾、强壮筋骨；复以玄参制诸阳药之辛热太过。上述各药合用外则散风寒湿以止痹痛，内则补气血益肝肾而培本，故屡见功效。但方中二乌之量要运用确当，以防中毒。

（余人则 整理）

徐宜厚

温阳通痹治疗硬皮病

徐宜厚（1940～　），武汉市中医医院主任医师

硬皮病分为局限性和系统性 2 种类型。局限性硬皮病可使部分皮肤硬化，进而影响关节运动，无内脏损害。系统性硬皮病，可使全身大部分皮肤硬化，并伴有内脏器官病变。在系统性硬皮病中，按其皮损发生、发展及全身症状，又分为两种：一是肢端硬皮病，二是弥漫性系统性硬皮病，此型病情重，呈进行性。

硬皮病与中医的痹证相近。明代的秦景明《症因脉治》有云："邪在肺，烦满喘呕，逆气上冲，右肋刺痛；邪在心，脉闭不通，心下鼓暴，嗌干善噫，心下痛；邪在肾，腰痛，小便时时变色；邪在脾，四肢怠惰，大便时泻，不能饮食；邪在肠，气窒小腹，中气喘争，时发飧泄；邪在胃，食入即痛，不得下咽，或时作呕。"上述症状的描述基本符合弥漫性系统性硬皮病的临床表现。

本病多属阳虚血瘀，因而用温阳通痹法常可收效。应用本法的辨证指标是：主观症状见怕冷，心慌，气短，神疲乏力，食少，双目干涩，皮肤发痒，性欲减退，月经不调，腹泻每日 2~3 次，呈清稀状乃至完谷不化。客观体征见面色㿠白，肤色灰黯，皮肤轻度甲错，舌质淡呈龟裂状，苔薄白，脉象沉细，尺部尤沉。治宜温阳通痹，方用温阳通痹汤。

温阳通痹汤

黄芪 12~15g　山药 12~15g　赤芍 12~15g　党参 9~12g　当归 9~12g　丹参 9~12g　茯苓 9~12g　白术 6~9g　陈皮 6~9g　制川草乌各 6~9g　桂枝 6~9g　路路通 9g　甘草炙，9g

脾阳虚加炮姜、姜半夏、广木香、砂仁；肾阳虚加制附片、巴戟天、淫羊藿、仙茅、鹿角片（胶）、淡苁蓉；肢端冰冷、青紫加细辛、鸡血藤、红藤；皮肤硬化加甲珠、皂刺、川芎；溃疡不敛加白蔹、赤小豆。

曾治硬皮病患者 8 例，坚持服药多则 280 剂，少则 84 剂，平均 159.2 剂。结果：近期治愈 3 例，显效 5 例，未发现恶化病例。

雷某　女，42 岁。1979 年 6 月 1 日初诊。

自 1974 年冬天起，始觉皮肤麻木紧张，继而如绳所缚，曾在院外确诊为弥漫性系统性硬皮病，予激素、维生素等药治疗，病情略有控制，停药后又明显加重。

检查：颜面皮肤光亮，如蜡所涂，口张不大，舌体活动受阻，鼻翼缩小变尖，表情淡漠，躯干和四肢皮肤硬化，难以用手捏起，指端冰冷，伸屈不利。平素特别怕冷，经常气短乏力，性欲淡漠，指端冰冷，冬天更重，大便清稀，偶有完谷不化，每天 2~3 次，舌质淡白，少苔，脉沉细，双尺尤沉伏。证属脾肾阳虚，气血亏损。治宜甘温扶阳，佐以通痹。

黄芪 15g　党参 12g　鹿角片 12g　干地黄 12g　丹参 12g　茯苓 12g　当归 9g　赤芍 9g　白术 9g　路路通 9g　桂枝 6g　制川草乌 6g

水煎服，每日 1 剂。

守上方增减调治 3 个月后，全身皮肤柔软，紧张感完全消失，损害区有毳毛生长和汗出现象。后坚持每周服药剂，前后经 10 个月的治疗，皮肤和内脏诸症俱见显著改善，已能上班工作。

弥漫性系统性硬皮病应属于中医的虚劳及痹证范畴。其病机主要在肺、脾、肾三脏。先起于皮毛（肺），后病及骨（肾），即从上损及于下的一种虚损证。故治疗要以调治脾肾为主，活血通痹为辅，在通痹中尤要重视疏通孙络之瘀痹。因本病后期病及脾肾，故补脾补肾是治疗本病之根本大法。但在具体运用中，既应不足者补之以温，又要寓祛邪于补正之中，"邪去而正不伤"，方为顾全之法。

姜树荆

标实本虚，两期四证

姜树荆（1911~1994），西安市中医医院主任医师

硬皮病临床上分为系统性和局限性 2 种，目前尚无特效治疗方法。

本病的发生因素有脾肾阳虚，腠理不密，卫外不固，若寒邪乘虚侵袭，凝结于腠理，进而经络痹阻，气血不通，导致营卫不和，腠理失养所致。又因病程迁延，邪可循经入脏，造成脏腑功能失调，更加重其皮肤损害。由此可见，病机的要点在于寒凝腠理，经络痹阻和脏腑失调三方面。这是病情由轻到重的三个过程，它们之间互相联系，互相影响，又互相转化，不能截然分开。

正气不足为本，皮肤硬化萎缩为标。前者属虚，后者属实，故本病为本虚标实之证。根据扶正祛邪的原则，应采用温经解肌，活血通络，益气养血之法予以治疗。

根据本病的临床症状和病机转化，将其归纳为以下两期四型辨证施治。

缓慢进展期

一、寒凝腠理，脾肾阳虚

畏寒肢冷，关节疼痛，腰部酸痛，性欲减退，齿摇发落，食纳减

退，口不渴，大便稀。局部表现为：眼睑、面部及手背发紧肿胀，握拳不紧，局部坚硬，皮肤多呈粉红色或黑白相兼。舌体胀大或胖嫩，质淡暗，苔灰滞无泽，脉沉细濡。治宜温肾散寒，健脾利湿，活血化瘀。药用阳和汤加味、回阳通脉汤 1 号。

阳和汤加味方

熟地 30g　鹿角霜 15g　白芥子炒，12g　肉桂 10g　姜炭炮，10g　麻黄炙，10g　薏米 30g　鹿衔草 30g　红花 15g　甘草炙，10g

回阳通脉汤 1 号

附片先煎 1 小时，30g　肉桂 30g　干姜 30g　黄芪 30g　苍术 30g　甘草 30g　党参 15g　白芍 15g　桂枝 15g　穿心莲 30g　当归 15g

二、寒侵络脉，肺卫不宣

低热恶寒，身痛肌痛，或有咳嗽、痰稀、口不渴、大便软。皮肤局限性或弥漫性发硬，具蜡样光泽，甚至萎缩紧贴于深层组织之上。关节活动障碍，张口困难，皮色暗褐，毛发脱落，无汗或多汗。舌淡红，苔薄白，脉沉细数。治宜解肌散寒，宣肺利湿，通络化瘀。药用荆防败毒散加味。

荆防败毒散加味方

荆芥 10g　防风 10g　前胡 10g　柴胡 10g　羌活 10g　独活 10g　茯苓 10g　枳壳 10g　甘草 10g　桔梗 10g　川芎 10g　生姜 10g　薄荷 6g　黄芪 15g　当归 10g　乌梢蛇 10g　地龙 15g　地鳖虫 15g　全蝎 3g　蝉蜕 10g

虚甚者酌加党参、熟地、白芍各 15g；有热象者加金银花、连翘、蒲公英、地丁各 15g；瘙痒者加白鲜皮 15g，白蒺藜 10g。

三、寒热错杂，肝郁血瘀

情绪易于激动女性患者多有月经不调或恶心呕吐，齿龈出血，便溏，完谷不化，或时稀时干。局部表现除同寒侵络脉、肺卫不宣型外，尚有局部发白、发紫、发凉、灼热、瘙痒及雷诺氏现象。舌质暗红，苔薄白，脉弦。治宜舒肝解郁，健脾和胃，通络化瘀。药用丹栀逍遥散加味。

丹栀逍遥散加味方

丹皮 10g　栀子 10g　柴胡 10g　当归 10g　白芍 15g　茯苓 10g　白术 15g　甘草 10g　生姜 10g　薄荷 6g　木香 6g　荆芥 10g　地骨皮 15g　红花 15g　薏苡仁 30g

四、气血双虚，脉络痹阻

疲乏无力，食纳减退，体重减轻，肌肉疼痛，心慌、气短，头昏，肢体麻凉。局部症状：皮损或轻或重，颜色瘀暗，四末发凉，舌淡暗，苔薄，脉细弱。治宜气血双补，通络化瘀。药用逐痛汤加味。

逐痛汤加味方

黄芪 60g　当归 30g　天花粉 15g　肉桂 6g　延胡索 15g　车前子 30g　牛膝 15g　秦艽 30g　落得打 30g

急性发作期

在四型中均可能有急性发作，常因累及内脏出现咳嗽气短，心慌心跳，黄疸，眩晕等症；也可因寒邪郁久化热或经络痹阻，气血俱闭而发生指、趾端湿性或干性坏死，低热，齿龈出血，舌红脉数等症。治宜滋阴降火，清热解毒，舒肝理气。药用 1 号苏脉饮。

1 号苏脉饮

当归 15g　玄参 15g　金银花 30g　甘草 15g　郁金 30g　泽兰 30g　紫草 30g　夏枯草 30g　赤芍 60g

鉴于病机为寒凝腠理，经络痹阻，脏腑失调，治疗则着眼于寒凝。寒凝既成，解其病损绝非一日之功，用药也殊难短期见效。因此，应用本文方药治疗，疗程应定为半年至 1 年为宜，方可最后确定疗效。

徐某 女，28 岁，工人。

1964 年夏发现左上臂外侧皮肤有指甲大黄褐色皮损，不痛不痒，未进行治疗。1967 年蔓延至两上臂之内外侧，局部稍硬。在某医院检查，病理诊断为"硬皮病"，曾用油剂青霉素、胎盘组织液等治疗。1970 年就诊时，有畏寒肢冷、关节疼痛，两上肢、左季肋区及两下肢内侧均有片状黄褐色皮损，发硬，舌淡暗，苔白腻，脉沉。予阳和汤加味服用 1 年余，病情渐好转。1973 年怀孕期间，病情尚稳定，产后 1 月余，症状复加重，身疼肌痛，原病损部位皮肤发硬，无汗瘙痒，面部有紧束感，皮肤由粉红转为暗褐，右手指被动屈曲，不能伸展。即予荆防败毒散加味内服约半年，皮肤变软，皮色减退，汗出不痒，手指活动好转。后改服丹栀逍遥散加味等。于 1975 年再次孕产，病变未见复发。1 年后复查，病理报告为"硬皮病治后显著进步"，现躯体、面部皮损已恢复正常。

（张秉正　整理）

邓铁涛

硬皮病治验举隅

邓铁涛（1916~　），广州中医药大学教授

张某　女，35岁，已婚，工人。住院号：005853。因皮肤硬如皮革3年余，于1971年11月3日入院。

患者于1968年5月起，出现低热、乏力，面部及两上肢浮肿，后又延及两下肢。三四个月后，皮肤逐渐变硬如皮革样，颈部并出现白色脱色斑，手、腕关节活动不灵，1969年5月在某医院皮肤科确诊为"硬皮病"。经用西药（强的松等）治疗1年，无明显好转，但仍能坚持骑自行车上班。1970年到1971年又先后在2所医院进行中医中药治疗，但病情仍继续发展，皮肤发硬及脱色斑的范围继续扩大，并觉心跳，失眠，开口困难，胃纳差，全身肌肉萎缩，手足麻木，下半身无汗，四肢关节疼痛。

查体：慢性病容，面部缺乏表情，四肢及面部、颈、肩部皮肤发硬，呈蜡样光泽，不易捏起，颜色加深呈棕色，并夹杂有大片的脱色斑，四肢闭汗，无明显毛发脱落现象。心尖区二级吹风样收缩期杂音。肺部正常。肝脾未扪及，手指关节、腕关节呈轻度强直僵硬，无病理神经反射。

诊见：舌质淡瘦嫩，伸舌不过齿，苔薄白，脉细，两寸脉弱。

实验室检查：血、尿、大便常规及肝功能检查均属正常，红细胞

沉降率27mm/h；血浆总蛋白61.6g/L，白蛋白36.4g/L，球蛋白25.2g/L。X线检查：心、肺正常。诊断系统性硬皮病（硬化期及萎缩期）。证属肺、脾、肾俱虚（阴阳俱虚）。治宜补肾健脾，活血散结。

鹿角胶熔化, 6g　阿胶熔化, 6g　鳖甲先煎, 30g　熟地24g　怀山药15g　枸杞子9g　仙茅9g　巴戟天9g　红花4.5g　桂枝9g　党参15g　白术12g　赤芍12g　甘草炙, 6g

服药1个月后，关节疼痛减轻，但月经来潮量多。舌瘦、嫩红，苔黄，脉虚。证以阴虚为突出，乃改用六味地黄汤加行气活血药物。

山萸肉9g　怀山药18g　茯苓9g　熟地18g　丹皮6g　泽泻6g　枸杞子9g　鹿角胶熔化, 4.5g　党参15g　黄芪12g　当归12g　丹参15g　麦芽15g

上方加减，服至1972年4月出院。出院时手足麻痹感减轻，皮肤较松弛，颜面及左手皮肤可见皱纹并可捻起，指腕关节活动较前灵活，精神转佳。

出院后仍照第二方加减。以滋养肾阴健脾益气为原则。

神经性皮炎

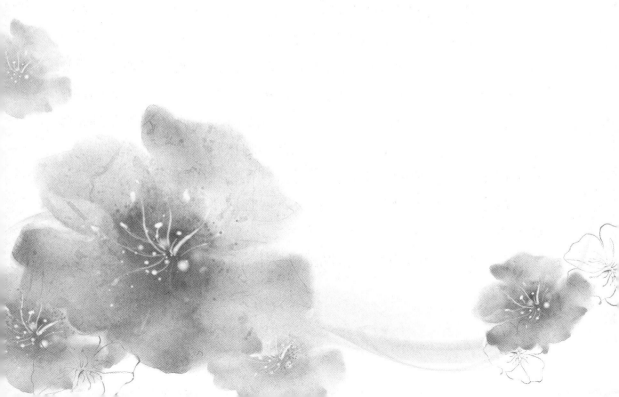

赵炳南

虽无明征亦祛湿，幸有良方用全虫

赵炳南（1899~1984），原北京中医医院教授，著名中医皮科专家

神经性皮炎相当于中医的牛皮癣。因其皮损状如牛领之皮，厚而且坚，故名。

本病是因脾经湿热，肺经风毒客于肌肤腠理之间，兼感风湿热邪所致。热盛则肌肤起瘭，风盛则明显瘙痒，湿性黏腻，故时起时伏，缠绵不愈。通常认为局部有渗出液而瘙痒明显的皮损为湿盛。而神经性皮炎不但没有渗出液，反而皮肤肥厚，粗糙，高出皮面，何以辨为有湿？盖湿有内湿、外湿之分，湿为重浊有质之邪，其性黏腻，湿邪蕴久可以化热生虫，湿热凝固聚结于肌肤腠理之间，则皮肤粗糙肥厚，明显瘙痒。神经性皮炎以内湿为主，而且非常顽固，可谓之"顽湿"；湿性黏腻故反复发作缠绵不愈，所以不能单纯根据有无渗出液而辨湿，应根据发病机理和临床特点综合来看，这一点在临床上是很重要的。根据上述看法，在实践中总结出全虫方为治本病的主方。不但用于神经性皮炎，而且适用于其他顽固瘙痒性皮肤疾患。

对于神经性皮炎的治疗，既重视整体治疗，也重视局部治疗。

整 体 治 疗

全虫方

全蝎 6g　皂刺 12g　猪牙皂角 6g　刺蒺藜 15~30g　槐花炒, 15~30g
威灵仙 12~30g　苦参 6g　白鲜皮 15g　黄柏 15g

急性泛发全身的，可加川槿皮、海桐皮以祛风除湿止痒；皮损
肥厚角化过度的，可加养血润燥之剂，如鸡血藤、当归、白芍、天
冬、麦冬；瘙痒明显的，加白鲜皮 15~30g，地肤子 15~30g，刺蒺
藜 15~30g；心烦失眠的，加莲子心；病情较久，血虚血热现象明显
的，加生地、丹皮、白茅根、紫草根、茜草根等养血润燥，凉血活血
之剂。

局 部 治 疗

一、急性期

泛发面积较大，皮损较薄者，用龙胆草搽剂；或用鲜芦荟蘸擦黄
药粉，加入 5% 化毒散；或用鲜芦荟蘸，擦绿药粉，加入 5% 化毒散；
或雄黄解毒散外擦。

龙胆草搽剂

龙胆草 5000g

水煎，第一次加水 20000ml，开锅后煮 1 小时；第二次加水
10000ml，开锅后煮 40 分钟。2 次药液合并过滤，浓缩为 9600ml，
装瓶。

黄药粉

栀子 30g　雄黄 12g　朱砂 12g　轻粉 12g

化毒散

乳香醋炙　没药醋炙　川贝母　黄连面　赤芍　天花粉　大黄　甘草　珍珠粉　牛黄　冰片　雄黄粉

绿药粉

硼砂 90g　自然铜 30g

雄黄解毒散

雄黄 30g　寒水石 30g　生白矾 120g

二、亚急性期

夏天用茄蒂、鲜黄瓜、鲜地黄根，冬天用白芥头、荸荠蘸擦黄药粉或擦绿药粉；或用鲜楮桃叶白浆擦局限性皮损处；或用楮桃叶煎水外洗，有润肤止痒之功；或用癣症熏药外熏。

癣症熏药

苍术 9g　黄柏 9g　苦参 9g　防风 9g　大枫子 30g　白鲜皮 30g　松香 12g　鹤虱草 12g　五倍子 15g

熏药只能用于限局性皮损，不适宜泛发性皮损。或用癣症熏药20%加凡士林做成癣症熏药油膏（将癣症熏药经减压后干馏成焦油物质，用凡士林或祛湿药膏制成油膏）外用；或用大青盐 9~15g 开水溶化后外洗，有止痒解毒之功。

三、慢性角化肥厚皮损

（1）较薄的用止痒药膏或豆青膏。

止痒药膏

止痒药粉 30g　祛湿药膏（或凡士林）270g

豆青膏

白降丹 3g　巴豆油 4.5g　青黛面适量　羊毛脂 30g　凡士林 120g

（2）肥厚角化的皮损用三棱针刺后再外敷药膏作用较好。

一般常用黑色拔膏棍或稀释拔膏，3~5 天换 1 次。换药前用海螵蛸块摩擦，将其粗糙的皮损摩掉后再换新药；用熏药疗法熏局部。

黑色拔膏棍

鲜羊蹄根梗叶（土大黄）60g　大枫子 60g　百部 60g　皂刺 60g　鲜凤仙花 30g　羊踯躅花 30g　透骨草 30g　马钱子 30g　苦杏仁 30g　银杏 30g　蜂房 30g　苦参子 30g　穿山甲 15g　川乌 15g　草乌 15g　全蝎 15g　斑蝥 15g　金头蜈蚣 15 条

将香油 4000ml、生桐油 1000ml 倾入铁锅内，浸泡上药后，文火炸成深黄色，离火后过滤；再将药油置武火熬炼至滴后成珠（温度大约 240℃左右），然后下丹。

每 500ml 药油加章丹 300g、药面（白及面 30g，藤黄面、轻粉各 15g，硇砂面 9g）90g、松香 60g。

稀释拔膏

上述每 500ml 加章丹 30g　官粉 210g　药面 30g　松香 60g

关某　女，35 岁。1965 年 8 月 13 日初诊。

颈部、两下肢皮肤瘙痒变粗糙已 1 年多。1 年多前开始于颈部、两下肢皮肤瘙痒，逐渐发展至全身，皮肤变粗变厚，晚间瘙痒加重，致使不能入睡，饮食、二便尚正常。曾多次治疗效果不显，来院求治。

检查：颈部及双下肢伸侧面和躯干部有散发铜元大之皮损，肥厚角化，边缘不整齐，皮纹变深，颜色较正常皮肤稍暗，表面有菲薄落屑，皮损周围可见散在抓痕、血痂。舌苔薄白，脉沉弦。诊断为泛发性神经性皮炎。汗出当风，风邪客于肌肤。治宜活血散风止痒。

内服方用全虫方加减。

全蝎 9g　干生地 15g　当归 12g　赤芍 9g　白鲜皮 15g　蛇床子 9g

浮萍 6g　厚朴 9g　陈皮 6g　甘草炙，9g

外用止痒药膏、黑荳软膏（白荳 10g 用 10% 黑豆馏油软膏加到 100g）。

前药连服 9 剂，痒止，皮损变薄，后以紫云风丸巩固疗效，5 日后已基本痊愈。

侯某　男，67 岁。1972 年 8 月 14 日初诊。

周身散发片状肥厚、粗糙之皮损，奇痒，已 10 年余。于 10 年前四肢、躯干、颜面、臀部均有粗糙、肥厚之皮损，奇痒。曾经某医院诊断为泛发性神经性皮炎，多次治疗不效。来我院诊治。

检查：患者表情痛苦，精神不振，颜面耳廓有轻度糜烂皮损，渗出液不多，作痒，躯干及尾骶部皮损肥厚，上覆少量血性痂皮，有明显抓痕。舌苔薄白，脉弦。

神经性皮炎。证属血虚风燥，肌肤失养。治宜疏风止痒，养血润肤。内服方用全虫方加减。

全蝎 9g　威灵仙 18g　白鲜皮 30g　丹参 15g　地肤子 30g　干生地 15g　黄柏 9g　刺蒺藜 30g　生槐花 15g　猪苓 9g　金银花 18g

外用：普连软膏、珍珠散。

服上方 7 剂后，皮损糜烂平复，渗出液减少，痒感已减轻，可以入睡。继服前方，局部只残留原粗糙之皮损，较正常皮肤稍厚，随之以秦艽丸、除湿丸内服。

外用：五倍子粉、止痒药粉配合熏药疗法。

前后共计治疗 2 个月左右，痒感消失，粗糙肥厚皮损变薄，局部皮肤已基本正常。

普连软膏

黄柏面 30g　黄芩面 30g　凡士林 240g

秦艽丸

秦艽 30g　苦参 30g　大黄酒蒸，30g　黄芪 60g　防风 45g　漏芦 45g　黄连 45g　乌蛇肉酒浸焙干，15g

除湿丸

威灵仙 30g　猪苓 30g　栀仁 30g　黄芪 30g　黄连 30g　连翘 30g　归尾 30g　泽泻 30g　紫草 45g　茜草根 45g　赤苓皮 45g　白鲜皮 60g　粉丹皮 30g　干生地 60g

止痒药粉

老松香 30g　官粉 30g　枯矾 30g　乳香 60g　轻粉 15g　冰片 6g　密陀僧 15g　炉甘石 30g

（《赵炳南临床经验集》）

朱仁康

病分两类疗顽癣，证列三型治内外

朱仁康（1908~2000），中国中医科学院研究员，著名皮肤病学家

神经性皮炎，中医统称为"顽癣"。临床上由于皮损形态的不同又有"牛皮癣""风癣""刀癣"等不同名称。牛皮癣，状如牛领之皮厚而坚；风癣，即年久不愈之顽癣也，搔则顽痹，不知痛痒；刀癣，轮廓全无，纵横无定。

本病以内因为主，由于心绪烦扰，七情内伤，内生心火而致。初起皮疹较红，瘙痒较剧，因心主血脉，心火亢盛，伏于营血，产生血热，血热生风，风盛则燥，属于血热风燥。病久，皮损肥厚，纹理粗重，呈苔藓化者，此因久病伤血，风盛则燥，属于血虚风燥。

临床分为限局性和泛发性两大类型。限局性好发于颈部，其次为肘部伸侧、大腿内侧、骶部、会阴部等；泛发性则泛发于四肢、躯干部，以及头面部。限局性以外治法为主，泛发者以内治法为主。

内　治　法

一、血热型

多见于初发不久之泛发性皮损。由于心经有火，血热生风，风胜

则痒。症见成片红色小丘疹，痒甚，舌质红，苔薄白，脉弦滑。治宜凉血清热，消风止痒。方用皮癣汤。

皮癣汤

生地 30g　丹皮 9g　赤芍 9g　苍耳子 9g　白鲜皮 9g　苦参 9g　地肤子 9g　黄芩 9g　生甘草 9g

二、风燥型

多见于日久之泛发性皮损。由于日久风燥伤血，肌肤失养。症见瘙痒无度，皮肤浸润肥厚，呈苔藓化，舌淡苔净，脉细滑。治宜养血润燥，消风止痒。以风癣汤治之。

风癣汤

熟地 12g　当归 9g　白芍 9g　丹皮 9g　红花 9g　荆芥 9g　苦参 9g　白蒺藜 9g　苍耳子 9g　白鲜皮 9g

三、风盛型

多见于弥漫性皮肤浸润肥厚的皮损。证属风邪郁久，未经发散，蕴伏肌腠。症见几年至几十年顽固之症，周身剧痒，状如牛领之皮，舌质红，苔黄，脉弦。治宜搜风清热，以乌蛇祛风汤。

乌蛇祛风汤

乌梢蛇 9g　蝉蜕 6g　荆芥 9g　防风 9g　羌活 9g　白芷 6g　川连 9g　黄芩 9g　金银花 12g　生甘草 6g

外 治 法

限局性或泛发性皮疹初发损害宜以内服药为主，外用较为缓和药物；慢性限局性皮损肥厚苔藓化者，宜采用刺激性较强的外用药物。

1. 药膏

初起较薄的皮损可外搽新五玉膏；较厚皮损可外搽皮癣膏或薄肤膏。

新五玉膏

祛湿散（黄柏末 30g　白芷末 30g　轻粉 30g　石膏煅, 30g　冰片 6g）1560g　硫黄末 150g　五倍子末 150g　铅粉 150g　玉黄膏（当归 30g　白芷 9g　姜黄 90g　甘草 30g　轻粉 6g　冰片 6g　蜂白蜡 90~125g）2200~2500g

皮癣膏

黄柏 25g　白芷 25g　轻粉 25g　石膏煅, 30g　蛤粉 30g　五倍子 30g　硫黄 15g　雄黄 15g　铜绿 15g　章丹 15g　枯矾 6g　胆矾 6g

薄肤膏

密陀僧末 620g　白及末 180g　轻粉 125g　枯矾 30g　凡士林 870g

2. 药水

较薄的皮损可外搽普癣水或斑蝥醋，较厚的皮损可外用皮癣水、羊蹄根酒。既可只选用一种，也可几种交替作用。

普癣水

生地榆 50g　苦楝子 50g　川槿皮 95g　斑蝥布包, 15g

斑蝥醋

①土槿皮 180g　蛇床子 125g　百部 125g　斑蝥布包, 3g

②硫黄 125g　樟脑 18g　白矾 18g　轻粉 18g　研成细末。

先将①药加入米醋 5000ml 内，浸泡 1 月后去渣，再加②药。

皮癣水

土槿皮 620g　紫荆皮 310g　苦参 310g　苦楝根皮 150g　生地榆 150g　千金子 50 粒　斑蝥布包, 100 只　蜈蚣 30 条　樟脑 310g

羊蹄根酒

羊蹄根 180g　土槿皮 180g　制川乌 30g　槟榔 30g　百部 30g　海

桐皮 30g　白鲜皮 30g　苦参 30g　蛇床子 15g　千金子 15g　地肤子 15g
番木鳖 15g　蛇蜕 15g　大枫子 15g　蜈蚣末 9g　白矾 6g　斑蝥布包，6g

杜某　女，39 岁，工人。1967 年 8 月 24 日初诊。

2 年来先后于颈后、两肘伸侧、下肢等处起成片皮癣，瘙痒无度，昼轻暮重，难于入眠，屡治无效。

检查：颈后、双肘伸侧、胸前、下肢等处，有较为对称成片轻度苔藓化皮损，呈淡红色，搔痕累累，结有血痂，稍见溢水。苔黄腻，脉弦细。

西医诊断：泛发性神经性皮炎。中医诊断：风癣。证属血热内盛，风胜化燥。治宜凉血清热，消风止痒。方用皮癣汤加减。

生地 15g　丹参 9g　赤芍 9g　荆芥 9g　防风 9g　茜草 9g　马尾连 9g
黄芩 9g　苦参 9g　苍耳子 9g　白鲜皮 9g　地肤子 9g

水煎服，每日 1 剂，2 次分服。

二诊（8 月 31 日）：服前方 7 剂后，大部分皮损显著变薄，略见脱屑，痒减。继以前方加红花 9g，以活血消风，服药 10 剂后，病情略见起伏，此后断续治疗约 2 个月，在前方中加熟地 12g，何首乌 9g，以养血润燥、消风止痒。局部外搽苦参酒而治愈。

李某　女，27 岁。1970 年 5 月 9 日初诊。

全身泛发皮癣，痒甚 2 年。2 年前先在项后长癣，继之两肘伸侧亦起皮癣，剧痒，曾用多种药物，均不见效。后来有人介绍土方，其中有斑蝥，外用后，局部立即起疱、糜烂，同时前胸、腰腹、两侧腹股沟等处泛发皮癣，瘙痒更甚，多方求治，仍不见效。彻夜瘙痒，影响睡眠，精神萎靡，面色无华，大便干秘。

检查：后颈偏左侧有一片原发性皮损约 8cm×10cm 大小，肥厚浸润，呈慢性苔藓样损害，双肘伸侧各有一片手掌大的类似皮损。前胸两侧及腋下可见大片红色扁平丘疹。腰部、腹部两侧，腹股沟及大腿部，可见大片深褐色苔藓化损害，抓痕血痂累累。舌质红，苔薄白，脉弦细。

西医诊断：泛发性神经性皮炎。中医诊断：顽癣。证属风热郁久，伤血化燥。治宜凉血清热，养血润燥。方用风癣汤加减。

生地 15g　熟地 15g　丹参 9g　茜草 9g　蛇床子 9g　金银花 9g　苍耳子 9g　苦参 9g　白鲜皮 9g　地肤子 9g　火麻仁 9g　生甘草 6g

5 剂，水煎服。

外用：皮癣膏。

二诊（5 月 14 日）：药后瘙痒有所缓解，颈后皮损趋薄，前胸红色丘疹渐淡，两腿皮损未见改变，苔脉同前。上方去茜草，加乌蛇 9g，黄芩 9g。5 剂水煎服。

三诊（5 月 20 日）：由于瘙痒减轻，已少搔抓，颈项及两腿皮损渐有减薄，前胸、腰腹部丘疹趋于消退。大便已通畅。改拟养血润燥，祛风止痒。

生地 15g　熟地 15g　丹参 9g　当归 9g　红花 9g　乌梢蛇 9g　荆芥 9g　赤芍 9g　苦参 9g　白鲜皮 9g　地肤子 9g　麻仁 9g　枳壳 9g　甘草 9g

嘱服 7 剂。颈部、腿部外用药同前。

四诊（5 月 28 日）：瘙痒显著减轻，前胸腹部皮损基本已消退，项后、腿部皮损亦明显转轻，大便畅通。嘱服前方去乌蛇，又经 2 周后痊愈。

樊某　男，61 岁。1970 年 9 月 13 日初诊。

周身瘙痒，泛发皮癣 1 年多。去年 8 月在两腋下出现两片皮癣，瘙痒，用过各种治癣药膏及慢性皮炎药膏外贴无效。饮酒后引起剧痒，同时在前胸、腰腹、后背、两臂、两小腿部泛发大片焮红皮癣，瘙痒甚剧，彻夜不眠，曾多方治疗，未见效果，迄今已 1 年。皮肤变厚呈深褐色，瘙痒难忍，精神不振，纳食减少。

检查：从颈以下，胸、腹、后背、四肢可见大片慢性苔藓样损害，搔痕血痂累累。舌质红，苔薄黄，脉弦细。

西医诊断：泛发性神经性皮炎。中医诊断：风癣。风湿郁滞，日久化燥。治宜搜风败毒，除湿止痒。方用乌蛇祛风汤。

乌梢蛇 9g　蝉蜕 6g　当归 9g　茜草 9g　荆芥 9g　防风 9g　蛇床子 9g　苍耳子 9g　白鲜皮 9g　地肤子 9g　苦参 9g　生甘草 6g

7 剂，水煎服。

外用：皮癣水。

二诊（9 月 21 日）：药后瘙痒显著减轻，皮损较前为薄，嘱继服前方 7 剂。外用药同前。

三诊（10 月 25 日）：服药将近 20 剂，原来皮损大部分已转薄，接近正常皮肤，痒已不甚。但这几天不明原因，在胸前、腹部等处又出现新的红色丘疹，瘙痒，心中烦躁。舌质红，苔黄，脉弦滑。证属心火血热，生风化燥。治宜凉血清热，息风止痒。

生地 30g　丹皮 9g　赤芍 9g　茜草 9g　蝉蜕 4.5g　白鲜皮 9g　金银花 9g　地肤子 9g　生甘草 6g

5 剂，水煎服。

四诊（11 月 5 日）：服 10 剂后减轻，新起皮损已消，偶感瘙痒。前方去茜草加苍耳子 9g，嘱服 5 剂巩固疗效。

张某　男，38 岁。1975 年 2 月 17 日初诊。

颈项长癣已三年余。3 年前颈后长一片皮癣，曾涂多种药膏、贴膏，均不见效，晚上瘙痒剧烈，影响睡眠，半月前于前胸遍起红色皮损，瘙痒更甚。

检查：颈后偏左可见手掌大小边界清晰、浸润肥厚呈苔藓样皮损，双肘伸侧亦见类似皮损，前胸、腋下可见散在之红色小丘疹。舌质红，苔薄白，脉弦滑。

西医诊断：泛发性神经性皮炎。中医诊断：顽癣。血热生风，日久化燥，肌肤失养。治宜凉血清热，消风止痒。方用皮癣汤加减。

生地 30g　当归 9g　赤芍 9g　黄芩 9g　白蒺藜 9g　白鲜皮 9g　地肤子 9g　苦参 9g　苍耳子 9g　甘草 6g

水煎服。

外用：新五玉膏。

二诊（2 月 28 日）：服药 6 剂后未见效果，仍然刺痒。

改拟凉血清热，祛风除湿。

生地 30g　丹皮 9g　赤芍 9g　地肤子 9g　白鲜皮 9g　苍耳子 9g　茜草 9g　红花 9g

服 6 剂。外用薄肤膏。

三诊（3 月 17 日）：药后稍能止痒，但效果不显，因将出差，改服活血消炎丸 10 包，日服 1 包。

四诊（3 月 25 日）：称仍痒不减轻，皮损亦无改变。改拟搜风清热法。

乌梢蛇 9g　马尾连 9g　黄芩 9g　羌活 6g　蝉蜕 6g　金银花 9g　连翘 9g　丹皮 9g　荆芥 9g　生甘草 6g

服 6 剂。

五诊（3 月 31 日）：药后瘙痒明显减轻，前胸皮损逐渐趋退。前方继服 6 剂。

六诊（4 月 8 日）：前胸皮疹已退，项后及两肘皮损明显变薄，痒已不甚，仍服前方，6 剂后皮损全部消退。

其他

周鸣岐

通补并行鱼鳞病，疏风解毒天疱疮

周鸣岐（1919~1992），原大连市第三人民医院主任医师

鱼 鳞 病

鱼鳞病是一种角化障碍性先天性皮肤病，中医称之为"蛇身""蛇皮癣""鱼鳞风"等，常有家族史，多于儿童时期发病，冬重夏轻。其主要损害为患者四肢、躯干，甚至全身皮肤干燥粗糙，有灰褐色鱼鳞状鳞屑，边缘略翘起，状似蛇皮，多数对称发于四肢伸侧面，重者皮肤干燥皲裂，僵硬坚厚，毛发稀少，且有痒感。中医历代典籍对本病论述颇少，治疗方法鲜见。本病极难调治，属现代医学难治病范畴。其病机多为精气难生，津血失布，皮肤肌腠失于煦养，而发鱼鳞顽疾。若推求病本，五脏虚损中尤以肾、脾、肺三脏为要。而其病根在肾，病本在脾，病标在肺也。临床当以调补此三脏为辨治关键所在，其中肾、脾先后天二脏为虚，治宜滋补温润以培养；肺脏多实少虚，每宜宣散畅达以调理。执此三脏论治，每可执简驭繁，事半功倍。鱼鳞病之发病，既有真气虚衰，精亏血燥，皮肤无以荣润之因；又有真气失布，精微难达，皮肤无能畅养之由。乃标本俱病，虚实挟杂之候，治当两顾之。而临床运用紧要之处，在于分辨正邪、标本之孰甚

孰微，灵活加减调治，则多能无过矣。

鱼鳞病虽为皮肤顽疾，其实质乃是内在脏腑气血亏虚失和致病发于外。究本穷源，当以内治为主，标本兼顾，通补并行。自拟鱼鳞汤，疗效较佳。

自拟鱼鳞汤

生黄芪 25~50g　桂枝 10g　黄精 20g　山药 20g　生地 20g　熟地 25g　制首乌 15g　枸杞子 20g　当归 20g　黑芝麻 25g　红花 10g　丹参 10g　生麻黄 10g　蝉蜕 10g　苍术 20g　白鲜皮 20g　威灵仙 10g　甘草 10g

若气虚甚者，见倦怠乏力，气短头晕，脉虚弱，加人参、白术以补养先后天之气；若脾胃素虚，服药后见壅胀腻膈者，多见纳呆腹满，大便稀溏，减生熟地、枸杞子、黑芝麻之壅腻，加炒白术、鸡内金以助脾消食；血虚而神失所养者，见心悸怔忡，健忘失眠，加炒枣仁、合欢花以养心安神；皮腠血滞甚者，见肤色黯红，鳞屑黑褐坚厚，兼见痛痒，加川芎、鸡血藤、合欢皮活血祛风，散瘀活络。服法：每剂药水煎 3 次，分 4 次服，早晚各 1 次，作 2 日量，小儿酌减。

鱼鳞汤中生黄芪、桂枝、山药、黄精等药，温补脾肺，益气通阳，以温壮宣通之性畅行周身，温煦充养皮肤腠理，共为主药。制首乌、黑芝麻、生熟地、枸杞子、当归等药，滋补肝肾，益精养血，以濡养滋荣之性助主药行使充养皮肤之功，同为辅药。生麻黄、蝉蜕疏达皮肤，宣达肺郁；红花、丹参、威灵仙活血散邪，通络行经；白鲜皮祛风止痒，苍术发汗畅表，共为方中佐药。甘草甘缓，调和诸药，乃为方中使药。诸药合用，相得益彰，共奏补气养血，畅荣肌肤之功，而收"熏肤、充身、泽毛"之效。

治疗鱼鳞病，何首乌、生熟地、黑芝麻、枸杞子等益精养血、荣肌润肤之药虽属正治之法，但临症若要取效，必配以益气、散瘀、疏表药物，方可畅荣肌肤而奏功。而益气升阳之黄芪，活血散瘀之红花，解表宣肺之麻黄，三者必不可少。

治疗鱼鳞病，首推生黄芪，入脾、肺二经而大补宗气，既可补气以生血，又可统领周身血气精津，内养脏腑，外达皮腠，以充身泽毛，荣肌润肤，气虚而难汗者可发，表疏而多汗者可止，诚如《本草备要》所言："生用固表，无汗能发，有汗能止，温分肉，实腠理"。实为补气诸药之最，故鱼鳞汤中以之为君。若配合大补元气之人参，先后天共济，则效更倍矣，只是人参价昂，久服自难为续，每多割爱。

活血散瘀药首推红花，鱼鳞病乃周身皮肤失荣之顽疾，病机滞虚相杂，其瘀滞不散，则新血难荣，故当以散瘀之品佐养血药中，以活泼血气滋长营运之生机，则可效矣。红花辛温宣散，"入足厥阴肝经，手太阴肺经"（《本草经解》），为血中气药，乃调血和血之神品，以其花穗轻扬散漫之体，走表宣散开郁，用治鱼鳞病等皮肤顽疾，较之其他活血药远胜矣。临床伍蝉蜕之辛散达表，配威灵仙之畅行十二经络，则益增轻扬宣散、活泼畅达之能，用以攻散皮表瘀滞，可望事半功倍。

生麻黄辛散温燥，主入肺、膀胱二经，因鱼鳞病多有阴虚内燥，而鱼鳞汤中颇多填养滋腻之味，生麻黄佐之，既可缓诸药之滞腻，麻黄之燥性，又因诸阴柔之品而得缓，尤利宣肺开郁，解表散邪，辛散宣通，一举多得。又鱼鳞病虽内在脏腑气血多有虚损，但外在皮表每多实、滞之象，肺卫郁闭失宣，腠理瘀滞难荣。所谓"其在皮者，汗而发之"，故非辛散重剂不效。麻黄轻可去实，为发表第一要药，《本草正义》言："麻黄轻清上浮，专疏肺郁，宣泄气机，是为治感第一要药，虽曰解表，实为开肺，虽曰散寒，实为泄邪，风寒固得之而外散，即温热亦无不赖之以宣通"。鱼鳞汤中之用麻黄，立意殊多，而效验自见。

鱼鳞病属病久痼疾，调治极难，疗程亦长，实非旦夕可取效者。故治疗当以平补缓调为要，鱼鳞汤通补并行，补益无壅腻，攻散无霸道，实属王道之剂，故应针对本病的病机、病程特点，守方久服，则疗效自显。临床多以半年为一疗程，所谓"王道无近功，多服自有益"（《临证指南医案》）。切不可急功近利，妄求速效。若妄投重剂，病必不除，而反生他证矣。同时，亦不可因服药数剂，疗效未见，而言顽疾难愈，徒劳无功而终止用药。又因鱼鳞病乃慢性亏损病患，故食饮无须忌口，只要营养丰富，易于消化者皆可服食。有条件者，应当配合饮食疗法，即"谷肉果菜，食养尽之"（《素问·五常政大论》），每可与药物治疗互相配合，相得益彰。

王某 男，14岁。1983年2月15日初诊。

生后半月即见下肢伸侧皮肤干燥，随年龄增长，全身皮肤均干燥，糙裂，微痒，冬重夏轻，曾经多处治疗，内服、外用药物均无效。现周身不适，食欲尚可，二便自调，查其四肢、胸腹及躯干皮肤为鱼鳞状鳞屑，色灰褐，干燥粗糙，触之似甲错，毛发干而少泽，舌质淡苔白，脉虚缓。先天不足，后天失养，气血精津失其煦养充润肌肤之能。治宜通补并行。方用鱼鳞汤。

每剂药水煎3次，混匀后分6次服，每日早晚各服1次，连服9剂。

二诊（3月14日）：皮肤干燥略减，并有脱屑，食后胃脘不适，轻度胀闷，前药中鹄，但填补之中略嫌壅腻，原方加鸡内金15g，炒白术15g，连用8剂。

三诊（4月9日）：皮肤转润，鳞屑大减，食欲良好，按鱼鳞汤原方制成药丸，每丸10g，每日早晚各服1丸，连用3个月。

四诊（8月6日）：皮肤已润，汗毛生长，已无鳞屑，体力增强，食欲良好，临床治愈。半年后随访，皮肤恢复如常人，未再发病。

韩某 女，18 岁，学生。1982 年 1 月初诊。

患者自幼皮肤粗糙，随年龄增长，皮肤颜色加深呈深褐色，似蛇皮状，干燥粗糙，汗腺分泌极差，冬季尤重，纳食、二便正常，月经后期，量少，舌淡，脉沉缓无力。气血精津俱虚，皮腠血气郁闭。治宜煦养疏散，通补并行。方用鱼鳞汤加鸡血藤 25g。

连用 20 剂，皮肤已较前柔软，脱屑明显。继服 30 余剂，全身皮肤光滑柔软，汗腺分泌正常，临床治愈。继服鱼鳞汤丸剂以善后调养，1 年后追访无复发。

天 疱 疮

天疱疮乃皮肤顽疾，因其病发水疱，遍及全身，日久成疮而得名。本病之发生素体湿热蕴毒是内在之本，而致病则多由外感风热、风毒之邪诱发。风毒之邪最易伤人肺表，故风热湿毒每蕴蒸胶结，搏结肌肤，伤人为患，且顽重难医。故急重期治之，清热利湿，疏风解毒为大法，以求病邪表里双解，邪去病痊。但因湿热风毒，蕴蒸化燥，耗气竭阴；而疱疮破溃，汁水流溢，最耗津气；同时苦燥寒凉之药每易伤及气阴，终至邪未去而正先伤，病必不愈。故本病治疗中后期，定要逐渐加用补气益阴扶正之品而辨证调之，以期全功。详论之，又因风邪易散，热邪可清，而湿毒阴浊之邪最难驱除，故天疱疮论治时，祛湿化浊解毒之法，必应贯彻始终，方可无虞。

刘某 男，50 岁，工人。1979 年 2 月 26 日初诊。

于 4 个月前口腔黏膜发生疱疹，破溃糜烂，继而躯干部又发水状疱疹，经某医院皮肤科诊为"寻常性天疱疮"，曾用多种西药治疗罔效，故来诊治。现症皮损疼痛，痛苦不堪，烦躁焦虑，倦乏畏冷，发热，夜寐不安，溲黄便秘，腹胀纳呆。

检查：皮损遍发周身，疱疹呈褐色，周围红晕，疱壁薄而上有皱褶，部分疱疹破溃糜烂，不易愈合。尼氏征阳性。舌红苔白黄而腻，脉弦滑略数。毒火内盛。湿热蕴蒸，复感外邪，伤人肌肤，发为疱疮。治宜清热利湿，疏风解毒。

白鲜皮 20g　苦参 15g　黄柏 15g　地肤子 15g　生大黄 5g　银花 25g　蒲公英 25g　赤芍 10g　薏苡仁 30g　蜈蚣研末服，2 条　蛇蜕研末服，10g　生甘草 10g

6 剂，水煎服。

二诊（3 月 14 日）：患者自述服前方略有好转，后又自服 6 剂。现烦躁、腹胀均减，已无寒热，大便已畅，疱疮已见萎缩，周围红晕已退，舌红苔白微腻，脉弦缓。毒热渐清，诸症好转，前药中鹄，继宗前法方药调治。前方去蜈蚣，加土茯苓 20g 以利湿解毒，威灵仙 5g 通行十二经以散湿浊。继服 10 剂水煎服。

三诊（4 月 17 日）：诸症均见好转，疱疮皱缩、结痂，自觉倦乏、畏冷、纳呆、口干，舌黯淡红苔白而干，脉细缓略无力。毒火湿热内蕴，病久耗气灼津，辨证求之，气阴两伤之象已见端倪。再拟养阴益气护正，清热除湿解毒之法。

生地 25g　玄参 15g　石斛 20g　山药 30g　生黄芪 20g　丹皮 10g　苍术 15g　地肤子 15g　白鲜皮 15g　蛇蜕研末服，10g　生甘草 15g

8 剂，水煎服。

四诊（4 月 26 日）：疱疮结痂脱落，精神转佳，食欲增进，舌淡红苔白，脉细缓。湿浊去，毒热清，正气渐复，继宗前法调治。前方 8 剂，以冀全功。1 年后随访，愈后未发。

初治以清热利湿、疏风解毒为法，方中白鲜皮、苦参、大黄、黄柏、地肤子清热燥湿；银花、公英清热解毒；蛇蜕、蜈蚣祛风解毒，既达皮腠，又入经络，搜剔邪毒；赤芍凉血化瘀；薏苡仁、生甘草化浊解毒。方证合拍，诸症向愈，继则辨治，因风毒渐去，故减方中蜈蚣，加土茯苓、威灵仙，以增利湿化浊之力。病久因见气阴受损之象，而改扶正祛邪之法，增生黄芪、山药、生地、石斛等补气益阴之品，去大黄、公英、苦参、黄柏等苦燥寒凉之药，辨治精详，丝丝入扣，邪毒得去，正气得复，终令顽疾痊愈。

（周惠君　石志超　整理）

李克绍

瘙痒顽疾，血燥风秘

李克绍（1910~1996），原山东中医药大学教授

某 女，年约五旬，1971 年夏天，到山东医学院中医系（又称山医二大队，当时在曲阜）求诊。

患者掀起衣服，全身上下丘疹密布，由于瘙痒，抓得一片黑痂。自述发病已 2 年，曾到山医附院皮肤科检查，诊断为皮疹。用西药治疗无效。现患者每至夜间，必发一阵寒热，寒热过后，即发出一片丘疹。因此，旧疹未愈，新疹又生，辗转缠绵，始终不愈。烦躁失眠，大便干燥，排便费力，望其舌红苔少，切其脉沉而稍数。辨证属血燥风秘。治宜养血凉血祛风。方用滋燥养荣汤。

生地 30g　熟地 30g　当归 5g　白芍 15g　黄芩 9g　秦艽 9g　防风 9g甘草 9g　水煎服。

患者服了 3 剂，大便通畅，寒热停止，身痒大减，丘疹渐消。嘱其继服几剂，服至丘疹结痂脱落后，停药。

本证的特点是夜间必发寒热。先生认为人体阳气，白天活动的时候，大都集中在体表，夜间睡眠的时候，大都集于体内，这叫作"卫气昼行于阳，夜行于阴"。大便既然燥结，已经是津枯血燥，在白天卫气行阳的时候，患者还不觉得怎样。而在夜间卫气行阴的时候，已虚的阴血配不过不虚的阳气，就寒热发作。发作寒热，实际就

是血热外出发疹的反应。所以本证的主诉虽然是瘙痒、寒热，而疾病的本质却是血虚便秘。治疗的方法，应当养血以治血燥，凉血以治血热，加入祛风药以治皮疹和寒热，因而处以加大剂量的滋燥养荣汤。

张 琪

脂膜炎医案一则

张琪（1922~　），黑龙江中医研究院博士生导师，国医大师

邹某　女，25 岁。1986 年 6 月 22 日初诊。

四肢皮肤硬痛，且皮肤出现红斑，反复发作近 4 年，经久不愈，血沉及抗"O"均正常，手足心热，月经提前，经色黑紫，淋漓不断，舌质红、苔白、脉沉缓有力，在某医院诊为"脂膜炎"。按湿毒蕴于血分施治，用当归拈痛汤加红花、赤芍。

复诊（7 月 2 日）：服药 6 剂未收效，且四肢有新的结节出现，硬痛，改用解毒消坚，清热除湿法。

公英 50g　地丁 30g　皂刺 10g　甲珠 10g　红花 15g　赤芍 20g　苦参 15g　连翘 20g　黄柏 15g　苍术 15g　甘草 10g　丹皮 15g

三诊（7 月 29 日）：服药 14 剂，未出现新的硬节，原硬节见小，疼痛减轻，舌红苔转薄白，脉沉滑。宜前方增减治疗。

柴胡 20g　桂枝 20g　生地 20g　桃仁 20g　丹皮 15g　赤芍 20g　红花 15g　皂刺 15g　玄参 20g　甘草 10g　菊花 15g　白芷 15g　薄荷 10g　公英 50g　地丁 20g

四诊（8 月 20 日）：服上方 12 剂，未见新结节出现，疼痛消失，嘱停药观察。9 月 6 日双下肢皮肤出现数个黄豆粒大小的结节，很快自行消退，从此未复发。

　　本案西医诊断为"脂膜炎"，以皮肤红斑硬痛为特征。结合月经先期，经色紫黑，舌红苔白，脉缓有力等，辨为湿热毒邪蕴结于血分，治宜解毒除湿热，活血消坚。方中皂刺既为消坚之妙药，又有泄血中风热毒邪之效，故每方中皆用之；苦参、黄柏、苍术除湿热；连翘、公英、地丁解毒散结；桃仁、红花、赤芍、丹皮活血祛瘀；柴胡、桂枝解肌透邪外达，使湿热毒邪无藏身之处，得以外透，则硬结红斑随之消退，诸症获得蠲除。

吴生元

粉刺医案举隅

吴生元（1937~   ），云南省中医院主任医师，教授

尹某　女，22岁。2009年12月31日初诊。

患颜面痤疮3年，右侧易反复出现，经前严重，纳眠可，大便不爽，月经提前10天，1周干净，色暗，无腹痛，反复胃痛，无头痛。舌淡苔薄白，脉沉细。

粉刺（肝郁血热证）。治宜疏肝解郁，清热消痤。方用丹栀逍遥散加减。

丹皮 15g　栀子 10g　当归 20g　杭芍 15g　柴胡 15g　茯苓 15g　白术 15g　薄荷 10g　黄芩 10g　白芷 15g　银花 15g　石菖蒲 10g　芦荟膏调服，8g　大枣 5g　甘草 10g

复诊：服药10剂后，患者颜面痤疮减轻，颜色变淡，行经时痤疮未加重。继予上方5剂，巩固疗效。

荣某　女，34岁。2009年12月29日初诊。

患颜面痤疮8年，脱发、头皮痒，胃脘疼痛，经前颜面痤疮加重，习惯性便秘。舌淡，苔薄白，脉沉缓。治宜疏肝解郁，清热消痤。方用丹栀逍遥散加减。

丹皮 15g　栀子 10g　当归 20g　杭芍 15g　柴胡 15g　茯苓 15g　白术 15g　薄荷 20g　黄芩 15g　白芷 20g　石菖蒲 10g　芦荟膏调服，10g

白豆蔻 10g　淡豆豉 15g　大枣 5 枚　甘草 10g

复诊：服药 5 剂后患者痤疮减少，颜色变淡，胃痛好转，大便溏，每日 3 次，舌淡苔薄白，脉沉缓。继予上方加砂仁 10g，再服 10 剂，患者痤疮基本消失。

丹栀逍遥散出自《内科摘要》，用于肝郁血虚生热证。肝气不舒，郁久化热，血热外壅，气血郁滞，蕴阻肌肤而致粉刺。方中柴胡疏肝解郁，使肝气得以条达；白芍柔肝缓急，当归养血和血，归、芍与柴胡同用，补肝体而助肝用，使血和则肝和，血充则肝柔；木郁则土衰，肝病易于传脾，故予白术、茯苓、石菖蒲、白豆蔻健脾益气，非但实土以抑木，且使营血生化有源。丹皮清血中之伏火，栀子清肝热，并导热下行；芦荟膏有滋润美白，健胃下泄之功，可美肤、通便。诸药合用，而达治疗目的。

吴生元

阴阳毒证治疗发微

吴生元（1937~2016），原云南中医学院第一附属医院主任医师

阴阳毒患者大多数面部常发生状似蝶翼形之红斑，或身体皮肤发生红斑，并可伴有关节疼痛、脏腑损伤等全身病变。临床表现复杂多样，变症百出。中医学"阴阳毒""鬼脸疮""温毒发斑""红蝴蝶""蝴蝶丹""日晒疮""痹证""心悸""悬饮""水肿""关格""虚劳"等曾有记述，现多归属《金匮要略》"阴阳毒"，相当于西医学的系统性红斑狼疮（systemic lupuseryth ematosus，SLE）。SLE 是一种是自身免疫介导的，以免疫性炎症为突出表现的弥漫性结缔组织病。患者突出表现为有多种自身抗体，并通过免疫复合物等途径，造成全身多个系统、多个器官的受累。病变主要涉及皮肤、黏膜、肾脏、心脏、肝脏、肺脏及神经系统等，常伴有发热、乏力、关节疼痛等全身症状。

SLE 的病因病机迄今尚不明确，发病可能与遗传、性激素、环境、感染、药物、免疫等因素有关。近年来，世界范围内报告的病例数有日渐增多的趋势，流行病学调查显示我国 SLE 患病率为 75/10 万人，好发于生育年龄女性，多见于 15~45 岁年龄段，妇女中高达 115/10 万人，女性和男性之比约为 7~8∶1。SLE 已成为临床常见疾病，越来越受到临床各科医师的重视。对于 SLE 的诊断和治疗应包括如下内容：①明确诊断；②评估 SLE 疾病严重程度和活动性；③拟订 SLE 常规治

疗方案；④处理难控制的病例；⑤抢救 SLE 危重症；⑥处理或防治药物副作用；⑦处理 SLE 患者面对的特殊情况，如妊娠、手术等。其中前 3 项为诊疗常规，后 4 项常需要有经验的专科医生参与，以及多学科的通力协作。

总之，阴阳毒属本虚标实之证，以肝肾阴虚为本，热毒、瘀血、痰饮等为标。其基本病机为禀赋薄弱，真阴不足，热毒内盛，痹阻脉络，内侵脏腑。其病位在经络血脉，以三焦为主，与心、脾、肾密切相关，可侵及肝、肺、脑、皮肤、肌肉、关节，遍及全身多个部位和脏腑。

治 疗 思 路

一、辨标本缓急

阴阳毒病程长，病程中有发作、缓解的不同阶段。发作时以邪气盛为主，多见热毒炽盛、气营两燔，甚则邪入心包、肝风内动等证，此时应以祛邪救急为治疗原则；病情缓解时以正虚邪恋、正气亏虚为主，多见阴虚火旺、气阴两虚、肝肾阴虚、脾肾阳虚等证，此时应扶正固本为主，但也不忘祛邪。在治疗中，要随时注意辨别标本的轻重缓急，制定不同的治疗原则。

二、解毒清营，急则治标

本病外感风湿热毒，风湿毒邪内燔营血，则面部红斑；风湿热邪痹阻肌肉关节，气血运行不畅，故关节肌肉疼痛。治以祛风清营解毒为主。前者重在祛风清热、凉营解毒，药用当归、生地、蝉衣、荆芥、防风、牛蒡子、丹皮、赤芍、紫草等；后者则以祛风宣湿、清热活络为主，常用药有生石膏、知母、桂枝、防己、忍冬藤、秦艽、虎杖、苡仁、桑枝等。部分暴发型阴阳毒患者，除面部红斑外，往往还伴有高热、烦躁、舌苔黄燥、舌质红绛等气血两燔的表现，甚至神昏谵语、四肢抽搐等症，又当投予银花、连翘、生石膏、知母、黄连、生地、丹皮、赤芍、犀角（水牛角代）、玄参、淡竹叶等品，特别是高热不退者，运用此法多能生效。热陷心包，神昏谵语者，还可合入安宫牛黄丸；热盛动风、四肢抽搐者，加入紫雪之类。

三、养肝肾、补气血，缓固其本

阴阳毒病理变化除了风热湿毒等标实外，还有肝肾亏虚等本虚的一面，标实导致本虚、本虚又使标实稽留不去。再则，本病患者长期使用糖皮质激素、细胞毒类药物，也易形成阴虚火旺的病理改变。在本病的病变过程中每见头晕目眩，毛发脱落，面色黧黑，身体低热，或手足心热，舌红少苔等肝肾阴血受损征象，特别在病变稳定期和缓解期尤为突出。治疗应以补肝益肾为主，常用山萸肉、山药、何首乌、枸杞子、生地等。补益肝肾非朝夕可图，需长久复用，方可收功。通过补益肝肾，可防止邪热再起和邪毒的侵入。若低热不净则应养阴清热，适当加入银柴胡、地骨皮、知母、青蒿等药。部分患者还可兼见面色㿠白，神疲气短等气血亏虚之象，又当投予附片、黄芪、人参、当归、杭芍之品补益气血。通过扶正固本，可调整机体的免疫功能，提高机体抗病能力。

四、病证变化多端，随机化裁

阴阳毒是多脏器的损害，尤以肾、肺、心等脏器损害为多见。可结合各受损脏器的病变特点分别采用相应的治法。狼疮性肾炎多以健脾益肾为主，稍佐化气行水、活血化瘀之品，同时注意用药不可过分温燥，也不可妄予分利，以免耗伤阴血。狼疮性肺炎治疗重在清热宣肺；狼疮导致的腹膜腔积液，则以下气行水为主；狼疮性心肌炎治疗以益气养阴，宁心安神为主。总之，阴阳毒病情变化莫测，证候错综复杂，临证时要仔细辨别，抓住主要矛盾，灵活考变地随机施治。

五、中西医结合分阶段治疗

阴阳毒急性发病期，常常需要用较大剂量糖皮质激素和细胞毒药物治疗，这类药物毒副作用大，要注意辨别此类药物导致证候的转变。中医配合西药治疗，可达减毒增效作用，有利于病情的控制。

辨 证 论 治

一、热毒炽盛证

见于阴阳毒急性活动期。

症状：面部或躯干、四肢斑疹鲜红，高热持续不退，烦躁，面赤口渴，关节肌肉疼痛；或狂躁谵语，神昏惊厥；或兼鼻衄，尿血，皮肤紫斑，小便黄赤，大便秘结；舌质红绛苔黄，脉洪数或滑数。治法：清热解毒，凉血消斑。方用犀角地黄汤加减。

水牛角　生地黄　赤芍　丹皮　生石膏　紫草　丹参　茜草大黄

加减：神昏谵语者，加服安宫牛黄丸或紫雪；惊厥狂乱者，加羚羊角粉、钩藤、珍珠母；鼻衄、肌衄者，加侧柏叶、三七粉等；血尿者，加大蓟、白茅根；关节红肿热痛严重者，加忍冬藤、海桐皮、生石膏、乌梢蛇等清热除湿通络，或合竹叶石膏汤加减（沙参、麦门冬、淡竹叶、生石膏、海桐皮、海风藤、透骨草、怀牛膝）。

二、阴虚内热证

见于阴阳毒活动期。

症状：持续低热、斑疹鲜红，脱发，口干咽痛，盗汗，五心烦热；或伴腰膝酸软，关节肌肉隐痛，心悸等；舌红苔少，脉细数。治法：滋阴清热。方药：玉女煎加减。

生地　生石膏　麦冬　玄参　知母　忍冬藤　川牛膝　生甘草

加减：关节痛者加海风藤、木防己；低热加青蒿、地骨皮；口干加石斛、鲜芦根；脱发加首乌、熟地；皮肤发斑者加蝉蜕、刺蒺藜、白鲜皮、紫草；热盛者可加银花、连翘；热伤血络者加栀子炭、赤芍、水牛角、茜草等。

三、瘀热痹阻证

见于阴阳毒活动期而有手足血管炎者。

症状：手足瘀点累累，斑块暗红、疼痛，双手变白变紫，口糜，或低热缠绵，月经不调，尿短赤，舌暗红或边有斑点，脉细弦。治法：清热凉血，活血散瘀。方药：四妙勇安汤加减。

玄参　银花　生地　当归　生甘草　丹参　川芎　赤芍　鸡血藤　怀牛膝　柴胡　水蛭

加减：肢端红肿明显者加红藤、白花蛇舌草；尿赤明显加生地榆、仙鹤草；月经不调加当归、益母草；有明显雷诺氏症症状者加桂枝、桃仁、红花；关节肿痛严重者加生石膏、麻黄、细辛、乌梢蛇等。

四、风湿热痹证

见于阴阳毒早期，以关节炎为主者。

症状：四肢关节肿胀、酸痛，或多个关节红肿热痛，肌肉酸楚不适，可伴有发热或低热，舌红苔黄，脉数。治法：疏风清热，化湿通络。方药：桂芍知母汤加减。

桂枝　杭芍　知母　附片　白术　防风　防己　苡仁　淫羊藿　甘草　透骨草

加减：关节肿痛甚者加豨莶草、细辛、蕲蛇；热毒盛者加地丁草、蒲公英；湿盛者加苍术、厚朴；热盛者加生石膏、寒水石等。

五、脾肾阳虚证

多见于阴阳毒活动期，伴有狼疮性肾炎者。

症状：面色不华，少气懒言，神疲肢软，脘腹胀满，纳呆，便溏，腰膝酸软，面浮肢肿，舌质淡，苔白，脉沉细。治法：温阳行水，健脾益肾。方药：真武汤加减。

附片　肉桂　茯苓　芍药　白术　生姜　川芎　怀山药　泽泻　车前子

加减：全身水肿明显者，加猪苓、赤小豆、萆薢；悬饮咳喘者，加炙麻黄、葶苈子、白芥子；腹胀、腹大如鼓者，加大腹皮、汉防己；有尿蛋白者，加金樱子、芡实等。

六、肝肾阴虚证

见于阴阳毒慢性期。

症状：腰膝酸软，脱发，眩晕耳鸣，或有低热，乏力，口咽干燥，视物模糊，月经不调或闭经，舌质红，苔少或有剥脱，脉细。治法：滋补肝肾，养阴清热。方药：六味地黄汤加减。

生地　山茱萸　山药　茯苓　泽泻　丹皮　丹参　益母草　小蓟

加减：阴虚内热甚者，加知母、黄柏、鳖甲；关节痛甚者，加透骨草、威灵仙、川牛膝；津亏甚者，加沙参、麦冬、枸杞子；血尿者，加仙鹤草、生地榆、旱莲草等。

七、气血两虚证

见于阴阳毒慢性期，有血细胞减少症者。

症状：面色苍白，神疲乏力，心悸，头晕眼花，月经量少、色淡，或闭经，舌红苔薄，脉细无力。治宜益气养血。

方药：

八珍汤。

熟地　白芍　川芎　当归　党参　白术　茯苓　甘草

补中益气汤加减。

黄芪　党参　当归　白术　茯苓　熟地　柴胡　黄精　益母草

加减：以白细胞减少为主者，加女贞子、茜草；以红细胞减少为主者，重用当归、红枣；以血小板减少为主者，加花生衣、羊蹄根；手足麻木者，加鸡血藤等。

诊 治 特 色

阴阳毒的西药治疗多应用糖皮质激素（甲基泼尼松龙、醋酸泼尼松）及免疫抑制剂（环磷酰胺、甲氨喋呤、硫唑嘌呤、环孢素、霉酚酸酯等），这些药在治疗过程中会产生一些严重的副反应，造成"药源性病证"。根据西药应用的不同剂量，在不同阶段下用相应的中医治法相配合，可以减轻西药的毒副作用，提高临床疗效。

一、大剂量糖皮质激素治疗阶段

患者多表现为阴虚火旺证，中医治疗以养阴清热为法，方选知柏地黄汤加减。

知母 10g　黄柏 10g　半枝莲 15g　白花蛇舌草 15g　玄参 12g　生地黄 15g　丹皮 10g　紫草 15g

二、激素减量及中等剂量激素持续治疗阶段

患者主要表现为气阴两虚、邪热留恋证。

中医以益气养阴、解郁清热为治法，方选黄芪生脉合二至丸加减。

党参 30g　白术 15g　黄芪 30g　麦冬 15g　五味子 10g　女贞子 15g　旱莲草 15g　栀子 10g　紫花地丁 10g

三、激素小剂量维持治疗阶段

患者多表现为肝肾阴虚或脾肾阳虚的证型。

治以补益肝肾或健脾温肾为法，方选六味地黄汤或附子理中汤加减。

四、大剂量细胞毒类药物使用阶段

当大剂量细胞毒类药物造成患者消化功能紊乱、血细胞减少、肝损伤等不良反应时，可以有针对性地予以健脾和胃、补气生血、疏肝利胆治法配合治疗。

针对胃肠不良反应，可选用加味香砂六君子汤；如血细胞减少者，可加入鸡血藤 12g，阿胶 12g，当归 20g，黄芪 30g；如肝损伤者，可选用黄芪 30g，当归 20g，五味子 10g，黑豆 15g，枸杞子 12g，丹参 15g，泽兰叶 10g。

依某　女，23 岁，学生，傣族，病案号 1103884。

主因"反复发热、关节疼痛、全身乏力 2 年，加重伴小便泡沫 1 月"于 2011 年 2 月 17 日入院。

患者 2 年前无明显诱因出现发热，体温高达 39℃，随后出现面部红斑，脱发，手指、足趾关节疼痛，到工人医院就诊，诊断为"系统性红斑狼疮"，住院综合治疗（具体用药不祥）后好转出院。出院后，服用"强的松 60mg 及钙剂，每日 1 次"治疗。此后长期在工人医院及我院皮肤科门诊服中药治疗，强的松逐渐减量，半年前减至 20mg，每日 1 次。1 月前无明显诱因而关节疼痛、全身乏力加重，并出现小便泡沫，强的松增量至 30mg，每日 1 次及中药治疗，症状无明显改善，为进一步治疗收住入院。入院时，症见双手指、足趾关节疼痛，手足指尖冻疮样改变，全身乏力，纳可眠差，大便干，小便有泡沫。

查体：双手指、足趾指尖冻疮样皮损，双手远端指间关节无肿胀、轻压痛，双足趾关节无肿胀、轻压痛。舌质淡红，苔薄白，脉沉细。患者入院后，完善相关检查，以明确诊断。

系统性红斑狼疮。中医诊断为阴阳毒。证属气血两虚证。治宜健脾益气养血。方用八珍汤加黄芪、肉桂、鸡血藤内服。

党参 30g　茯苓 15g　白术 15g　当归 15g　白芍 15g　川芎 15g　熟地 15g　甘草炙, 10g　芡实 15g　海桐皮 10g　海风藤 10g　白鲜皮 15g

静脉滴注生脉注射液以益气扶正等治疗。

治疗经过：1 周后，患者关节疼痛及乏力症状减轻，仍眠差。治以益气补血、健脾养心为法，方以归脾汤加减。

黄芪 30g　甘草炙, 10g　太子参 15g　白术 15g　茯神 15g　酸枣仁 10g　远志炙, 15g　龙眼肉 10g　白术 15g　当归 15g　仙鹤草 15g　芡实 15g　白鲜皮 15g

5 天后，患者好转出院。出院时已无关节疼痛及小便泡沫，全身乏力、手足指尖冻疮样改变明显减轻，纳眠可，二便调。

吴生元

湿毒流注，法取温通

吴生元（1937~2016），原云南中医学院第一附属医院主任医师

陈某 女，37岁。1995年1月10日初诊。

患者自诉双下肢出现红斑2年余，局部疼痛，质地硬，经用激素、青霉素等治疗，病情可暂时控制，但易复发，双小腿以下浮肿，饮食、二便正常，月经可，舌暗，苔白根稍腻，脉细缓。

西医诊断：结节红斑。中医诊断：湿毒流注。辨证：表气不固，风寒湿阻证。治宜益气固表，温经散寒。方用玉屏风桂枝汤加减。

黄芪 30g 白术 15g 防风 15g 桂枝 20g 白芍 15g 大枣 10g 甘草 10g

二诊：服上方2剂，配合静滴青霉素800万单位后，肢体疼痛有所缓解，小腿皮肤红斑色已渐退，浮肿稍减，舌淡苔薄白，脉细缓。证属营卫不和，寒湿痹阻。治以调和营卫、温经助阳、散寒除湿为法，方用桂枝附子汤加减。

三诊：服上方5剂，双下肢红斑颜色已转暗，但时作疼痛，尤以右足趾明显，下肢浮肿已消，舌淡苔薄白，脉缓。证属血虚寒凝证，治以温经散寒、养血通脉为法。方用当归四逆汤加附片30g。

四诊：服6剂后，患者症状明显减轻。但上周回家过年，双下肢红斑又发作，双下肢浮肿疼痛，静滴青霉素、丹参针后稍有好转，皮

疹未消退，月经延期，舌淡苔薄白，脉沉缓。中医辨证属阳虚寒凝、风湿痹阻证。治以温阳散寒、通经活络、祛风除湿为法。方用四逆汤加减。

五诊：服上方 5 剂，双下肢小腿红斑已渐退，色斑已暗淡，稍有痒痛，但觉夜晚烦热，舌淡苔白，脉缓。证属气虚营卫不和证。治以益气固表、调和营卫、温经活络为法。方用玉屏风桂枝附子汤加减。

六诊：服 5 剂后，原红斑已消退，今日右小腿红斑又有发作，红肿疼痛，饮食欠佳，舌淡苔薄白，脉沉缓。仍用玉屏风桂枝汤加减。

黄芪 30g　白术 15g　防风 15g　桂枝 20g　白芍 15g　刺蒺藜 15g　紫花地丁 10g　皂角刺 10g　黄柏 15g　肉桂 15g　砂仁 15g　露蜂房 10g　牛蒡子 10g　地肤子 10g　蛇床子 10g　蝉衣 10g

七诊：服上方 5 剂，右小腿红斑渐消，疼痛减轻，饮食增加，舌淡苔薄白，脉沉缓。守上方加丹参 15g，茜草 10g，红花 10g。

八诊：服上方 10 剂，双下肢红斑未再发，原有斑块色暗渐淡，质地已软，双足不肿，手指发胀，舌淡夹青，苔薄白，脉缓。效不更方，守上方再服 10 剂，诸症悉解。

湿毒流注相当于西医学结节红斑，本病起病急，易复发。气虚卫阳不固，营阴不守，营卫不和，寒湿入侵，阻滞经络可致本病发作。故用玉屏风桂枝汤加减，而达益气固表、调和营卫、祛风散寒、除湿通络之功。阳气虚弱，寒湿不化，阻滞经络，可使病情迁延反复，故予《伤寒论》桂枝附子汤、四逆汤加减，以温经助阳，散寒除湿，活血通络。厥阴主肝，肝主藏血，血含阳气。若血虚受寒，寒伤厥阴，阳虚血亏，则不能温养四肢，血寒凝滞，则脉行不利，也可致皮肤结节红斑，故用当归四逆汤加附片，以温经散寒，养血通脉。由此看来，结节红斑病情复杂，很难用一方一法解决全部问题。用以上诸方交变使用，协同作战，使阳气复，表气固，营卫充，气血通，邪去正安，以达治疗目的。

颜德馨

囊肿型痤疮

颜德馨（1920~2017），上海市第十人民医院
主任医师，教授，国医大师

季某 男，22岁。

病史：患者主诉双颊部出现多个囊肿已4年。自18岁起，双颊部出现多数米粒大之丘疹、粉刺，继而出现脓疱、囊肿，逐渐增加到整个颊部，且于近2年出现瘢痕形成，皮疹此起彼伏，迁延不愈，每当进食油腻而重。二便正常，平素健康，其20岁之弟亦有同样疾病。

检查：双颊部囊肿，周围红晕，散在分布绿豆大之丘疹。双颧部及下颌角肥大性瘢痕累累，舌尖红，脉弦，瘀热入于荣分，滞而成积，亟当活血化瘀，软坚散结。

桃仁9g 红花9g 赤芍9g 丹皮9g 泽兰9g 三棱9g 莪术9g 山甲9g 皂刺9g 蛇舌草30g 山楂15g

上方连续服用30帖，丘疹基本消退，囊肿大部分缩小或隐退，瘢痕周围之红晕消退。

痤疮好发于青春期之男女，以男性为多见。主要在面部，胸、背亦可波及，初起丘疹、黑头粉刺，继而出现脓疱、囊肿、疤痕等损害，囊肿型痤疮为较严重之一型，常经久不愈。祖国医学认为本病系血热瘀滞于肌肤或脾胃积热上蕴于皮肤而成，治疗宜清热化瘀、软坚

散结为主。方中蛇舌草以清火除热，用山楂以消内结，一则治肺，一则治脾，肺主皮毛，脾主四肢，故此两药乃关键性药物。临床体会，于病之初发时，仅有丘疹、粉刺之表现，伴有便秘者应以通便为主，可用川军、山栀、蛇舌草为主药，随症加味，甚至单用青宁丸亦可收效。如出现脓疮等皮疹继发感染的现象，则应加双花、蒲公英、黄芩等清热解毒之药物。如病损发展到囊肿型，则可参用本例治疗，多有效果。

颜德馨

结节性红斑

颜德馨（1920~2017）上海市第十人民医院
主任医师，教授，国医大师

童某 女，28岁。

患者以发热，两下肢伸、屈侧散在淡红色花生米至拇指大小的结节多处，触痛明显而收住入院。

检查：体温38℃，血沉46mm/h，结核菌素试验强阳性。胸透：两上肺点状钙化点。组织病理检查：表皮无特殊，脂肪小叶纤维间隔水肿，胶原纤维肿胀，有多量淋巴细胞及少数中性多核白细胞浸润，纤维间隔小血管内膜肿胀，管壁增厚，并有红细胞外渗。患者有肺结核史。诊断结节性红斑。

初诊：窜筋流火，两下肢散在结节多处，色红质硬，局部时时酸胀，乏力，低热，胃纳不馨，小便混浊，大便干结，舌红苔薄黄，脉弦，为湿热下注、经络瘀滞之证。

方药：黄芩9g 黄柏9g 生石膏30g 丹参9g 苡仁18g 乳香9g 鸡血藤9g 桃仁9g 红花9g 没药9g 牛膝9g

14剂。

二诊：结节已见缩小，色较暗，下肢酸胀感亦见减轻，未见新的结节再发。脉舌同前。方取前义。

方药：黄芩 9g　黄柏 9g　山药 9g　茯苓 15g　没药 9g　乳香 9g　三棱 9g　莪术 9g　地龙 9g　苏木 9g　牛膝 9g　生甘草 6g

21 剂。

三诊：结节已隐没，触痛不明显。舌质淡，脉细缓。改以丸药巩固之。

大黄䗪虫丸 5g，1 日 2 次；归脾丸 5g，1 日 2 次。

门诊随访 2 年 5 个月，未见复发。

红斑病的原因，可由于细菌、病毒、结核或药物反应及恶性肿瘤等因素所致，乃皮肤、血管炎症病变。临床表现多有血瘀症状，活血化瘀疗法需辨证论治，一个疗法，治则各殊，此谓之衡法也。

祖国医学有关记载，曾见《诸病源候论·卷三十三·腂病候》称："腂病者，由劳役肢体，热盛自取风冷，而为凉湿所折，入于肌肉筋脉，结聚所成也。其状，赤脉起如编绳，急痛壮热，其发行于骭者，喜从鼠蹊起至踝，赤如编绳，故谓腂病也，发于臂者，喜从腋下至于手也。"与本病多有类似，志之备考。

皮肌炎与红斑狼疮治验举隅

魏龙骧（1911~1992），京城名医，临床家

皮肌炎病，清营泄热案

李某 女，17岁，学生。1965年5月11日就诊。

1962年2月8日起病，始则头痛发热，伴见心悸，作感冒论治，2周后热未解，继作风湿热治疗，又怀疑甲亢，服碘剂未效，于4月5日住院。主要症状：低热身痛，腰痛，行走乏力，血压偏高，心率偏快，采用大量抗生素、抗风湿药治疗未效，1周后出现高烧，最高时达41.1℃，腰部剧痛不能直立行走。化验室检查：尿蛋白（++），可见肉眼血尿。又作肾盂肾炎治，但效果仍不显著，体温时高时低，经多方检查后，诊为"皮肌炎"，乃用激素治疗，但不规则的高热时有发作，余恙未见减轻，遂求治于魏老。

检查：腰部疼痛，不能直立、弯曲，四肢烦疼，步履艰难，身热，午后尤甚（T 39.8℃），舌尖微赤、苔灰白，脉数。

病延3载余，殊属顽缠，先从风湿痹着论治，予麻杏苡甘汤加石膏以消息之。并嘱停服激素。

复诊：药后平平，身热、肢痛、腰痛未见减轻。推究病机，非风

湿阻于经脉，热邪留恋气分，故上方未能获效也，转予凉营清热法。

犀角先煎，6g　干地黄 18g　元参 12g　麦冬 9g　赤芍 9g

5 剂。

三诊：服上方后身热开始下降，乃予原方加丹皮 6g，白薇 9g，知母 6g，金银花 9g，紫草茸 6g，红花 6g，甘草 6g，7 剂。

并配合服用六味地黄丸。

四诊：药后体温下降至 37.8℃，腰痛、肌痛亦见缓和，惟食欲不佳，脉沉弱而数、尺部尤弱，舌淡嫩、苔薄，时有恶寒肢冷之象，宜予凉营散瘀方中，参入益肾通阳之品。

犀角先煎，9g　干地黄 30g　元参 15g　麦冬 6g　丹皮 9g　甘草 6g　紫草 9g　红花 6g　地龙 9g　巴戟天 9g　川断 9g

4 剂。

五诊：药后体温基本稳定，腰痛大减，惟午后时见低热，遂于上方去犀角加银柴胡 3g，青蒿 6g，鳖甲 12g。服 10 剂。

六诊：午后低热挫减，但腰部、肌肉疼痛仍作，食欲不振，大便溏薄。系久病脾肾阴阳两虚，拟补益脾肾，两调阴阳。

干地黄 30g　麦冬 9g　茯苓 9g　白术 9g　巴戟天 9g　金狗脊 12g　川附片 6g　怀山药 30g　甘草 6g

6 剂。

药后病情进一步好转。

以后用药，益气和营，取黄芪、党参、桂枝、白芍、生姜、大枣；补血养血，取当归、干地黄；凉营散瘀，取赤芍、丹皮、桃仁、红花；益肾壮腰，取续断、桑寄生、狗脊、巴戟天。因证发药，计治疗 4 月余，体温正常，腰痛消失，举步自如，于 1965 年 9 月，回学校复课。

其后曾以下方巩固治疗：

干地黄 15g　怀山药 15g　巴戟天 12g　菟丝子 9g　狗脊片 12g　黄芪 30g　桃仁 3g　红花 3g　川断 9g　萆薢 9g

坚持服 30 剂，身体完全康复，34 岁结婚，得一子。追访 20 年，身体一直健康。

现代医学认为，皮肌炎属结缔组织疾病，其发病原因可能与自身免疫有关。从中医学的角度看，一般认为属于"虚劳"范畴。但虚劳包括的范围甚广，皮肌炎的临床表现也相当复杂，必须精心辨证、立法用药，方能切中病机。就此案的发病来说，身痛、腰痛，似属经脉痹闭之证；行走乏力，则提示正气虚衰；不规则的发热，乃热邪深伏、正邪纷争的反应。至其出现腰部剧痛，尿蛋白和肉眼血尿，则肾虚络痹、热伏营分之象已著。证象虚实错综，用药自属棘手。观魏老处方，起初从午后热甚、四肢烦疼着眼，予麻黄杏仁薏苡甘草汤加石膏治之，此汤仲景原治"病者一身尽疼，发热，日晡所剧者"之风湿病，可望风湿之邪从表而解，加用石膏，则冀热邪从里而清。无奈邪热深伏营分，此汤不能鼓营中之邪外达，故投之不效。二诊投犀角地黄汤出入后，病势即获逆转，盖赖其清营泄热之力也。此案用药，尚有下列特色，可供揣摩。其一，凉营与养阴、散瘀兼行。热伏营中，既可迫血妄行，而津液耗损，又可致瘀。身痛为瘀滞之象，腰部剧痛，尤为肾虚络痹之征。养阴可复亏损之阴液，散瘀既可促邪热清泄，又能宣通痹闭。案中养阴多取元参、麦冬等品；散瘀则取赤芍、丹皮、桃仁、红花之属。其二，燮理阴阳，毋使偏胜。此案病情减轻后，一度出现食欲不振、大便溏薄，及时采用脾肾阴阳两调之法，以地、冬与术、附同用，即体现了这一学术思想。综观全案，不规则的高热退后，在凉营散瘀方中，常配合巴戟天、川断、狗脊等品，其意即在阴阳两调。上述诸药，有益肾而壮奇脉的作用。巴戟天温而不燥，与桂、附刚愎有间。此证阴伤于前，阳不足于后，故应尽量少用温燥阳药，这是魏老选药的精到处。

红斑狼疮，扶正解毒案

徐某　女。1984年4月1日就诊。

1982年5月起病，始则全身关节疼痛，阴雨天更甚，经常感冒，未加注意。1983年5月人工流产术后，关节疼痛加重，且面部出现红疹，奇痒。于同年7月住南京某医院治疗，先后予抗风湿药、强的松，病情反复发作，且出现尿少、浮肿、纳减、胸闷、乏力、心悸、右臂麻木等现象，经多方检查，确诊为系统性红斑狼疮，伴见肝、肾功能损害。经用中西药治疗1个月，症状有所控制，但自觉副作用很大，全身乏力，心悸不宁，精神长期处于兴奋状态，遂转求魏老用中药治疗。

诊见：周身关节酸痛，低热缠绵，头痛，烦躁，面部有圆形红斑，身发疱疹，瘙痒不安，口渴欲饮，面浮肢肿，行走无力，舌质红、苔薄黄，脉沉细而数。阴阳毒邪，内陷入脏，肝肾受累。治宜扶正达邪，解毒通络。

黄芪15g　当归5g　女贞子15g　菟丝子12g　白花蛇舌草20g　山药15g　升麻5g　鳖甲20g　白鲜皮10g　秦艽15g　青蒿10g　羚羊角粉冲，3g

15剂。

二诊：服上方颇适，察舌尖有绛点，诊脉细数，予上方之意，参入凉营化瘀之属。

黄芪30g　女贞子30g　白芍18g　当归10g　海风藤15g　山萸肉15g　熟地20g　山药18g　茯苓30g　泽泻15g　丹皮15g　益母草20g　广角片3g

15 剂。

三诊：药后精神颇振，行走较前有力，强的松减为每日 30mg，并停服雷公藤。因疱疹又发，以凉营解毒为主。药用广角、生地、银花、连翘、大青叶、旱莲草、土茯苓、益母草、生甘草等，进 14 剂，证候趋于稳定，激素用量减为每日 20mg。

以后用药，仍以扶正达邪为主。益气扶正，予黄芪、党参（其中黄芪用量渐增至 100g）；滋阴益肾，予生鳖甲、干地黄、女贞子等，凉营散瘀；予广角、丹皮、桃仁、红花等；解毒透邪，取升麻、青蒿；祛风通络，取秦艽、海风藤。根据证情，以上述药物灵活组合，复方图治。前后 11 诊，服药 220 剂，治疗 1 年零 4 个月，经多项检查，指标均在正常范围，除每 2 日服 25mg 强的松外，停用了全部西药。1986 年 5 月追访，除有时感到小关节酸痛外，无其他不适。

现代医学把系统性红斑狼疮纳入自身免疫性疾病，中医学则隶属于“阴阳毒”的范畴。《金匮要略》早就有这样的记载：“阳毒之为病，面赤斑斑如锦纹，咽喉痛，唾脓血”。“阴毒之为病，面目青，身痛如被杖，咽喉痛……”，与此病颇相仿佛。此案的发病，始于全身关节疼痛，阴雨天更甚，为风湿之邪外袭之征。及至面见红疹，有奇痒，则为邪毒入营之象。当病情发展至尿少、浮肿、心悸、胸闷，则肝、肾、心、肺均受累矣。由此看来，此证的演变，经历了一个风湿之邪外袭，继而入营，进而发展到多个脏器受到损害的过程。病情错综，虚实互呈。其虚，表现在五脏之受累；其实，表现在邪毒之藏匿。观魏老处方，即是在综合分析病情的基础上，权衡邪正虚实，既突出重点，又能照顾全面。首诊以黄芪益气，鳖甲滋阴，女贞子益肾，其意在扶正；用白花蛇舌草、升麻、青蒿，意在解毒透邪。阴虚阳亢，头痛烦躁，有取乎羚羊角平肝息风；风湿阻络，经脉痹闭，又取乎当归、秦艽养血祛风。二诊从舌尖有绛点，脉细数，参入广角、丹皮凉营化瘀。其浮肿之形成，固系肾虚气化不及，以致水湿潴留，但与久病络瘀，瘀阻水停亦有关系，益母草有化瘀行水之功，故方中选用之。当病情趋于平稳后，方中逐步增加黄芪用量，意在提高机体的免疫机能。此案处方用药，根据病情演变，将益气、补肾、凉营、化瘀、解毒、通络诸法有机结合起来，终于收到诸恙均去、各项检验指标正常、激素用量逐步减少的效果。

系统性红斑狼疮是一个相当复杂的疾病，其病理变化，概言之：正虚邪陷则病进，正复邪却则病退。扶正须识气血阴阳之不足，祛邪当识病位之所在。古之复方，系针对病情之错综复杂而设，魏老治此病，亦复方以图。然其复方主次分明，补泻有序，绝非杂乱无章者可比，这对我们确是一个有益的启示。

曹鸣高

红斑性狼疮医案

曹鸣高（1907~1985），江苏名医

阳毒，热毒在营证

王某 女，23 岁。1979 年 5 月 23 日初诊。

1976 年初夏开始，面部、鼻旁出现瘙痒小丘疹，逐渐发展成红斑。曾用氟美松软膏外涂，短期口服强的松后，一度皮损消失。停药后皮损又剧。在某医院检查：抗核抗体阳性，诊断为"红斑性狼疮（皮肤型）"。自去年起皮损范围扩大，泛发于面颊、口唇及双手。

刻诊：面颊红斑融合如蝶形，唇周干燥灼痛，部分皮肤黏膜破溃、渗液、结痂，双手可见多发性红斑及皮肤剥脱，每经日晒则其势益甚。稍动即感心悸、疲乏，胃纳尚可。舌质红，有裂纹，苔薄白。营分热毒深重。治宜清营解毒。方用犀角地黄汤合清营汤加减。

水牛角先煎，30g　大生地 15g　粉丹皮 10g　京玄参 10g　金银花 15g
川黄连 3g　紫草根 15g　凌霄花 10g　漏芦 10g　甘中黄 6g　乌梢蛇 10g
苦参 10g　地肤子 10g

另以麻油及蛋黄油，调养阴生肌散，外涂口唇皮损处。上方进 20帖，皮损渐得控制。药证既合，效不更方。治疗期间停用激素。原方连服 3 月余，皮疹全消。

曹老认为，本病主要病机为热毒蕴结营血，热伤血络，外溢肌肤、热毒稽聚经络则关节肿痛；内攻脏腑，阴阳失调，气血瘀滞而表现为多种错综复杂的症情。

本例以皮肤损害为主，且日光曝晒则症状加重，可见其与外受热毒有关。究其病机，与温病发斑有类同之处，古人谓"斑属阳明血分"，乃拟犀角地黄汤、清营汤二方化裁，清营解毒，凉血化斑。加用凌霄花、漏芦、紫草，以增强其凉血解毒之功。选用乌梢蛇，取其入血分，通经络，祛风解毒。治疗 3 月余，获得较好疗效。

本病若面部皮肤出现红斑时，应诊为"鬼脸疮""蝴蝶疮""阳毒发斑"；以关节疼痛为主者，属于"痹证"。其病因由于先天禀赋不足，精血亏虚，或后天阴精耗损，阴虚火旺，阳盛血热，复感风寒暑湿燥火热毒诸邪，从阳化热；热壅血瘀于肌肤、筋骨，重者深入气营、毒攻脏腑。其基本病机为热壅毒瘀，气阴两虚。本病急性期以清热凉血，解毒化斑为主；邪退正虚以清热养阴、益气相兼顾；相对缓解期以益气养阴，兼清解余毒为主。

（《吴门曹氏三代医验集》）

跋

　　余有幸受教于经方家洪哲明先生，耳提面命，启迪良多。并常向陈玉峰、马志诸先生请益，始悟及古今临床家经验乃中医学术之精粹，舍此实难登堂入室。

　　自 1979 年滥竽编辑之职，一直致力于老中医经验之研究整理。以编纂出版《吉林省名老中医经验选编》为开端，继之编纂出版《当代名医临证精华》丛书，并对整理方法进行总结，撰写出版了《老中医经验整理方法的探讨》一书。1999 年编纂出版《古今名医临证金鉴》，寝馈于斯，孜孜以求，已 30 余年矣……登门请益，开我茅塞；鱼素往复，亦如亲炙，展阅名师佳构：一花一世界，千叶千如来；真知灼见，振聋发聩；灵机妙绪，启人心扉……确不乏枕中之秘，囊底之珍，快何如之！

　　《古今名医临证金鉴》出版后为诸多中医前辈所嘉许垂青，得到了临床界朋友们的肯定和关爱，一些朋友说：真的是与丛书相伴，步入临床的，对于提高临床功力，功莫大焉！其中的不少人已成为医坛翘楚，中流砥柱，得到他们的高度评价，于心甚慰！

　　《古今名医临证金鉴》出版已 16 年了，一直无暇修订。且古代医家经验之选辑，乃仓促之举，疏欠砥砺，故作重订以臻于完善，方不负同道之厚望。这次修订，由原来 22 卷重订至 36 卷，妇、儿、外、五官科等卷，重订均以病名为卷，新增之内容，以古代、近代医家经验为主。囿于篇幅之限，现代医家经验增补尚少。

　　蒙国内名宿鼎力支持，惠赐大作，直令丛书琳琅满目，美不胜收。重订之际，一些老先生已仙逝，音容宛在，手泽犹存，不尽萦思，心香一瓣，遥祭诸老。

　　感谢老先生的高足们，探蠡得珠，筚路蓝缕，传承衣钵，弘扬法乳，诸君奠基，于丛书篇成厥功伟矣！

　　著名中医学家国医大师朱良春先生为丛书作序，奖掖有加，惓惓于中医事业之振兴，意切情殷，余五内俱感！

　　《古今名医临证金鉴》丛书是1998年应余之挚友吴少祯先生之嘱编纂完成的，八年前少祯社长即要求我尽快修订，出版家之高屋建瓴，选题谋划，构架设计，功不可没。中国医药科技出版社范志霞主任，主持丛书之编辑加工，核正疏漏，指摘瑕疵，并鼓励我把自己对中医学术发展的一些思考，写成长序，于兹谨致谢忱！

　　我的夫人徐杰编审，抄校核勘，工作繁巨，感谢她帮助我完成重订工作！

　　尝见一联"徐灵胎目尽五千年，叶天士学经十七师"，与杜甫诗句"别裁伪体亲风雅，转益多师是汝师"异曲同工，指导中医治学切中肯綮。

　　文章千古事，得失寸心知。相信《重订古今名医临证金鉴》不会辜负朋友们的厚望。

单书健

二〇一六年孟夏于不悔书屋